치과의사를 위한 임상기법 필수 50
크라운·브릿지 편

치과의사를 위한

임상기법 필수 50

크라운·브릿지 편

Nameta Yoshinori 저

정 찬 권·조 경 안·이 정 삼·노 관 태·이 일 기·이 준 석 역

dh 대한나래출판사

DaehanNarae Publishing, Inc.

#903 IS Biz Tower
147 Sungsu 2-ro
Sungdong-gu
SEOUL 133-120, KOREA
TEL: +82-2-922-7080
FAX: +82-2-922-0841
E-mail: nrpub@naver.com
Website: www.dhpub.com

Original Japanese Title: **Wakateshikai no Tameno Rinshou no Waza 50—Crown & Bridge**

ISBN 978-89-5741-599-3

Printed in Korea

서문

보철처치, 수복처치의 기본은 우식이나 치주질환 등의 질병으로 상실된 조직을 보완·수복하는 것이다. 혈관 구조를 갖지 않은, 체내에 가장 단단한 조직인 법랑질을 수복해야 하고, 재생요법과 같은 자연치유력을 빌려 치료할 수 없는 분야라는 것은 잘 알려진 사실이다. 또한 치아 일부를 상실하더라도 발치해 새로운 치아를 삽입하기보다 남은 조직을 이용하면서 생체친화성과 강도를 양립시켜 기능을 회복하는 게 현재 치과의료, 수복치료에 대한 근본적인 생각이다.

오늘날에는 조직결손이 없더라도 심미적 의미에서 수복처치를 선택하고, 저자는 찬반에 대해 언급하지 않겠지만 치아를 심미적인 요인으로 생각하고 있다. 시대 배경을 생각하면 수복처치가 무엇을 추구하는지 정리할 수 있다. 즉 수복치료가 단순한 결손의 보완만이 아니라 질적(quality)으로 '아름다워야 하고', 생체친화성을 고려해 '장기적으로 안정되어야 하며', 그것을 위한 필요조건으로 '강도적 요건'을 구비해야 한다. 이 세 조건을 만족하기가 쉽지 않지만 환자는 이런 것을 원한다고 생각한다.

그렇다면 구체적으로 무엇을 할 수 있을지 자문해 보면 아름답게 하기 위해서는 자연치를 모방하고, 장기적 안정을 위해서는 적합이 좋은 보철물을 선택하고 치주조직의 대사를 이해하며, 강도적인 측면에서 역사적으로 검증된 재료를 선택한다고 대답할 수 있다.

본서는 요령(how to)을 알려주면서도 앞의 자문자답을 자세히 설명하고 있다. 물론 대단한 책은 아니지만 자연철학은 철학과 달리 생각을 계몽하는 것이 아니기 때문에 중립적인 입장에서 진리를 추구한다는 생각으로 본서를 정독하기를 독자 여러분께 당부하고 싶다.

2008년

Nameta Yoshinori (行田克則)

역자 서문

나메타 선생님의 "치과의사를 위한 임상기법 필수 50—크라운·브릿지 편"이 한국어판으로 출판되어 매우 기쁘게 생각한다. 현지에서 출판된 지 시간이 좀 지난 책이지만 내용이 너무 좋아 임상가들이 꼭 읽어봐야 할 책이라고 생각되어 한국에 소개하게 되었다.

저자는 생물학적 폭경과 마진의 설정위치, 그리고 보철물의 형태와 치주조직 간의 관계에 관해 끊임없이 고찰하고 연구해온 임상가로, 그동안 많은 저서와 강연을 통해 장기간의 임상결과를 보고하였다. 이 책은 수복치료의 기본이 되는 치아형성, 마진의 설정위치, 치은압배 및 인상기법, 치관형태, ovate pontic, 복잡한 심미 증례의 해결 등 우리가 임상을 하며 매일 마주치게 되는 보철 임상 과정에 대해 저자의 노하우를 많은 임상 증례와 함께 설명하고 있다. 특히 심미수복과 치주조직에 관한 저자의 오랜 생각과 철학이 담겨 있다.

최근 들어 디지털 기술의 발전으로 인해 수복치료가 편리해진 것은 치과의사와 환자에게 있어서 매우 좋은 일이라 생각한다. 하지만 디지털 시대에도 장기적인 치주조직의 안정을 위한 치관형태, 치주조직과 교합의 안정을 위한 provisional restoration의 조절, 연결 보철물의 적절한 embrasure와 pontic의 형태 등 기본적인 치료의 원칙과 방법은 변하지 않을 것이라 생각한다. 우리가 매일매일 하는 수복치료의 목표는 심미적이고 장기간 기능할 수 있으며, 장기간 주변조직과 조화를 이루는 보철물을 환자에게 제공하는 것이다.

이 책이 수복치료를 하는 많은 임상가들에게 큰 도움이 될 것이라 생각한다. 무엇보다 이 책을 통해 수복치료의 기본에 대해 다시 생각하고, 장기간 치주조직과 조화를 이루는 심미적인 보철에 관해 고민하고 정리가 되는 계기가 되었으면 한다.

편집을 마치며 수년 전 일본에서 유학하던 시절 오다나카 선생님 문하에서 배우며 저에게 이 책을 소개해 주신 이일기 선생님과 책의 출판과 편집에 도움을 주신 정찬권, 조경안, 이정삼 선생님의 노고에 감사드린다. 그리고 어려운 일본어 번역과 수정에 큰 도움을 준 이준석 선생에게도 감사드린다. 끝으로 출판을 해주신 대한나래출판사 최용원 사장님께도 감사를 전한다.

2018년 7월

역자를 대표하여

노 관 태

임상기법 50

크라운·브릿지 Contents

임상 기법 50-1

치은구에 관한 AAP 정의의 변천

임상에서 치은구를 측정할 수 없다

저자는 보철물 마진의 설정위치에 대해서는 아직까지 정답이 없다고 생각한다. 그 근간에는 앞으로 소개할 치은구라는 용어 자체가 정확하게 정의되지 않은 데서 비롯되었다고 생각한다. 저자는 많은 임상가들로부터 착각이라는 지적을 받아 왔지만 아래의 인용문을 고찰하고 정말로 정답이 무엇인지 생각해 보는 시간을 가졌으면 한다.

1977년 미국치주학회(AAP)의 정의에 따르면 "gingival crevice는 변연치은과 법랑질 사이에 존재하는 1.5~2.5mm 깊이의 틈, gingival sulcus는 치은 선단과 법랑질이 접촉하는 곳에 발생하는 좁은 틈"이다. 그리고 이 둘은 다른 용어로 해설되었다.

그러나 1986년 AAP 용어집에는 오해의 소지가 있는 수치(1.5~2.5mm)를 삭제하고 gingival crevice와 gingival sulcus를 동의어로 인정해 변연치은과 법랑질이나 시멘트질 사이에 발생하는 틈이라 정의하고, 시멘트질 사이에 발생한다는 내용을 새롭게 추가했다. 해설에는 crevicular epithelium의 접착 메커니즘을 부가(추가)하고, 동시에 1969년에 Schroeder와 Listgarten이 해명한 조직학적으로 살펴본 junctional epithelium의 경계까지 범위에 포함시켰다. 1992년의 정의는 더 단순해져 "변연치은과 법랑질 또는 시멘트질 사이에 있는 좁은 틈"이라고 했다. 2001년에는 수정된 내용이 없고 1992년의 정의와 같다. 이것이 치은구에 관한 AAP 정의의 변천사다.

앞선 정의의 변천에서 볼 수 있듯이 gingival crevice(치은구)는 시대에 따라 그 값이 변해왔다. 즉 1977년에는 probing 깊이 = 치은구라는 정의에 따라 1.5~2.5mm라는 값을 명시했는데도 불구하고 1970년 후반에 건강한 치은에서조차 탐침이 junctional epithelium 중간까지 들어가는 내용을 시사한 연구가 다수 발표되었기 때문에 1986년에는 탐침 깊이 1.5~2.5mm를 생략하고 조직학적 치은구를 해설했다. 바꿔 말하면 1977년 시점에는 탐침 깊이 1.5~2.5mm, 1986년에는 조직학적 수치를 치은구 정의에 적용하고 있어 약 0.7mm라고 추측하는데, 이 시점에 AAP는 수치에 대한 명시를 하지 않기 시작했다. 그리고 1992년, 2001년 용어집은 논리적인 정의에 머물렀다는 인상을 지울 수 없다. 이렇게 치은구의 정의는 시대와 따라 변화해 왔기 때문에 연구자는 참고문헌을 읽을 때 어떤 시대배경에서 쓰였는지 정확히 알고 그 변천과정을 이해하고 있어야 한다.

표 ① AAP 정의와 해석의 변천(원문 인용)

1977 AAP Glossary of Terms

- Gingival crevice: The relatively long(1.5~2.5mm) fissure between the marginal gingiva and the enamel. See also Gingival Sulcus.
- Gingival sulcus: The shallow furrow formed where the Gingival tip meets the tooth enamel.
- Crevice: A narrow opening due to a fissure or crack.
- C. Gingival: The fissure(1.5 to 2.5mm) between the marginal Gingiva and the enamel(not same as the gingival sulcus).

1986 AAP Glossary of Terms

- Gingival crevice: A shallow fissure between the marginal gingiva and the enamel or cementum.
- It bounded by the tooth surface on one side, the crevicular epithelium on the other, and the coronal end the junctional epithelium at its most apical point. Aloso called gingival sulcus.

1992 AAP Glossary of Terms

- Gingival crevice(G Sulcus): The shallow fissure between the marginal gingiva and the enamel or cementum.

- 1977년에는 gingival crevice를 변연치은과 법랑질 사이에 존재하는 깊이 1.5~2.5mm의 틈이라고 정의하고 있다. Gingival sulcus에 관해서는 치은 선단과 법랑질이 접촉하는 곳에 발생하는 좁은 틈이라고 정의했다. 그리고 이 둘은 다르다는 주석이 달려있다.
- 그러나 1986년 AAP 용어집에는 1977년 정의를 뒤집고 gingival crevice와 gingival sulcus를 동의어로 정의했다(이것은 현재의 일반적인 견해와 일치한다). 또한 1977년에 변연치은과 '법랑질 사이'의 틈새라고 정의한 것에 '시멘트질 사이'라는 정의를 추가했다. 더 나아가 junctional epithelium의 접착기구를 언급하고, 치은구는 상피성 부착부에 의해 경계된다는 조직학적 견해를 따랐다. 즉 1977년 정의는 탐침이라는 임상조작에 의한 정의이고, 1986년 정의는 전자현미경에 의한 조직 해명, 탐침의 조직 penetration(침입도)을 의식했는데 Listgarten(1972), Schroeder(1972), Armitage(1977), Robinson & Vitek(1979), Ezis & Burgett(1978) 연구가 인정을 받아 기틀을 다진 결과라고 할 수 있다.
- 그 후 1992년의 정의는 해설이 더 단순해지고 변연치은과 법랑질 또는 시멘트질 사이에 있는 좁은 틈새라고 했다.
- 2001년 정의도 1992년과 똑같이 정의되어 1992년 이후에 용어의 보편성이 확립되었다고 볼 수 있다.

【참고】

2006 치주용어집(일본치주학회편)

- **치은구(gingival sulcus)**

치아와 건강한 치은 사이에 존재하는 V자형의 함몰부이고, 치아 주위를 둘러싸는 얕은 틈새. 치아맹출에 동반해 법랑질 발생에 관여한 퇴축 에나멜상피가 법랑질에서 부분적으로 박리되어 형성된다. 전치부는 얕고, 소구치, 대구치는 깊다. 평균 깊이는 1.8mm, 임상적 깊이는 0.5~2mm이다.

- 일본의 경우 용어 해설은 1992년 이후 AAP의 정의와 유사하지만 제시하는 수치는 AAP가 1977년에 제시한 임상적 probing 깊이를 채용하고 있다.
- 2006년 일본치주학회 용어집은 치은구를 정의할 때 평균 1.8mm, 임상적으로 0.5~2mm를 채택했다. 이것이 치은구의 존재를 오해하게 만든 원인이 되었다고 생각한다. 이런 역사적 사실에 기초해 마진의 설정위치를 명확하게 논의하는 것이 오해를 푸는 열쇠임에 틀림없다.

생물학적 폭경에서 찾은 진실은?

치아 주위에는 치은구, 상피부착부, 결합조직성 부착부가 있는데 특히 후자의 2개를 합해 생물학적 폭경이라고 부른다. 일반적으로 Gargiulo 연구결과의 평균값을 채용해 0.97mm의 상피부착부와 1.07mm의 결합조직성 부착부를 더한 값 2.04mm를 생물학적 폭경으로 보고, 치아에 필요한 치주조직의 일정불변의 폭이라고 받아들이고 있다.

Gargiulo는 맹출상태가 다른 치주조직을 계측했는데 맹출시기가 달라도 결합조직성 부착부는 1.06~1.08mm의 폭에서 추이하고 어느 정도 일정성을 갖는다고 보고했다. 그러나 생물학적 폭경에 포함되는 상피부착부는 맹출상태에 따라 0.71~1.35mm까지 약 2배의 변화를 보인다. 치은구는 비교적 변화가 적고 0.61~0.80mm 사이에 분포한다고 밝혀졌다. 따라서 이 연구결과에서 상피부착부는 맹출상태에 큰 영향을 받고 일정불변하다는 정의는 논거를 잃게 된다.

Gargiulo의 논문을 인용하며 생물학적 폭경은 일정불변하다고 문헌에 기재하거나 강연에 보고하는 경우가 있는데, Gargiulo의 논문에는 생물학적 폭경이 일정불변하다는 내용이 없고 생물학적 폭경이라는 용어도 찾아볼 수 없다. 그리고 Gargiulo는 결론에서 상피부착부는 계측한 치주조직 중에 변화가 가장 많은 조직이라고 지적했다. 어느 사이엔가 생물학적 폭경은 일정불변하다는 통념이 생겼는데, 실제로는 Gargiulo가 언급하듯 결합조직성 부착은 안정적이지만 상피성 부착부는 변동하는 조직이라고 생각하는 것이 생물학적 관점에서도 정당성이 있다고 저자는 생각한다. 즉 생물학적 관점에서 호중구를 주체로 하는 치은구 내에 침출액을 유출하는 상피성 부착부는 세포간극도 크고 세균의 침입으로부터 치주조직을 보호하려는 방어 메커니즘이 있어 당연히 그 조직은 환경에 따라 크게 변하기 때문이다.

마진을 치은연하에 설정할 때 일반적으로 생물학적 폭경을 일정하게 유지할 것을 권장하는데, 임상기법 50-1에 언급했듯 치은구에 대해서는 의견일치가 이루어지지 않았고 Gargiulo의 논문이 왜곡 이해되는 것에 대해서도 논거가 충분하지 않다. 따라서 Gargiulo의 논문에서 일정불변에 가까운 움직임을 보이는 조직은 결합조직성 부착뿐이고 이 값을 임상에 활용하는 것이 더 유리하다고 저자는 생각한다.

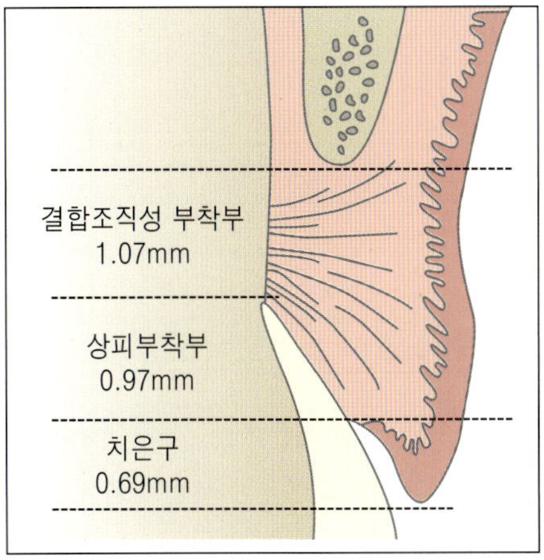

그림 ①

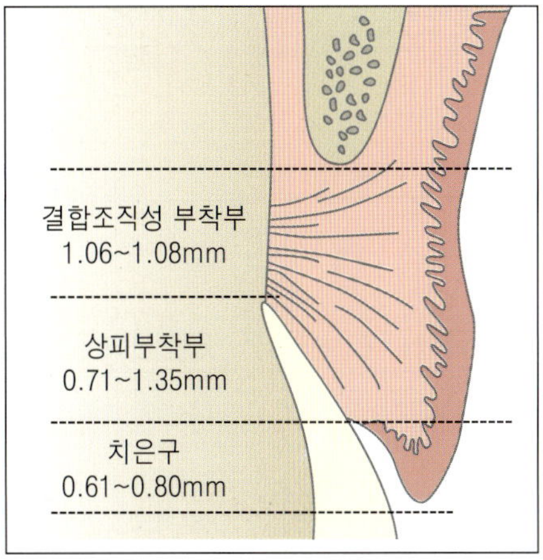

그림 ②

그림 ① Gargiulo의 연구결과에서 Cohen은 생물학적 폭경과 각 조직을 수치화했다. 그림 ② Gargiulo는 치아의 맹출상태에서 치은구, 상피부착부, 결합조직성 부착부를 계측했는데 그림에서처럼 변동이 있어 이것을 평균값으로 논하기에 문제가 있다. 특히 생물학적 폭경에 포함되는 상피부착부(0.71~1.35mm)는 변화가 가장 큰 조직이므로 일정불변한다고 말할 수 없다.

Dimensions and Relations of the Dentogingival Junction in Humans

by ANTHONY W. GARGIULO, D.D.S., M.S.,FRANK M.WENTS,D.D.S.,PH.D.,
AND BALINT ORBAN,M.D.,D.D.S.

IN 1921, Gottlieb's discovery of epithelial attachment of the gingiva opened new horizons which served as the basis for a better understanding of the biology ··················

≪SUMMARY≫

The prevailing concepts of the dentogingival junction are reviewed to re-emphasize the importance of this functional unit with its two component parts, 1) the connective tissue fibrous attachment and, 2) the epithelial attachment.

The dimensions of the dentogingival junction in four phases of passive eruption were ascertained from earlier studies of Orban and from thirty additional human jaws. A total of six different measurements were made on all types and surfaces of teeth. Upon comparison of all measurements we can observe that the previous four phases of eruption can be categorized in two divisions.

Of the measurements made, the distance form the base of the epithelial attachment to the crest of the alveolar bone (connective tissue attachment), is the most constant. It had a mean average length in all phases of 1.07mm. The most variable part of the dentogingival junction was the length of the epithelial attachment.

This study will permit a better understanding of the alterations which occur at the dentogingival junction following osseous surgery, and surgical exposure of the dentogingival junction.

그림 ③ 1961년에 Gargiulo가 발표한 이 논문은 현대 생물학적 폭경 개념의 근간을 이룬다. 그러나 이 논문의 결론(summary)에 상피성 부착부는 변화가 가장 심한 조직이라고 정리했다(빨간 글씨). 그렇다면 현재 생물학적 폭경이라고 부르는 결합조직성 부착부와 상피성 부착부가 일정불변하다는 근거는 성립하지 않는다. 그럼에도 불구하고 생물학적 폭경을 해설하는 문헌은 Gargiulo의 이 논문을 참고문헌으로 인용한다. 물론 결합조직성 부착부가 일정하다는 것은 본론에서 시사하고 있다.

《저자의 견해》 지금까지 발표해 왔지만 상피성 부착부가 유기질이 적은 법랑질과 접촉하거나 보철물과 접촉하는 경우는 부착부가 길어지는 경향을 보이고, 유기질이 풍부한 시멘트질에 접촉하는 경우는 짧아진다. 즉 유기적 부착을 기대할 수 없을 만큼 hemidesmosome이라는 결합거리가 방어라는 점에서도 길게 필요하기 때문이고, Gargiulo의 논문, 최근 Vacek(1995)의 논문도 이런 경향을 시사한다.

치주낭과 치은구

치주질환을 진단할 때 사용하는 '치주낭'이라는 용어는 치주질환이 없는 상태에서도 자주 사용하는데, 치주질환이 없는 변연치은 상태는 '치은구'라는 용어를 사용해야 하므로 용어의 선택과 사용에 주의를 당부하고 싶다. 용어의 혼란에는 1970년에 들어와서야 부착상피의 존재가 해명되었고 지금까지 치주질환을 가르치는 교과서에서조차 이 용어를 명확하게 정의하지 못한 것에 그 원인이 있다고 생각한다. 그러나 용어는 엄격하게 구분해 사용해야 한다(p10 참고). 심미보철을 포함해 보철처치를 진행하는 시점에 치주조직은 건강한 상태를 유지하고, 보철 전 처치를 종료한 치주조직에 대해 치은구를 주체로 고찰하지 않으면 마진의 설정위치는 물론이고 혼란을 증폭시킬 수 있으므로 충분한 이해가 필요하다.

치은구 내 마진을 둘러싼 일반화된 오해

'Inter crevicular margin' 즉 치은구 내 마진은 아무 규정 없이 치은연하에 마진을 설정하는 것에 대해, 치주조직을 보호하는 관점에서 탐침을 사용해 치은연하에 마진을 설정해야 한다는 취지로 제안되었다. 그러나 당시 건강한 치은은 치은구저와 탐침의 선단이 일치한다고 생각해 probing 깊이 = 치은구 깊이라고 해석했다(독자 여러분은 치과의원에서 해부학적인 치은구 값인 0.7mm를 자주 보십니까?). 이런 AAP의 견해에 대해 상피성 부착을 발견하고 정의한 시뮬레이터는 오해를 일으킬 가능성에 대해 경종을 울렸지만 여전히 이 문제를 해결하지 못하고 있다. 결국 임상적 치은구 = 해부학적 치은구라는 오해가 최근 30년 동안 계속되어 왔다(그림 ①)(p10 참고). 조직을 정확히 이해하지 못하면 마진 설정에 관해 논의하는 것은 의미가 없다고 생각한다. 사실 당시 행해졌던 inter crevicular margin은 상피성 부착에 설정되었고 저자가 행하는 치은연하마진과 같은 생각이다(즉 건강한 치은에서 탐침 범위). 비록 용어는 다르지만 당시 발표자들이 이 장소에서 염증이 없다고 시사하는 내용을 먼저 소개한다.

마진의 설정위치(그림 ②③)

저자가 생각하는 마진 위치는 앞의 발표자처럼 탐침을 사용해 결정한다. 즉 보철 전에 치주질환을 관리한 후 건강한 치은에 대해 탐침을 실시하고 그 값에서 압배사 두께를 뺀 값이 치은연하의 형성한계다. 저자는 평소 0.5mm를 사용하므로 탐침 깊이가 2mm라면 1.5mm, 1.5mm라면 1mm가 형성한계가 되는데 대개는 편의상 치은연하 1mm에 형성한다(p18 참고).

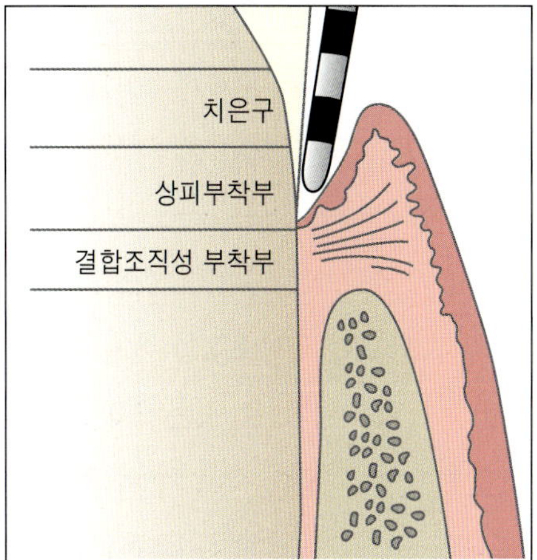

■ 약 25g의 힘으로 탐침했을 때 탐침 선단이 접합상피의 정중앙에 도달하는데 이때 건강한 치은은 출혈이 없다.

그림 ① 일반적으로 건강한 치은을 대상으로 탐침하면 탐침이 치은구저에서 멈춘다고 이해해 왔는데 25g의 gentle probing force에서는 탐침 선단이 치은구저를 관통해 상피부착부(접합상피) 중앙부까지 도달했다고 밝혀졌다. 임상에서는 이 상태에서도 출혈이 없는 치은을 건강한 치은으로 판정하는 지표로 삼았다.

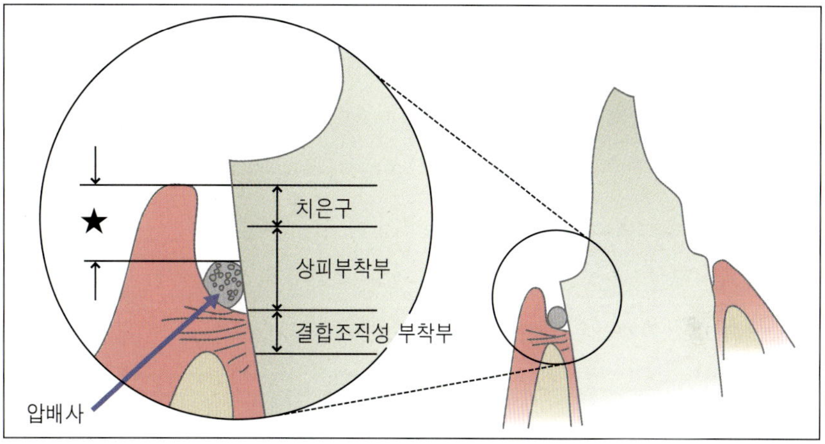

그림 ② 압배사를 삽입하는 힘에 관해 명확한 규정이 없지만 결합조직성 부착부를 파괴하지 않고 삽입했다면 변연치은구와 압배사의 상단까지(★) 임의의 장소에 마진을 설정하면 인상을 채득할 수 있다. 마진의 설정위치는 생물학적 측면만이 아니라 기술적 요인에도 큰 영향을 받는다.

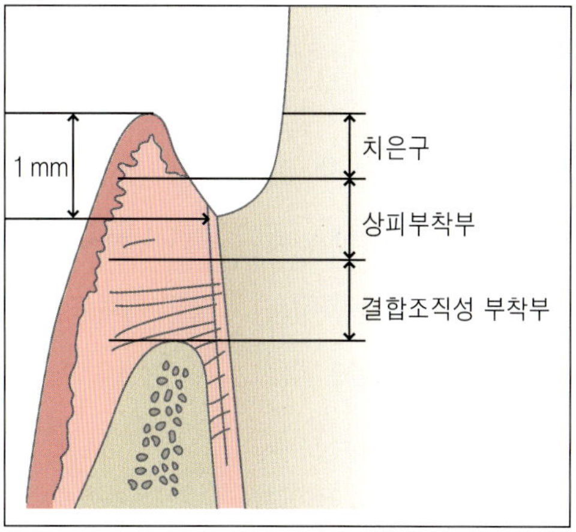

그림 ③ 편의상 약 1mm 치은연하에 형성된 경우 마진부는 부분적으로 상피부착부에 위치하는데, 압배사를 충분히 삽입할 수 있고 호중구에 의한 자정성이 높은 영역에 마진을 설정하게 된다.

임상 힌트 ①

조직학적으로 보면 치은구는 1mm밖에 안 되고 그것을 탐침으로 계측할 수 있다고 착각해 왔다!

임상 힌트 ②

Inter crevicular margin은 사실 '치은구 내 마진'이 아니었다.

임상 기법 50-4

치은연하 형성 한계

치은연하가 형성되면 치은염증을 유발한다는 보고가 1970년 전후부터 발표되었지만, 치은연하조직에 대해 충분히 해명되지 않았기 때문에 결합조직성 부착부에 마진을 설정해 치은연하 마진을 부정한 논문도 다수 있었다. 그러나 그 후 gentle probing된 범위 내의 마진을 치은연하마진으로 용인하게 되었다. 즉 조직학에서 보면 치은구를 지나 상피성 부착까지 마진이 도달해도 괜찮다는 생각이었다(물론 이 시점에 많은 치과의가 이것을 치은구라고 믿었다). 저자가 생각하는 형성 한계에 대해 소개하고 싶다.

[탐침은 치은구 중앙에서 멈춘다: 치은연하 형성 한계공식으로 결정한다]

임상기법 50-3에 언급하듯 건강한 치은을 탐침했을 때 탐침의 선단이 치은구저가 아닌 상피부착부의 중앙부 부근에 위치한다고 밝혀졌다. 즉 이 원리를 응용하면 탐침 깊이가 2mm일 때 2mm에서 치은구 평균값 0.7mm를 뺀 1.3mm의 두 배인 2.6mm가 상피성 부착의 폭이 되기 때문에 탐침 끝에 1.3mm 압배할 수 있는 영역이 남게 된다. 만약 탐침 깊이가 1.5mm라면 1.5mm − 0.7mm = 0.8mm의 압배 영역이 남는다. 이것을 공식화한 것이 '치은연하 형성 한계공식'이다(단 치은구를 0.7mm 상수화한다: 우측 참조).

[탐침은 결합조직성 부착 직전 약 0.5mm에서 멈춘다: 탐침 깊이로 결정]

또한 이런 연구결과도 있으므로 간단히 생각하면 항상 0.5mm의 압배사를 사용해 탐침 깊이대로 마진을 설정하면 된다.

[그러나 저자는 치은연하 1mm에 설정: 항상 치은연하 1mm에 결정한다]

하지만 왜 치은연하에 마진을 설정하는지 생각해야 한다. 저자는 다음 두 가지를 중시한다.

마진이 치은연하에서 출현하면 자연스러운 맹출감, 즉 emergence profile을 달성하기 쉽다.

치은연하의 상피성 부착부에 유래하는 방어기구를 보철물 마진에 최대한 활용할 수 있다.

저자는 치은연하 1mm에 확실하게 마진을 설정하면 이 두 가지를 달성할 수 있다고 생각하고 대부분의 증례에서 치은연하 1mm 위치에 마진을 설정한다.

치은연하 형성 한계공식	➡	(탐침 깊이 − 치은구 평균값 0.7mm) × 2 + 평균 치은구 0.7mm − 압배사 직경 = 인상채득이 가능한 마진의 위치

《상피성 부착의 폭을 추측하는 방법》

- 건강한 치은은 탐침 선단이 상피성 부착 중앙에 위치하고, Gargiulo의 연구에서 치은구 값이 안정적이라는 사실을 알았다(상피성 부착부가 아닌, 치은구와 결합조직성 부착이 안정적이라는 내용을 논문에 기재했다). 이 특징을 이용하면 상피성 부착의 폭을 추측할 수 있다.

***탐침 깊이가 1.5mm인 경우**

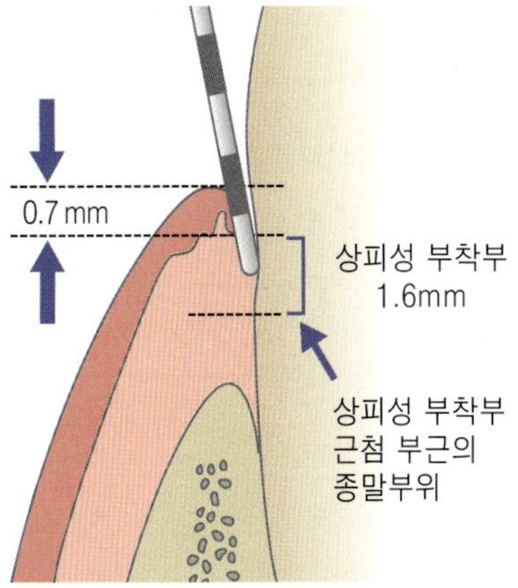

① 탐침 선단이 상피성 부착의 중앙까지 들어가므로 치은구를 0.7mm 상수화하면 상피성 부착부의 폭은 (1.5 – 0.7) × 2의 1.6mm가 된다.

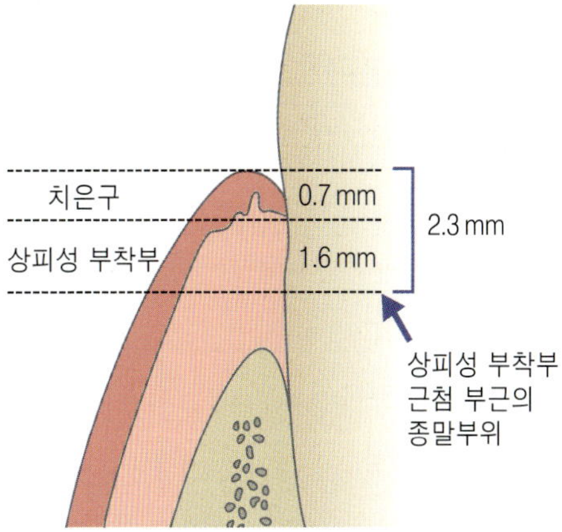

② 따라서 위의 관계를 추측할 수 있고 압배사의 폭(만약 0.5mm라면)을 빼면 (0.7 + 1.6) – 0.5 = 1.8mm가 작업 영역이 된다. 만약 1mm 압배사를 사용하면 (0.7 + 1.6) – 1.0 = 1.3mm 범위에 마진을 설정한다.

***탐침 깊이가 1.0mm밖에 없는 경우**

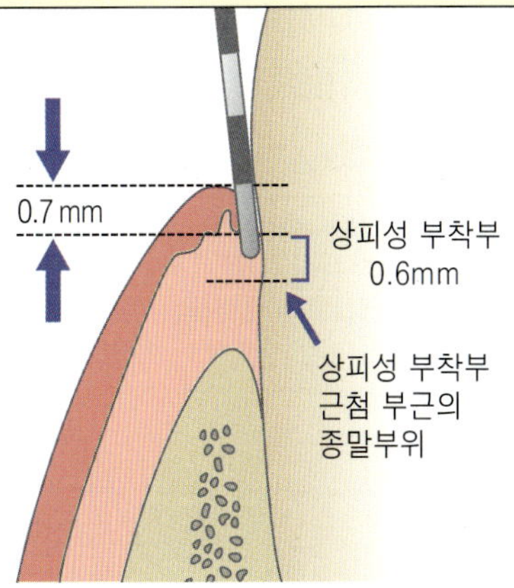

① 상피성 부착부가 (1.0 – 0.7) × 2의 0.6mm밖에 안 된다.

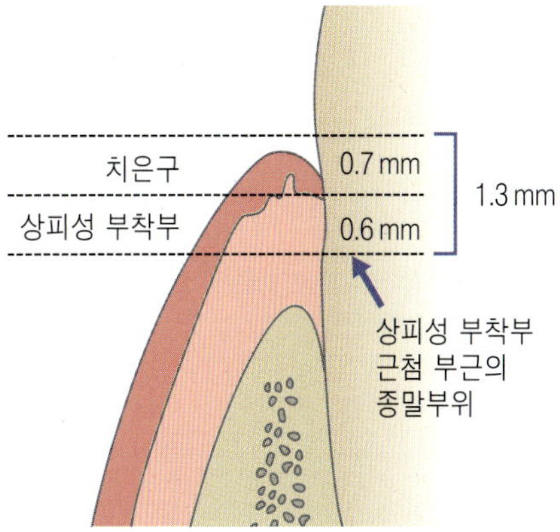

② (0.7 + 0.6)mm 범위에서 0.5mm 압배사를 사용하려면 치은연하 0.8mm 이하에 형성해야 하고 기술적으로 어렵다.

치은압배 ①

압배사의 삽입위치와 방법

지대치 형성, 인상채득에는 치은압배 조작이 필요하다. 압배사는 어디에 어떻게 삽입하면 좋을까?

위치

만약 치은연하 1mm에 마진을 설정한 경우 골정까지 거리가 충분히 남아있는 곳은 당연히 인접면이다. 즉 긴 상피성 부착부를 가진 인접면은 압배사를 유지하기 쉬우므로 치은압배를 개시하기에 적합한 곳이다. 그리고 인접면 특히 좌측 인접면부터 치은압배를 시작하면 오른손을 사용하는 술자 입장에서 시야확보가 편하다(그림 ①②).

압배를 신속하게 진행하려면 실을 시작점에서 확실하게 유지하는 것이 중요하다. 이 작업을 소홀히 하면 압배를 진행할수록 처음 삽입했던 실이 들뜰 수 있으므로 주의가 필요하고, 이 점에서도 인접면부터 압배를 시작하는 것이 효과적이다.

도구

압배사를 삽입하는 기구는 끝이 거칠어져 실이 풀리지 않는 형태라면 어느 제품이든 괜찮다고 생각하는데 저자는 Nordent(수입원: Yoshida)의 압배기를 즐겨 사용한다.

방법과 요령

압배사를 어떻게 삽입할까? 실의 종류에 따라 조작이 달라지므로 어려운 문제다. 면사는 내연상피(접합상피)에 회전하는 듯한 힘을 가해도 좋다고 생각하지만, 저자가 사용하는 견사는 회전력을 가하면 오히려 삽입된 실이 들뜨기 때문에 순수한 수직력이면 충분하다. 왜냐하면 실의 꼬임에 여유가 있는 면사는 회전력을 흡수하지만 실의 꼬임이 강한 견사는 그것을 흡수할 정도의 여유가 없기 때문이다. 이렇게 실의 소재에 따라 삽입 시 감각을 조절해야 한다.

다음은 수직적, 즉 치축방향에 대한 삽입위치를 고려해야 한다. 마진에 대해 실을 어느 위치로 가져가느냐는 인상채득의 성패를 좌우한다. 압배사는 인상재를 마진보다 아래로 흘려보내기 위해 사용하므로 단면에서 보면 압배사는 마진 바로 옆에 위치해야 한다. 압배사를 삽입하기 좋다고 해 마진 아래에 삽입하면 인상재가 마진 아래로 잘 들어가지 않고 연하 인상재가 찢어질 수 있으므로 지나치게 깊이 삽입하지 않도록 한다.

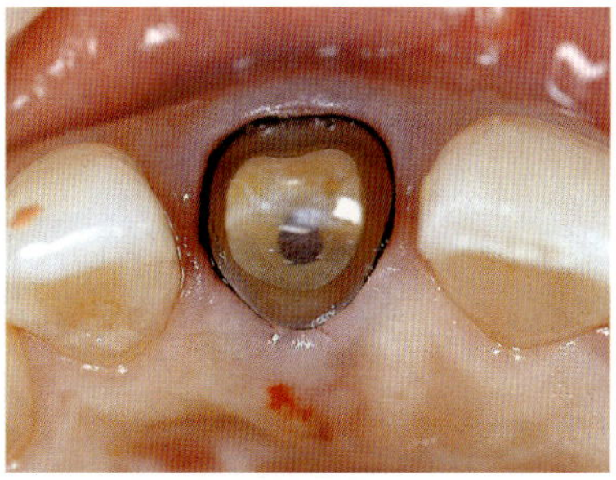

그림 ① 치은연하 약 1mm에 삽입한 압배사. 구강 내에서 실이 확실하게 보여야 한다. 설측은 법랑질을 남기고 형성해 다소 깊게 들어갔다.

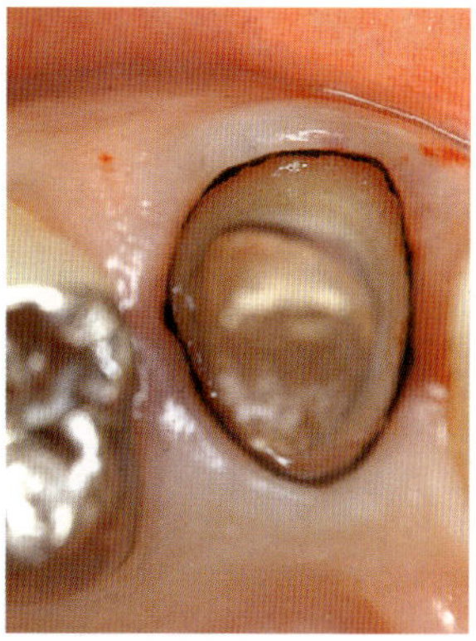

그림 ② 치은연하 약 1mm에 균일하게 삽입했다. 전체적으로 실을 볼 수 있다.

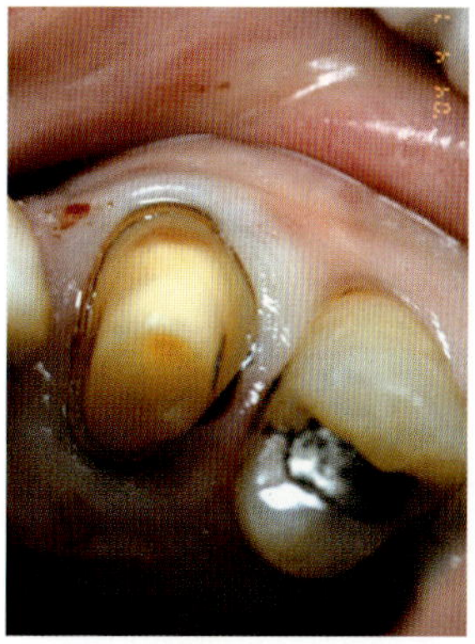

그림 ③ 형성 전에 실을 삽입한 상태.

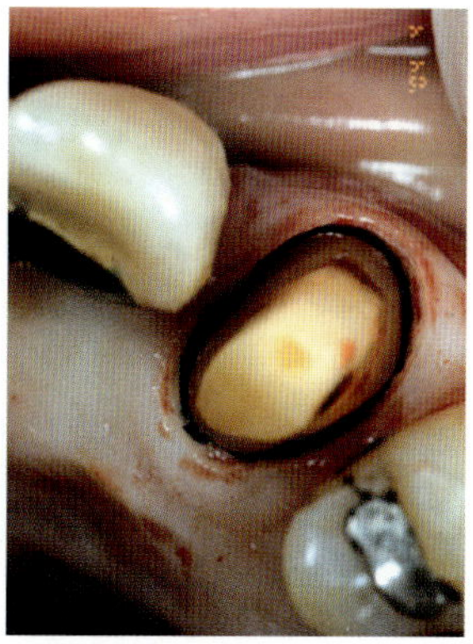

그림 ④ 형성 후에 실이 노출된 상태.

그림 ③④ 치은연하 형성에 앞서 치은압배한 증례는 압배사가 확실하게 보이는 시점에 형성을 종료하는데, 이 상태는 압배사가 마진 바로 옆에 위치하고 이상적인 관계다.

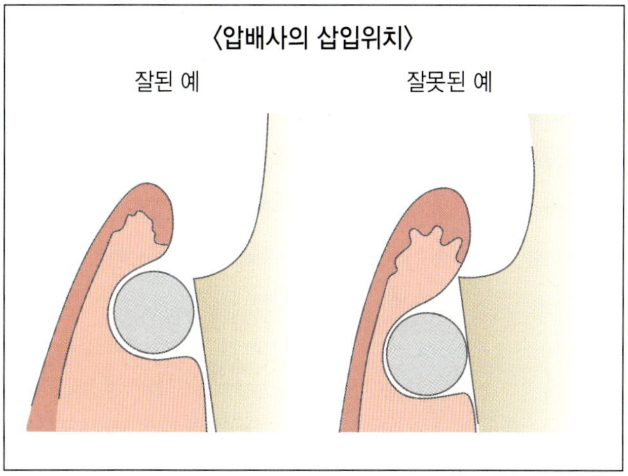

그림 ⑤ 치은연하 형성에 앞서 압배사의 삽입위치를 단면에서 관찰하면 압배사는 마진보다 살짝 깊게 삽입되어 구강 내에 일부 노출시켜야 한다. 지나치게 깊게 들어가 변연치은을 덮으면 인상재가 연하에 잘 들어가지 않는다.

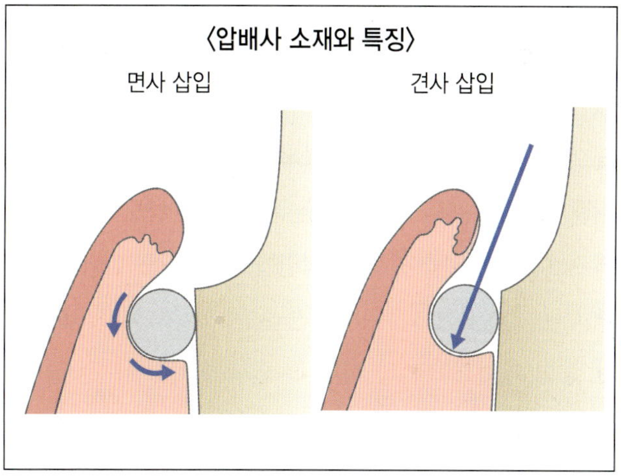

그림 ⑥ 면사는 보풀이 잘 일어나 회전력을 가하면 표면의 보풀이 내연상피에 잘 걸리는데, 견사는 보풀도 없고 실 자체가 잘 변형되지 않기 때문에 수직적으로 삽입할 수 있다. 특징을 잘 알고 사용해야 한다.

● Point ●

압배사를 삽입하는 위치는 인상채득에 지대한 영향을 미친다. 압배사는 마진 바로 옆에 위치해야 한다. 마진 아래에 삽입하지 않도록 주의한다.

임상 기법 50-6

치은압배 ②

어떤 압배사가 좋을까?

◘ 소재

치은연하 약 1mm에 지대치를 형성한다고 가정하면 그곳은 부착상피에 의한 상피성 부착이 발생한다고 생각해도 문제가 없다. 즉 상피성 부착이 세균침입을 막는 중요한 역할을 하는데 세포 간극에 백혈구가 유주해 오면서 세균이 밀려나가는 것이다. 내용이 어렵지만 임상적으로 생각하면 백혈구가 나올 정도의 공간이 있다는 것은 조직이 약하고, 간단히 말하면 상처가 생겼을 때 '딱지'를 벗긴 것 같은 상태가 된다는 것이다.

그렇다면 '딱지'를 벗긴 창면에 면포나 견포를 붙였을 때 어떤 것이 더 쉽게 떨어질까? 물론 견포다. 면포는 벗길 때 아프고 출혈 가능성이 있다. 이것을 치은압배에 비유하면 '면사는 쉽게 삽입할 수 있지만 잘 떨어지지 않고 제거할 때 출혈 가능성이 높다', '견사는 삽입하기 힘들지만 잘 벗겨지고 제거할 때 출혈이 적다'고 말할 수 있다.

인상채득 시 압배 목적을 생각하면 열린 변연치은 내연의 형태를 입체적으로 재현해야 한다. 즉 제거할 때 조직에 붙어(인상면이 붙으면 부착상피가 말린다) 출혈을 일으키면 인상을 정확하게 채득할 수 없다. 그래서 치은연하 압배사 소재는 조작성은 떨어지지만 견사가 더 유리하다고 생각한다.

그림을 보면 면사는 보풀이 많고 견사는 적은데 이것이 조작성과 '들러붙음'에 관여한다고 생각한다(그림 ①).

◘ 들어있는 약제

실은 조작성에 한계가 있지만 실에 약제를 침투시키면 조작성이 향상되고 잘 달라붙지 않는다. 따라서 실에 명반이나 염화알루미늄을 침투시켜 조형효과를 높인다. 이러한 약제는 단백응고작용을 하므로 장시간 사용은 바람직하지 않다. 저자는 견사에 염화알루미늄이 들어있는 약제(TD Zett)를 침투시켜 치아 1개당 5~10분 목표로 압배한다.

◘ 실의 두께

지나치게 두꺼운 실을 사용하면 변연치은이 찢어지므로 두껍지 않은 실을 사용한다. 저자는 탐침 깊이에서 치은연하 삭제량을 뺀 두께가 좋다고 생각한다. 만약 탐침 깊이가 1.5mm고 치은연하에 1mm 형성했다면 0.5mm 두께가 좋다. 증례에 맞게 조절해도 좋지만 저자는 대부분의 증례에 약 0.5mm(JIS 1–0) 견사를 사용한다.

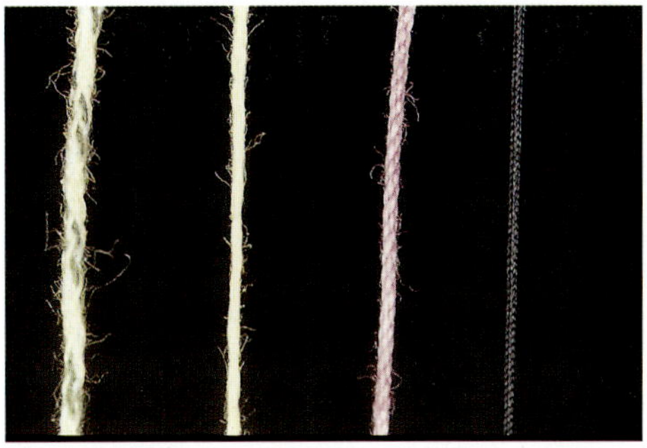

그림 ① 왼쪽 3개는 면사이고 왼쪽부터 꼬임이 약한 순으로 배열했다. 꼬임이 약할수록 보풀이 잘 일어난다. 보풀이 많을수록 상피성 부착부에 삽입하기 좋지만 제거할 때 출혈 가능성이 높다. 오른쪽 1개는 검은색 견사이고 보풀이 거의 없지만 면사에 비해 삽입이 힘들다. 그러나 인상 직전 제거할 때 출혈이 적다.

* **견사로 압배한 임상 예**(그림 ②~⑥)

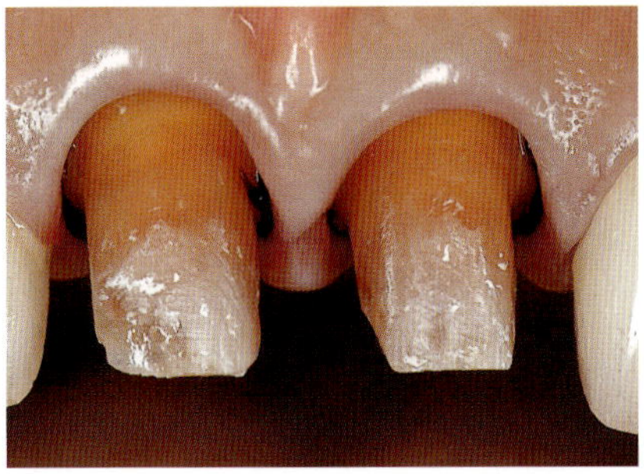

그림 ②

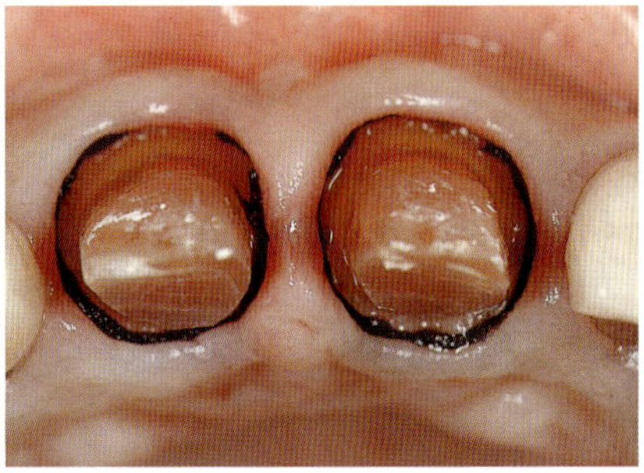

그림 ③

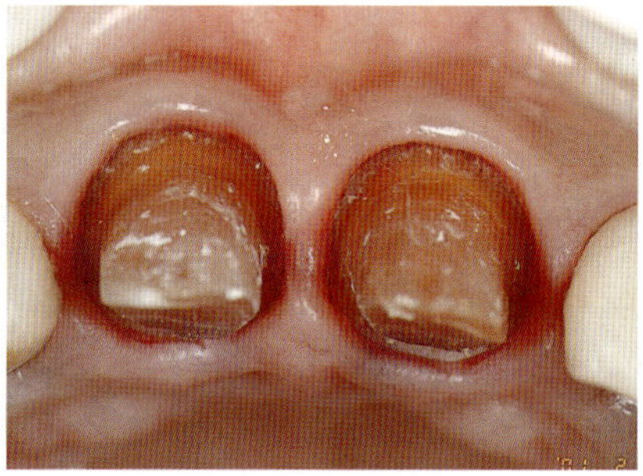

그림 ④ 압배사를 제거했지만 출혈이 없다.

그림 ②③ 치은압배를 인접면부터 시작해 전체적으로 견사를 삽입하면 구강 내에서 압배사가 확실하게 보인다.

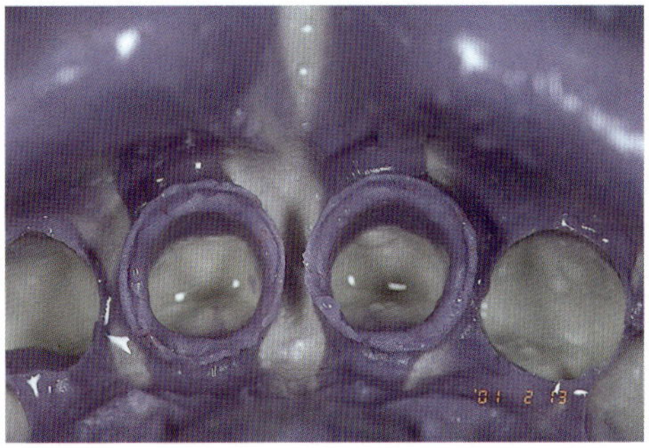

그림 ⑤

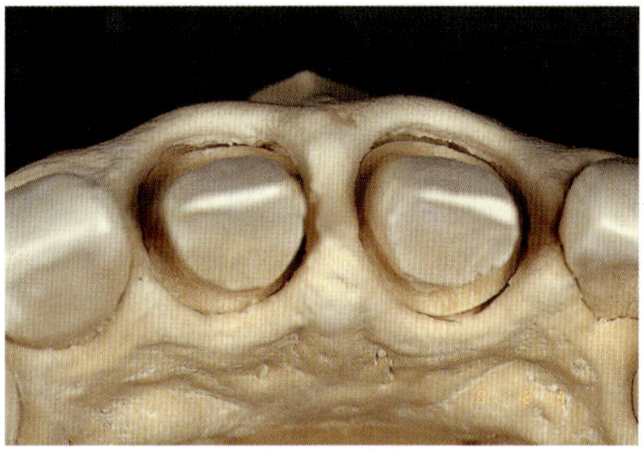

그림 ⑥

그림 ⑤⑥ 인상면, 석고면에서도 치은연하 깊이를 상상할 수 있는 반면 인상면이 선명하다.

● Point ●

압배사에 침투시킨 약제는 단백응고작용을 하므로 장시간 사용하지 않도록 주의한다. 저자는 견사에 염화알루미늄 성분이 들어있는 약제(TD Zett: BEE BRAND MEDICO DENTAL)를 침투시켜 치아 1개당 5~10분 목표로 압배한다.

임상 기법 50-7

지대치 형성은 왜 왼쪽으로 기울까?

전치부 지대치 형성을 종료하면 지대치가 원래 치축과 달리 경사져 있는 경우가 있다. 대부분이 왼쪽(환자의 왼쪽, 정면에서 환자를 보았을 때 오른쪽)으로 경사진다(그림 ①~④). 특히 12시 위치에서 접근해 상악 전치부를 형성한 후에는 왼쪽으로 기울기 쉽다. 왜냐하면 술자가 레스트(지점)를 변경하지 않고 지대치를 형성한 경우 터빈헤드가 레스트에서 멀어질수록 터빈의 경사가 왼쪽을 향하기 때문이다.

구치부를 형성하면 같은 이유에서 원심 치아로 갈수록 원심으로 기운다(그림 ⑤~⑦). 치축과 다르게 비스듬하게 형성하면 특히 마진부 부근은 해부학적 출현, 임상적으로 emergence profile을 부여하기가 어렵다. 그래서 지대치를 형성할 때 항상 형성 해당치의 치축방향을 염두에 두고 레스트를 수시로 조절하면서 작업을 진행할 필요가 있다.

저자는 임상에 임할 때, 특히 전치부를 형성할 때 형성치아만 보지 않고 시선을 돌려 얼굴 전체를 보려고 노력한다. 특히 환자의 코 라인(이 라인은 70~80%가 틀어져 있다)과 두 눈을 잇는 선을 보면서 틀어지지 않도록 한다. 구치부는 근심으로 비스듬하게 삭제하면서 동시에 가상의 캠퍼평면도 참고한다.

치축과 크게 다르게 지대치를 형성하면 전술하듯이 전치부는 적절한 emergence profile을 부여할 수 없을 뿐만 아니라 구치부는 원심 마진을 볼 수 없으므로 더 세심한 주의가 필요하다. 또한 생활치는 치축과 차이가 있으면 불현성 치수노출이 빈발할 가능성이 있으므로 형성 시 치축방향은 중요하다.

지대치를 형성할 때 치아 1개에 집중하는 것이 아니라 형성 중에 잠깐 숨을 고르는 것이 전체를 보는 데 도움이 된다고 생각한다.

근원심													협설
7┘	6┘	5┘	4┘	3┘	2┘	1┘	└1	└2	└3	└4	└5	└6	└7
8°	10°	5°	9°	17°	7°	2°	28°	26°	16°	5°	6°	8°	10°
14°	10°	9°	6°	6°	0°	2°	22°	23°	12°	9°	9°	20°	20°
7┐	6┐	5┐	4┐	3┐	2┐	1┐	┌1	┌2	┌3	┌4	┌5	┌6	┌7

(좌우 공통)

*치축방향을 비교한 표: 대부분의 치아는 근심으로 경사져 있어 근심으로 살짝 기울여 형성하는 것이 전체적인 평행성을 확보하기 좋다. 물론 술전 X선 검사도 중요하다. (Ash, Major M., Jr: Wheeler 치아 해부·생리·교합학. 서촌서점, 1990.에서 인용·수정)

* **왼쪽으로 경사진 지대치**(그림 ①~④)

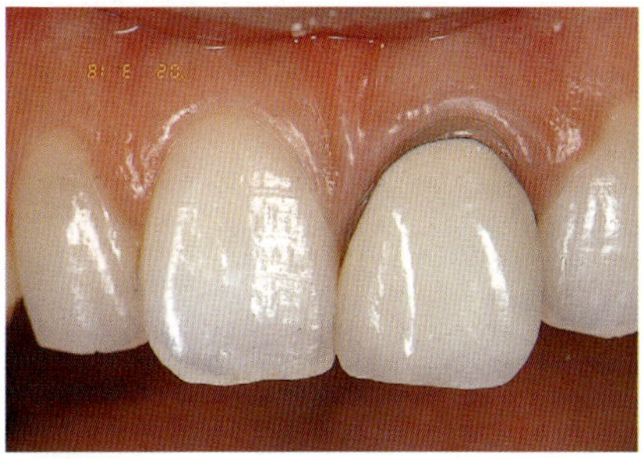

그림 ①

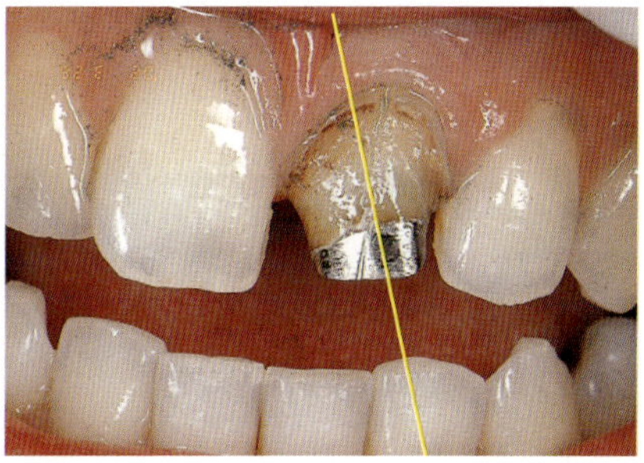

그림 ②

그림 ①② 마진이 노출된 크라운을 제거하자 왼쪽으로 기운 지대치가 드러났다.

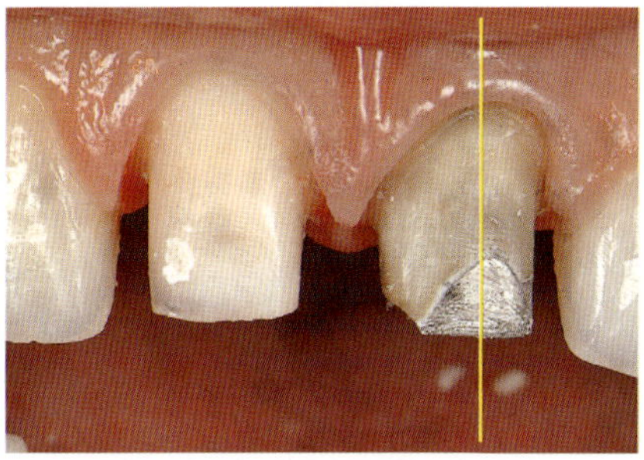

그림 ③ 주소는 익상회전 블랙마진의 개선이고 정확하게 형성해 치축방향을 수정했다.

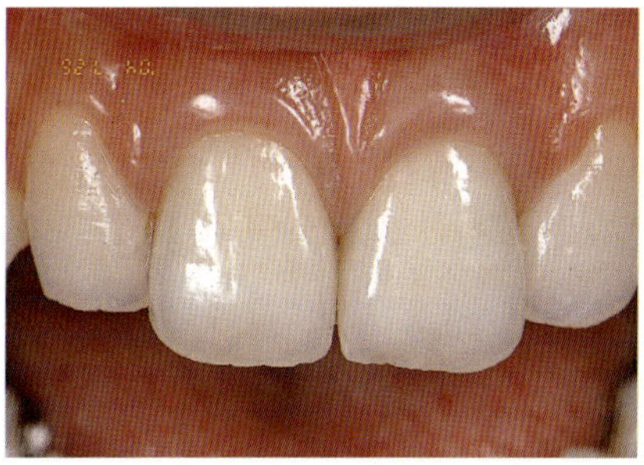

그림 ④ 최종보철물이 아름답게 완성되었다. 장착 후 약 2년 4개월 경과.

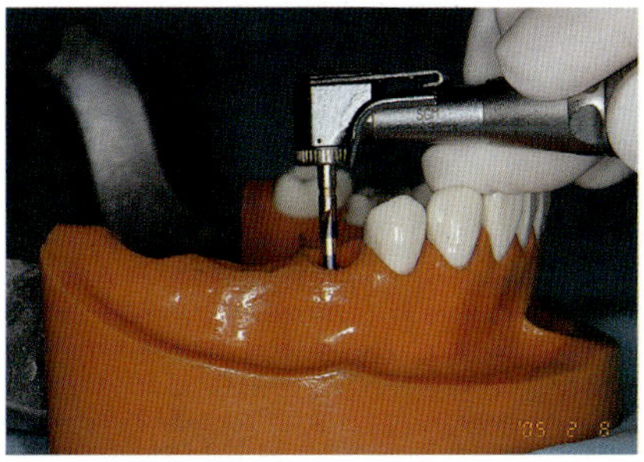

그림 ⑤

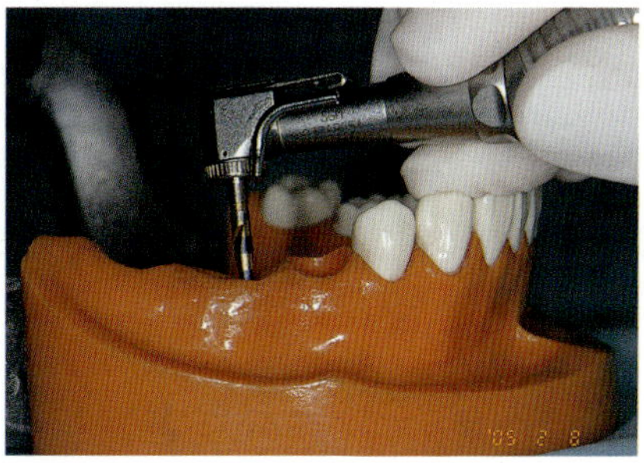

그림 ⑥

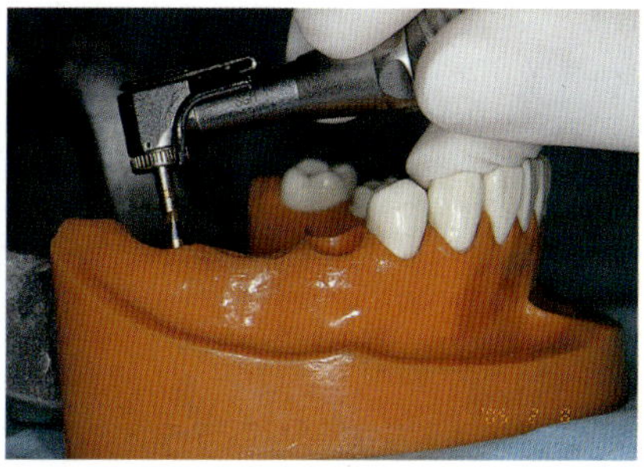

그림 ⑦

그림 ⑤~⑦ 레스트를 고정해 콘트라헤드를 원심으로 이동하면 원심으로 갈수록 버의 축이 원심으로 기운다. 레스트 고정도 중요하지만 고정을 의식한 나머지 버의 경사를 놓치는 일이 없도록 한다(임플란트를 식립하는 버의 움직임).

● Point ●

지대치를 형성할 때 형성할 치아의 치축방향을 염두에 두고 레스트를 수시로 조절해 가며 작업을 진행한다.

'연상·연하' 형성 과정을 명확히 구분하자

치은연하에 지대치를 형성할 때 연상 형성과 연하 형성을 확실하게 구분하는 것이 중요하다. 이유는 다음의 세 가지를 들 수 있다.

[치은연하 형성의 시작점 확립]

확실하게 구분하면 연하 삭제량을 정확히 식별할 수 있기 때문이다. 즉 치은연하 형성을 시작할 때 기준이 되는 치은정연까지 정확하게 형성하면 그 라인을 기준으로 연하에 정확하게 형성할 수 있다. 연하의 지대치 형성은 많은 경우 변연치은의 중앙부 부근에서 연상 마진을 표시하는 경향이 있다는 것을 인간공학적 운동으로 증명했다[Igarashi takayoshi(五十嵐孝義)의 연구]. 따라서 원하지 않는 현상을 피하려면 연하 형성 전에 기준이 되는 라인을 만들고 버를 치은연하로 균일하게 진행하면 연하 중앙부만 삭제가 부족해지는 현상을 피할 수 있다고 생각한다.

[연상축면의 방해를 받지 않고 치은연하를 주시할 수 있다]

치은연상의 축면은 형성량이 부족해지기 쉽다. 축면의 형성량이 적으면 연하를 형성할 때 버의 측면과 치아의 축면이 접촉하므로 연하로 갈수록 버 선단이 내연상피를 향하고 출혈 가능성이 높아진다.

반대로 축면의 삭제량을 어느 정도 확보하면 버와 치아의 축면이 쉽게 접촉하지 않으므로 치은연하를 형성할 때 내연상피와 접촉하지 않고 출혈 가능성도 낮다. 또한 버 선단을 보기가 편하다.

[치수노출 가능성을 일찍 판단한다]

생활치를 지대치로 형성할 때 provisional 단계에는 치수가 노출되지 않았는데 인상 직전 마무리할 때 치수가 노출되어 근관치료를 다시 하는 경우가 있다. 인상 직전의 예기치 않은 치수노출을 예방하려면 치은연상 형성 중에 어느 정도 삭제량을 확보하고 연하를 형성할 때 연상의 축면을 삭제하지 않는 것이다. 즉 치은연하에 지대치 형성하는 경우 최종 단계에 축면 삭제량이 많이 필요하다는 것을 염두에 두고, 또한 충분히 삭제하지 않으면 마진 형태를 확실하게 부여할 수 없다는 것도 치료를 시작하는 연상 형성 단계부터 알고 있어야 한다.

● Point ●

치은연하에 지대치를 형성할 때 연상 형성 작업과 연하 형성 작업을 명확히 구분하는 것이 중요하다.

＊치은연하 형성의 임상 예(그림 ①~⑤)

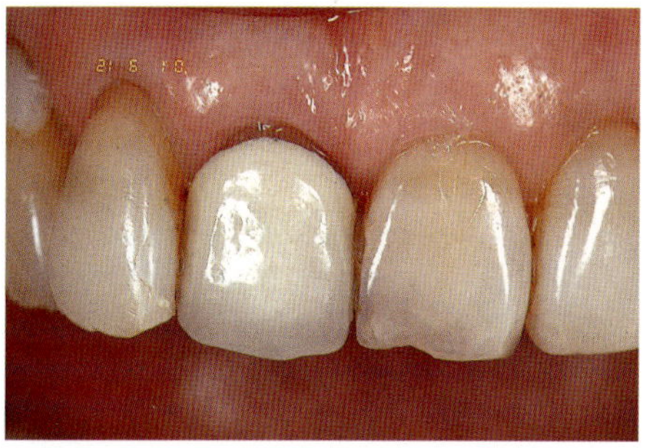

그림 ①

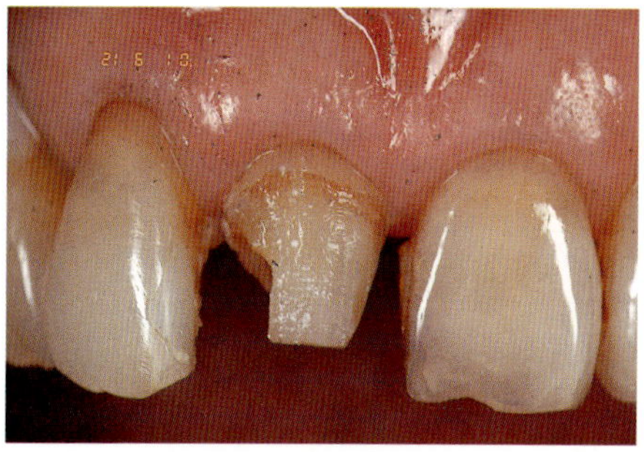

그림 ②

그림 ①② 심미장애를 호소하며 내원한 환자의 #11 크라운을 제거하자 삭제량이 부족한 지대치가 드러났다.

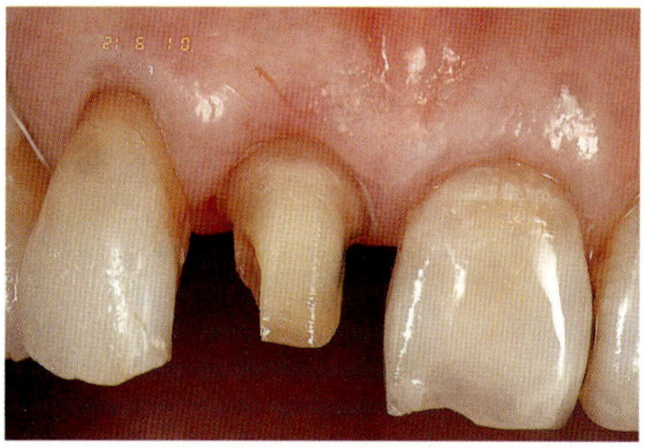

그림 ③ 적절한 치면 경사를 부여하고 치은연상 형성을 종료했다. 이 시점에 치수가 노출되지 않아 다음 과정에 들어가기로 했다. 치은정연의 형성 라인은 연하를 균일하게 삭제하는 시작점이다.

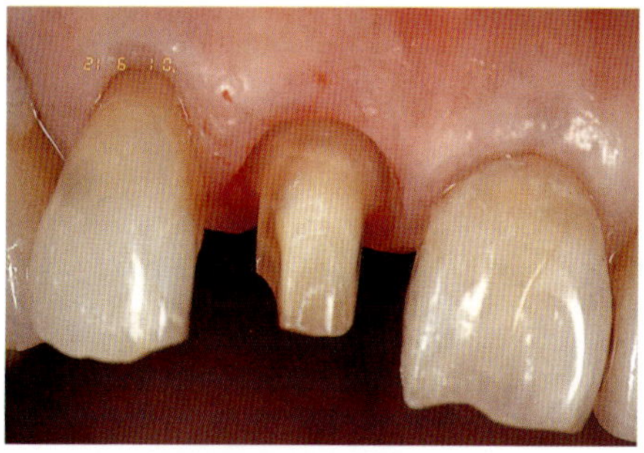

그림 ④ 앞의 연상 형성 작업 중에 축면을 충분히 형성했기 때문에 버의 선단을 사용해 연하 치질을 주시하면서 형성을 진행할 수 있다. 따라서 그림 ③과 ④는 축면의 두께에 큰 변화가 없다.

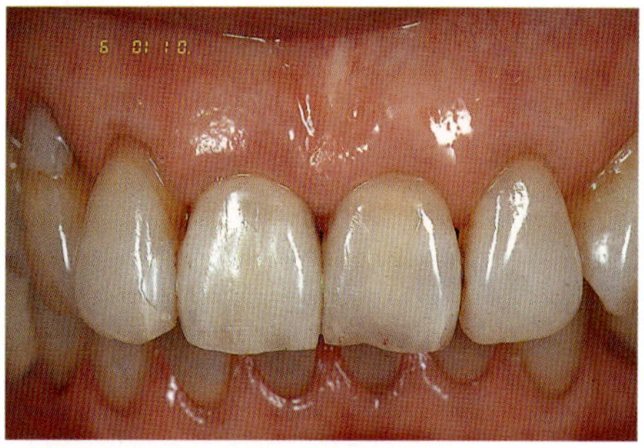

그림 ⑤ 위의 순서대로 최종보철물을 장착했다. #11의 PFM crown.

PFM: porcelain fused metal crown

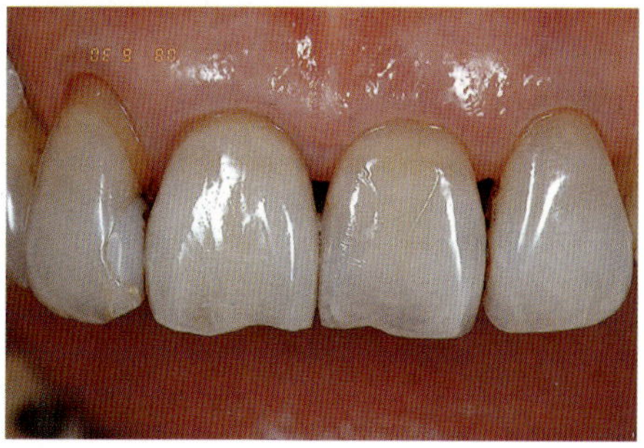

그림 ⑥ 7년 후 상태.

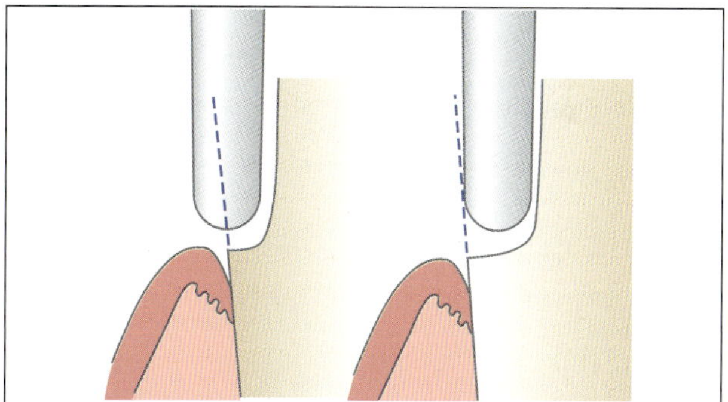

a. 연상에서 축면 삭제가 부족한 경우

b. 연상에서 축면 삭제가 충분한 경우

그림 ⑦ 치은연상 형성에서 축면 삭제량을 충분히 확보하면 다음 치은연하 작업 시 치은 손상을 줄일 수 있다. 또한 치근 경사는 근첨을 향해 좁아지므로 축면을 따라 치은연하를 형성하면 마진 폭이 서서히 감소한다. b처럼 축면을 충분히 삭제하고 이 과정 중에 치수가 노출되지 않으면 연하를 형성할 때 축면에 접촉할 가능성이 낮아 치수노출의 유무를 조기에 확인할 수 있다.

임상 기법 50-9

개치트레이 응용의 Transfer Coping

1~2개 인상을 확실하게

마진을 치은연하에 설정했을 때 치아가 1개인데도 인상이 곤란한 경우가 있다. 이때 provisional restoration의 마진을 정밀검사하고 마진의 적합을 높이기 위해 리마징하면 며칠 후에 인상채득이 수월해지는 경우가 많다. 즉 인상채득 직전에 삭제한 치아와 연조직의 경계를 provisional restoration으로 선명하게 처리하는 것이 기본이다. 그래도 인상채득이 잘 안 되면 본 인상 전에 마진이 대충 나온 인상을 채득하고(인상을 실패했을 때 그 인상을 이용한다) 그 인상으로 즉시중합레진 코핑(싱글트레이)을 제작하고 다음 내원 시 그 속에 인상재를 주입해 인상채득하면 치아 1개의 마진을 확실하게 표시할 수 있다. 즉 1~2개 인상을 확실하게 채득하려면 ① provisional restoration의 리마징과 ② 개치트레이를 응용한 인상이 중요하다.

일반적으로 개치트레이로 인상채득하는 경우에 ⓐ 지대치만 인상하는 경우(그림 ①~⑨)와 ⓑ 인상한 개치트레이를 개인트레이로 인상하는 경우가 있다(p28 참고). ⓐ는 transfer coping법을 이용해 이 인상에서 모형을 제작하므로 기공조작이 복잡하고 환자의 내원횟수가 1회 증가하는 단점이 있지만 모형을 확실하게 제작할 수 있다. 반면 ⓑ의 방법은 지대치 형성된 치축의 방향과 개인트레이의 철거방향이 일치하지 않으면 정확하게 채득할 수 없으므로 전치부를 포함하지 않는 구치부 증례에 적합하다.

개치트레이를 응용한 Transfer Coping법의 작업과정(그림 ①~⑧)

① 지대치 형성 후 예비인상을 채득한다. ② 예비인상에 얇은 파라핀왁스를 주입하고 즉시중합레진으로 개치트레이를 제작한다(가능하다면 모형상에 24시간 방치해 레진의 왜곡을 제거한다). ③ 개치트레이 내면에 피막이 얇은 접착제를 도포한다. ④ 통상적인 방법으로 지대치를 압배한다. ⑤ 개치트레이에 인상재를 쌓아올려 인상을 채득한다. ⑥ ⑤의 인상으로 지대치 안의 모형을 제작하고 그 모형 위에 메탈코핑을 제작한다(또는 즉시중합레진). ⑦ 다음 내원 시 개인트레이도 준비하고 메탈코핑을 지대치에 끼워 적합을 확인하고 개인트레이로 치열 전체 인상을 채득한다. ⑧ 인상채득 후 인상 내의 메탈코핑에, 메탈코핑을 제작하기 편한 모형, 즉 개치트레이로 채득한 모형을 끼워 고정한 후 석고를 주입한다.

위의 순서로 작업모형을 완성한다.

*개치트레이를 사용한 transfer coping법—지대치만 인상하는 경우

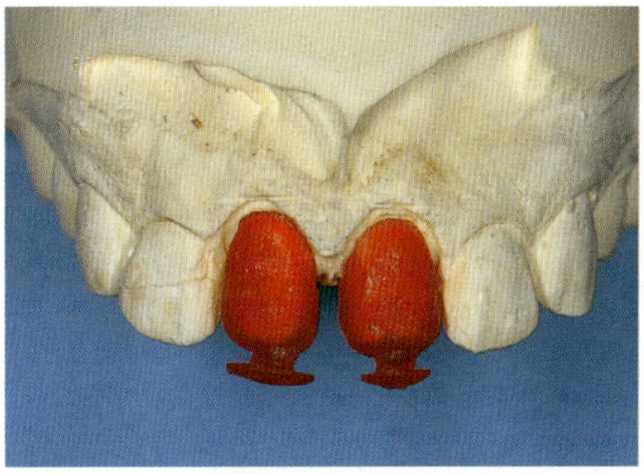

그림 ① Pattern레진(GC)을 사용해 예비인상에서 개치트레이를 제작한다.

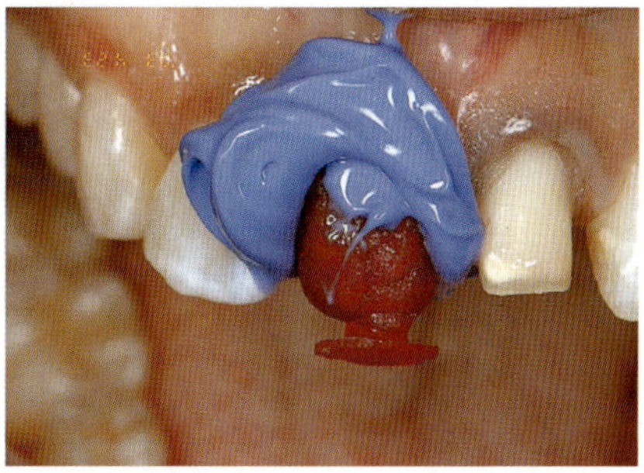

그림 ② 개치트레이로 치아 1개씩 인상채득한다.

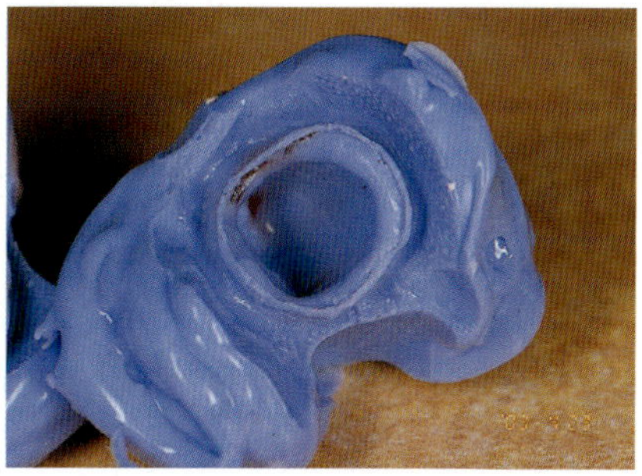

그림 ③ 개치트레이로 마진이 선명해진다.

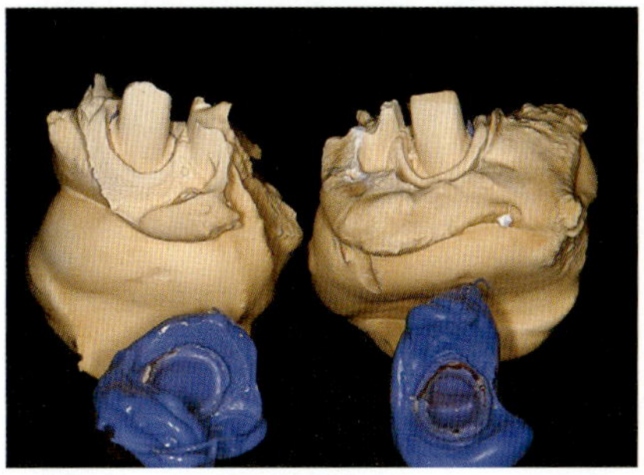

그림 ④ 이 증례는 전치 2개에 각각 석고를 주입한다.

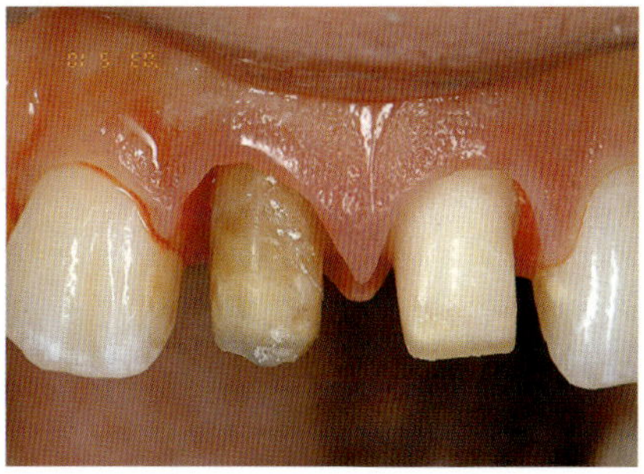

그림 ⑤ 다음 내원 시 지대치 상태.

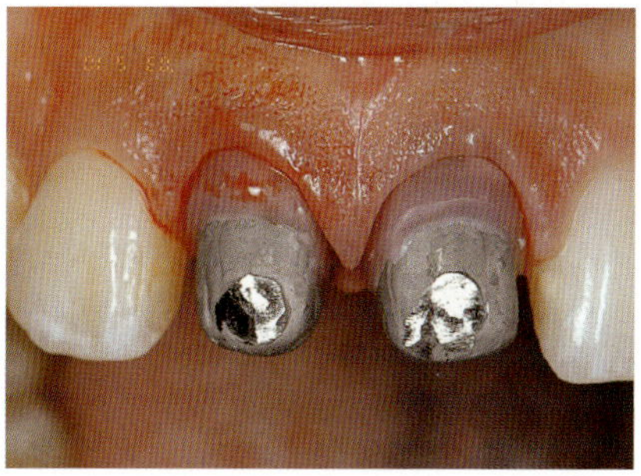

그림 ⑥ 개치트레이에서 제작한 메탈코핑을 지대치에 시적한다. 치은연하에 깊이 형성했다면 마진부에 왁스를 축성하고 석고 주입 후 마진부 석고를 파괴하지 않고 메탈코핑을 철거하기 편한 상태로 만들어야 한다. 또는 p30의 방법을 이용할 수도 있다.

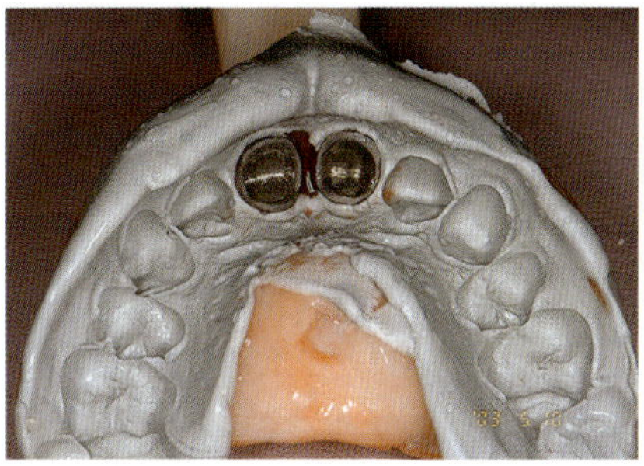

그림 ⑦ 개인트레이에 의해 transfer용의 메탈코핑이 들어간 인상면을 보여준다.

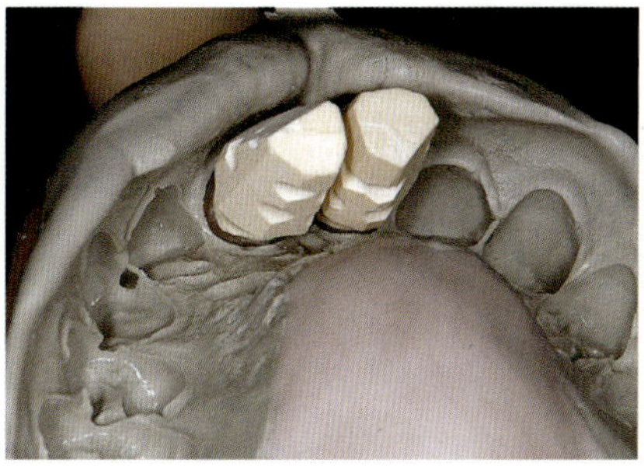

그림 ⑧ 코핑을 제작할 때 사용한 지대치를 그림 ⑦의 코핑에 끼우고 위치가 틀어지지 않도록 주의하면서 석고를 주입한다.

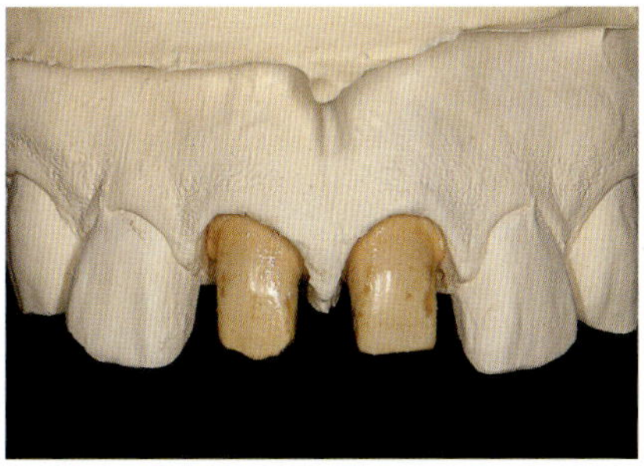

그림 ⑨ 완성한 작업모형. 치은을 압배하지 않고 인상해 치은상태를 관찰하기에 유리하다.

● Point ●

이 작업에서 주의할 점은 개치트레이를 제작할 때 공간부여, 메탈코핑 인상 시 들뜸, 치열모형 내 메탈코핑에 지대치를 끼운 후 석고주입 등이다. 특히 치과기공사와 긴밀한 연계가 중요하다.

임상 기법 50-10

Full Mouth Reconstruction에서 Transfer Coping

Transfer coping법은 전악 치료를 진행할 때에 한 번이 아니라 몇 차례에 나눠 인상을 채득하고, 확실한 인상만 선택해 transfer용 코핑을 제작하고, 구강 내 지대치에 코핑을 장착한 후 전체 인상을 채득하면 전악의 작업모형을 제작할 수 있다.

아래에 작업과정을 설명한다.

① 지대치 형성 후 인상채득한다. 인상은 상하악 각각 3개로 분할해 진행한다. 좌우 구치부 2곳, 전치부 1곳이 기본이고 마진이 보이지 않는 부분만 나중에 인상한다.

② 마진이 확실하게 보이는 인상만 선택해 금속으로 코핑을 제작한다. 코핑을 제작할 때 일반 크라운처럼 축면에 spacer를 도포하면 안 된다(확실한 첨와만 제거하는데 적합이 가장 중요하다). 또한 적합을 확인하기 위해 코핑의 우각부에 구멍을 뚫어둔다.

간편성을 우선해 즉시중합레진으로 코핑을 제작하기도 하는데, 수축이 적은 제품을 선택해 모형상에 하루 이상 두고 미중합 모노머가 없는 상태에서 구강 내에서 사용한다.

③ 구강 내에 코핑을 시적하는데 치은연하에 마진을 설정하면 코핑과 변연치은이 접촉해 들뜨므로 코핑의 마진부는 미리 under contour로 처리한다(다만 under contour에 석고를 주입하면 모형에서 분리가 안 되므로 마진부에 gum용 실리콘을 주입한 후 작업모형을 제작한다. 또는 p26에 있듯이 마진부에 왁스를 사용해도 좋다).

④ 구강 내 시적 후 즉시중합레진을 사용하고 코핑을 고정해 위치가 틀어지지 않도록 하는데, 고정할 때 치축방향으로 압력을 가하고, 들뜸 방지와 동시에 인접하는 레진이 완전히 경화한 후 순서대로 고정하기 때문에 인내가 필요하다.

⑤ 고정 연결 후 치은상태(정보)를 수집하기 위해 개인트레이로 전체를 인상하는데, 인상재가 흘러 들뜨지 않도록 교합면에 유틸리티왁스를 올려 인상 시 들뜸을 방지한다. 또한 지대치 형성방향이 제각각이면 인상을 채득하기 어려우므로 인상 전에 전체적으로 제거할 수 있는지 확인한다.

⑥ 인상이 완성된 면에 코핑을 제작했던 모형을 끼우고 확실하게 고정한 후 변연치은 해당부에 gum용 실리콘을 주입하고 조정 후 석고를 주입하면 전악 모형이 완성된다.

*** 메탈코핑을 사용한 방법—인상에서 개치트레이를 제작하고 개인트레이로 인상하는 경우**

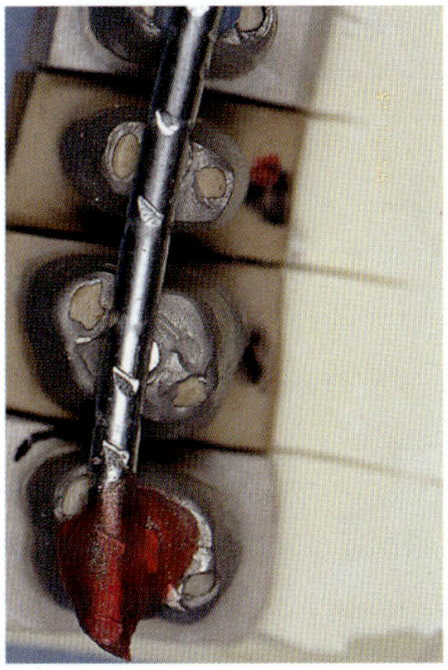

그림 ① 분할 인상한 모형에서 마진이 선명하게 채득된 것만 골라 그 모형 위에서 메탈코핑을 제작한다. 그림의 와이어는 낡은 버를 고정용도로 사용했다. 모형상에는 시작점만 고정했다.

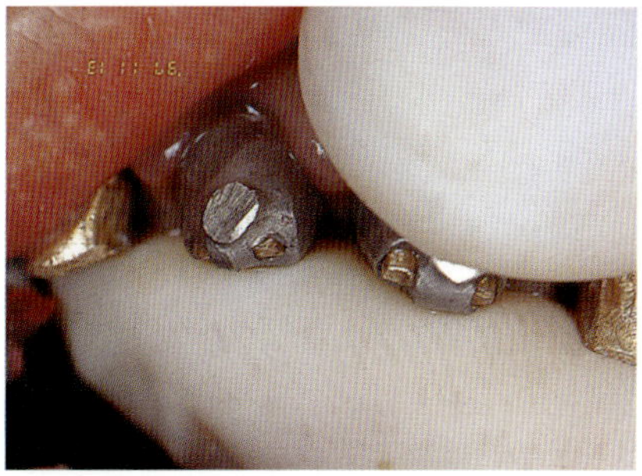

그림 ② 메탈코핑에 적합확인용 구멍을 만들어두어 이 부분으로 적합을 확인한 후 각 지대치를 고정한다.

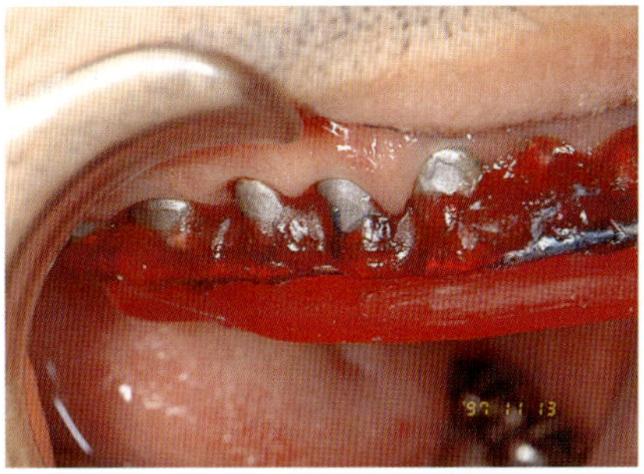

그림 ③ 각 지대치에 적합시킨 메탈코핑을 1치 단위로 레진이 경화되기를 기다리고 전체 고정을 마친 상태. 들뜸을 방지하기 위해 교합면에 유틸리티왁스를 발랐다.

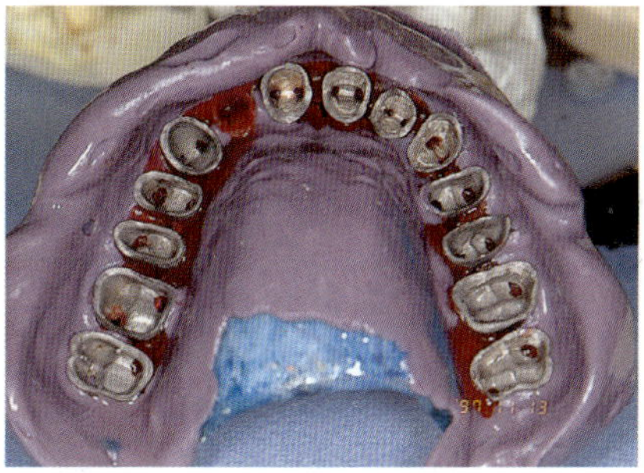

그림 ④

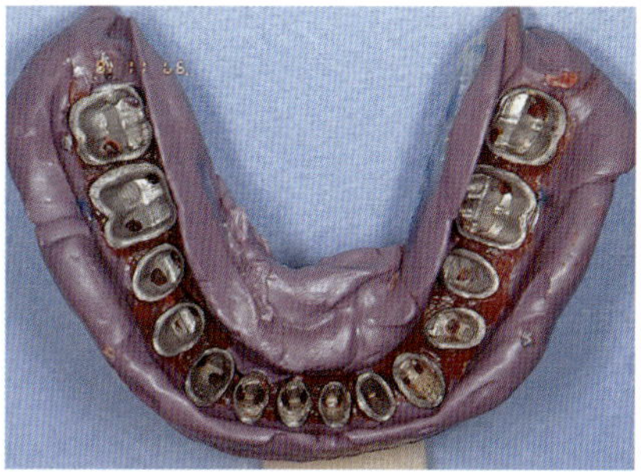

그림 ⑤

그림 ④⑤ 상하 모두 연결한 메탈코핑을 인상한 상태. Pentamix로 믹싱한 폴리에테르러버, Impregum을 사용한다.

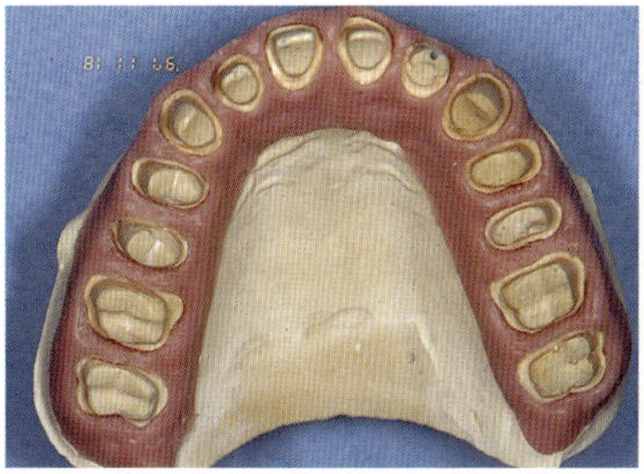

그림 ⑥

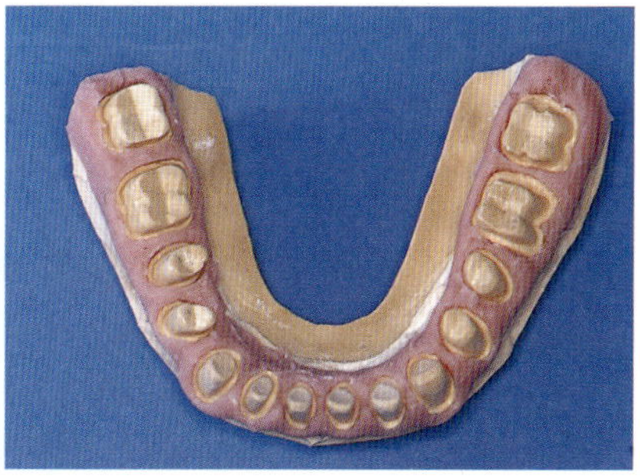

그림 ⑦

그림 ⑥⑦ 각 모형에서 gum이 있는 치열모형을 제작했다. 모형은 분할모형이 아니다.

*술후 사진은 p112를 참고한다.

● Point ●

Transfer coping법은 복잡하지만 다수치 보철이나 복수치 인상이 곤란할 때 또는 동요가 심한 치아가 들어있는 보철물을 설계할 때 유용하다.

임상 기법 50-11

크라운·브릿지의 Altered Cast Technique

풍융은 어떻게 결정할까?

저자는 크라운·브릿지의 altered cast technique*을 제안한다. 마진을 치은연하에 설정했을 때 적절한 crown contour를 모색하는 데 그 목적이 있다. 즉 치은연하에 마진을 설정한 경우 크라운의 외형은 술자마다 다르다. 그래서 저자는 이 방법을 응용해 보편성을 부여했다.

기본술식

① **통상적인 방법으로 인상을 채득한다:** 치은연하에 마진을 설정한 상태에서 치은압배하고 인상채득한다. 이 인상은 포셀린 축성에 필요한 메탈프레임의 제작요건을 만족한다.

② **메탈프레임 제작:** 인상에서 메탈프레임을 제작하는데 기본적으로 opaque 축성까지 종료한다. 색을 확인할 때는 치은연하에 들어가는 마진부를 제외하고 포셀린을 축성한다. 중요한 것은 마진부 축성은 opaque까지로 제한하고 치은(내연상피)을 압박하지 않는 것이다.

③ **마진부에 왁스 추가:** 치은을 압박하지 않는 상태, 즉 under contour의 메탈프레임에 왁스를 축성한다. 이때 융점이 체온과 비슷한 왁스를 선택한다. 즉 체온에 가까운 왁스가 치은연하에서 내연상피와 직접 접촉하는 상태가 된다. 저자는 총의치 제작 시 neutral zone을 구할 때 사용한 Soft Plate Wax(GC)를 사용한다.

④ **왁스가 있는 메탈프레임 시적:** 왁스가 있는 메탈프레임을 구강 내에 시적하면 왁스가 체온의 영향을 받아 과잉부분이 치은연상으로 나온다. 그러나 치은연하 왁스는 치은의 풍융에 어울리는 '딱 좋은 형태'가 된다(그림 ①~④).

⑤ **인상:** '딱 좋은 형태'를 모형에 전사하기 위해 메탈프레임이 시적된 상태 그대로 인상한다. 어떤 인상재든 사용할 수 있지만 gum 모형 제작에는 실리콘계 인상재가 좋다.

⑥ **석고 주입:** 석고 주입에 앞서 메탈프레임 내면에 분리재를 도포하고 레진 근을 제작한 후(코너스 제작과 동일) 석고를 주입한다. Gum 모형을 제작한다면 먼저 gum용 실리콘을 주입해 둔다. Gum 모형을 제작하는 것이 메탈프레임을 철거할 때 마진부에 상처를 주지 않아 유리하다.

⑦ **왁스 제거:** 완성한 모형에서 왁스를 제거하면 변연치은 해당부와 메탈프레임 사이에 공간이 생기는데 이곳이 포셀린을 축성하는 한계공간이다(그림 ⑤⑥).

*Altered cast technique: 우측 MEMO 참고

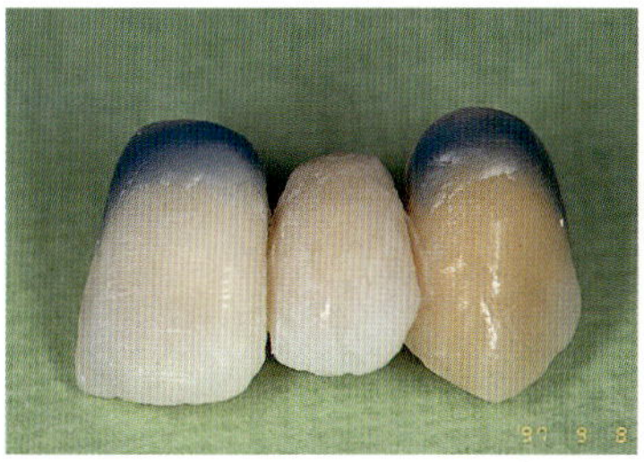

그림 ① 메탈프레임에 포셀린을 축성한 예(biscuit bake 상태). 마진부는 opaque만 축성하고 그 위에 Soft Plate Wax를 두껍게 축성한다.

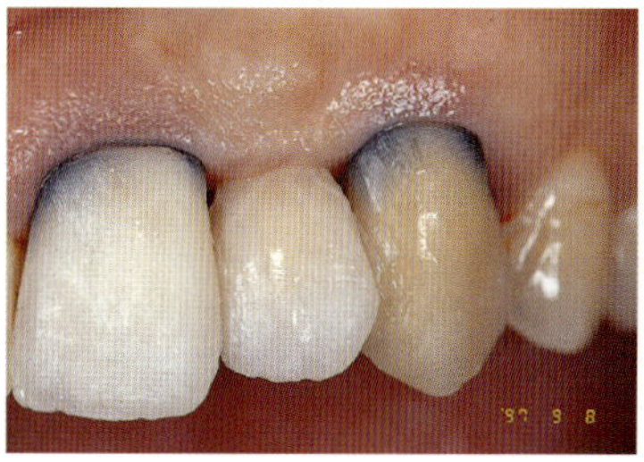

그림 ② 그림 ①을 구강 내에 시적. 처음 변연치은은 빈혈상태가 되지만 시간이 지나면 왁스 과잉부가 나와 빈혈대가 소실된다. 저자는 이 테크닉을 전치부에만 사용하는데 입술을 아래로 펴 왁스의 유출을 촉진한다.

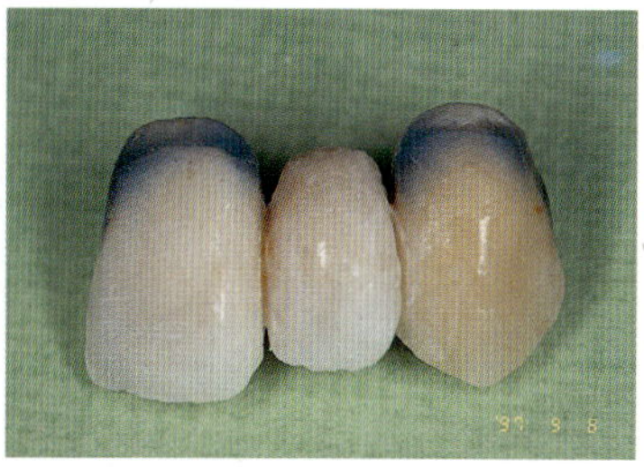

그림 ③ 과잉 왁스가 얇아져 바탕에 있는 opaque층이 은은하게 비쳐 보인다(그림 ①과 비교). 이 증례는 20~30분간 구강 내에 장착하고 왁스의 변화를 관찰했다.

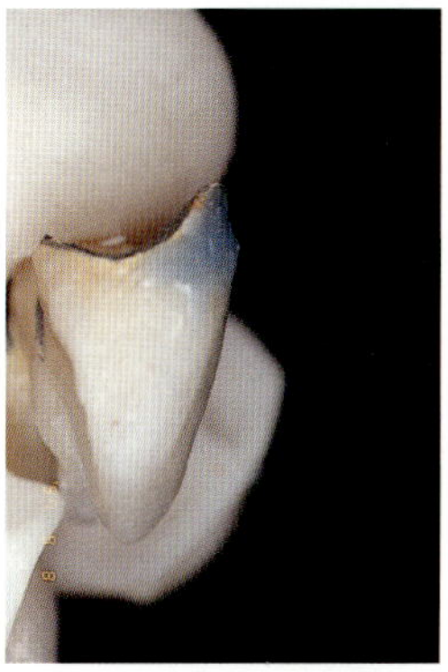

그림 ④ 꺼낸 크라운을 측방에서 관찰했더니 연상과 연하 크라운의 풍융이 자연스럽게 이어져 있다.

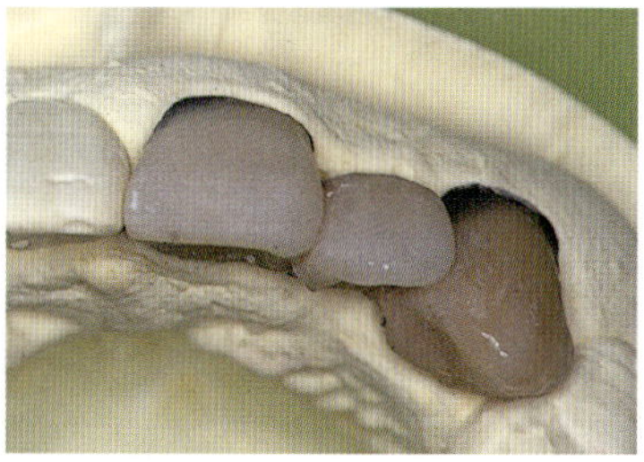

그림 ⑤ 왁스가 붙은 모형. 왁스의 변화를 관찰한 후 다시 구강 내에 크라운을 끼워 인상을 채득하고 석고를 주입한다(본문 참고).

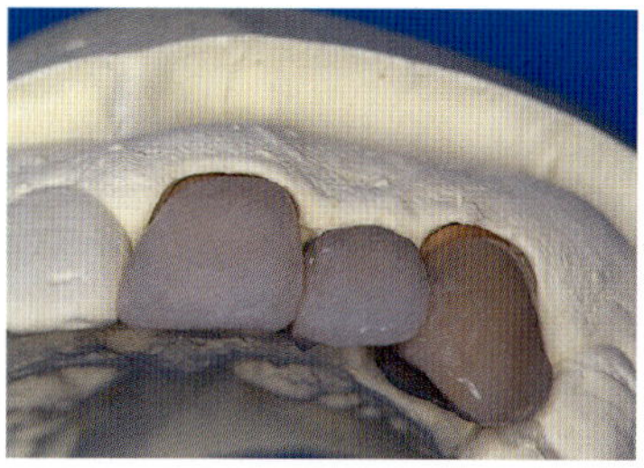

그림 ⑥ 그림 ⑤의 왁스를 뜨거운 물로 씻어내면 왁스가 있던 공간이 석고와 크라운에 남는다. 이 공간을 모방해 이 범위에서 크라운 외형을 결정하면 치은을 압박하지 않는 크라운이 완성된다.

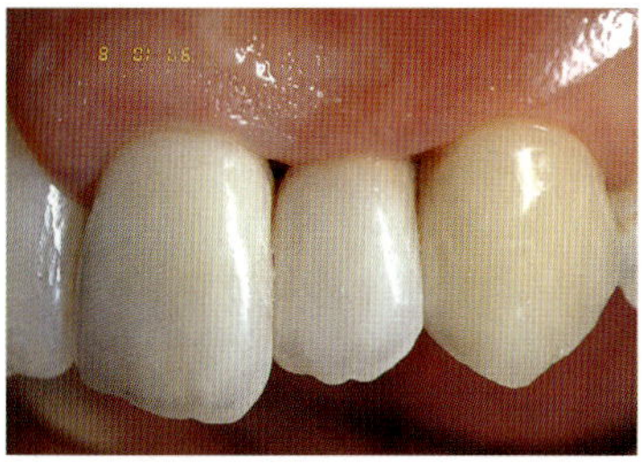

그림 ⑦ #㉑22㉓ 브릿지 장착. 치은에 빈혈이 없다.

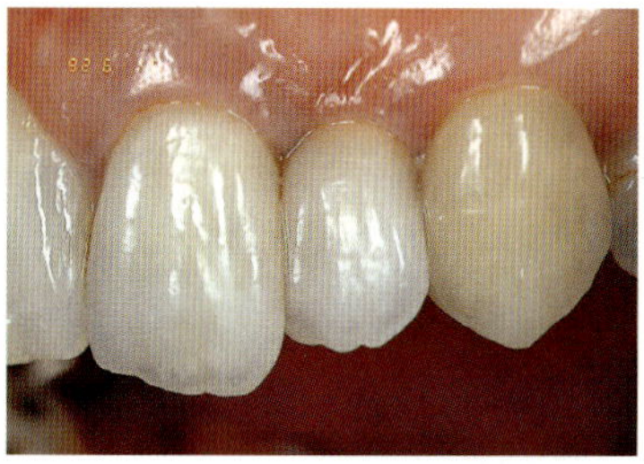

그림 ⑧ 3년 후, 예후가 좋고 치은이 재생되었다.

MEMO

*Altered cast technique

■ 유리단 부분상의치를 제작할 때 메탈프레임과 점막면 인상을 따로 채득하는 방법이다. 점막과 치근막의 움직임을 상쇄할 목적으로 개발되었다. 저자는 2회 채득하는 인상에 힌트를 얻어 'crown·bridge의 altered cast technique'이라는 용어를 제안했다.

마진부의 시작

S-shape Profile에 대하여

이번에는 마진을 치은연하에 설정한 경우를 생각해보자.

수복처치 전반에 걸쳐 해부학적 형태를 추천해도 문제가 없을까? 마진을 치은연하에 설정했더라도 연하에 해당되는 부분에서 해부학적 형태를 지키려는 시도는 임상적이라고 말할 수 있다. 그럼에도 불구하고 임상에서 치은연하 형태와 관련해 주의사항을 언급할 때 '직선적인 외형이 좋다', '언더한 외형이 좋다'고 하는 것은 포셀린을 축성할 때 본래 외형에서 일탈해 외형이 큰 크라운이 완성되기 때문일 것이다. 또한 형성할 때 치은연하 지대치 형성량이 부족한 것도 커다란 크라운이 완성되는 또 한 가지 원인이 된다.

따라서 임상에 임하는 치과기공사·치과의사는 ① over contour 크라운이 많다, ② 치은연하의 축면 형성량이 감소한다는 것을 의식하고 주의했으면 한다.

이런 주의사항을 환기시키기 위해 저자는 'S-shape profile'을 제안했다.

S-shape Profile

상악 중절치를 시상단에서 관찰하면 치경부 주변이 S 라인을 그린다. 여기에 변연치은을 적용해 보면 연상부분이 볼록하고 연하부분은 함몰된다. 즉 중절치는 치경부 부근에 변곡점을 갖고[후지타 츠네타로(藤田恒太郎)]의 "치아해부학"에도 하악 중절치와 상악 중절치를 비교하고 비슷한 특징을 정리한 내용이 있다) 연하부는 치관부보다 두껍지 않고 마치 변연치은을 받아들이듯이 잘록한 형상이다. 관찰 결과를 토대로 저자는 치경부 부근 연상은 볼록하게, 연하는 함몰되게 부여해야 한다고 주장한다.

실제 임상에서도 치과기공사는 포셀린 등으로 색을 재현하기 위해 over contour를 부여하고 치과의사는 치은연하의 치면 삭제량을 줄이기 때문에 보철물을 설계하는 단계부터 치경부 부근의 S-shape profile을 의식하면 보철물 형태는 좀 더 자연스러워지고 치주조직과 조화를 달성하기가 쉬워진다고 생각한다.

임상적으로 생각하면 치과기공사는 연상의 볼록한 곳에서 색을 재현하고, 치과의사는 인상을 채득할 수 있는 범위에서 연하에 적절하게 형성하면 된다는 작업상 기준을 정할 수 있다. 이런 경위로 저자는 S-shape profile을 추천한다.

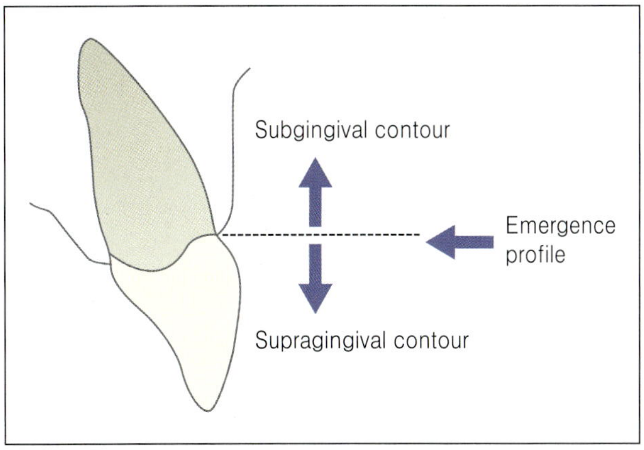

그림 ① Subgingival contour와 supragingival contour의 접점, 즉 치은정연부가 emergence profile이고 중요한 의미를 갖는다.

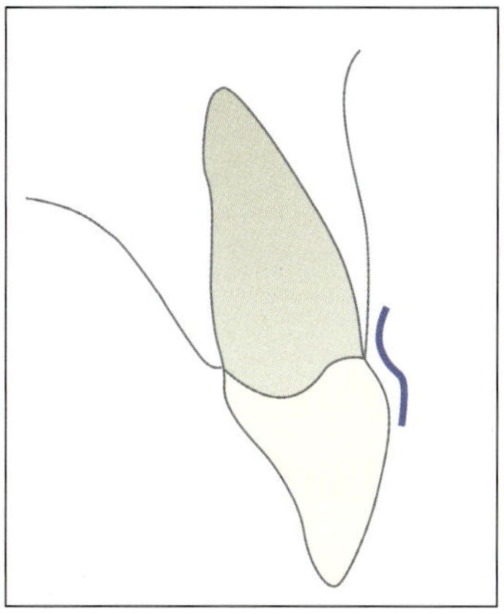

그림 ② 상악 중절치 치경부 부근은 S 자를 그린다.

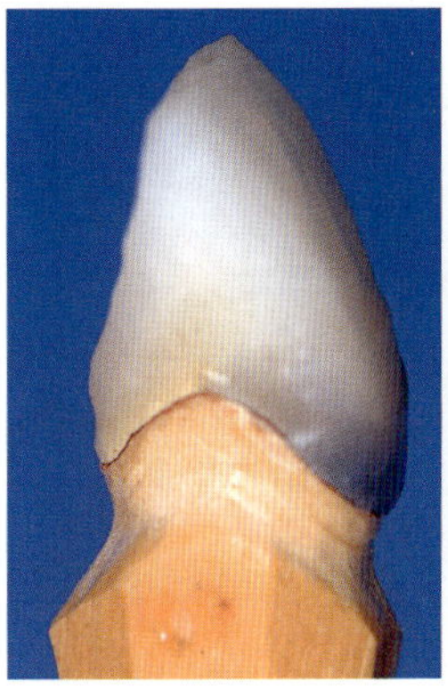

그림 ③

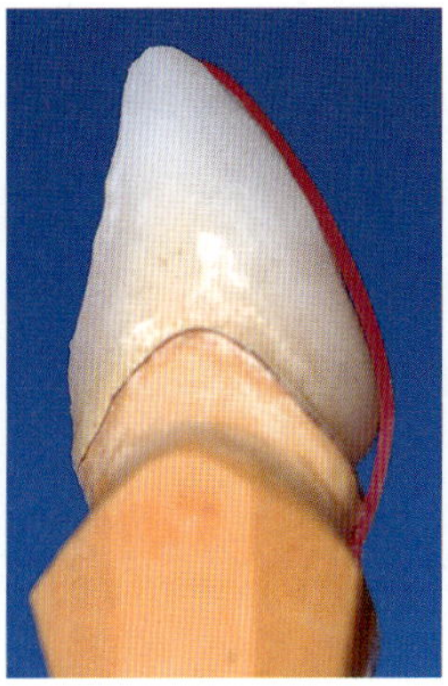

그림 ④

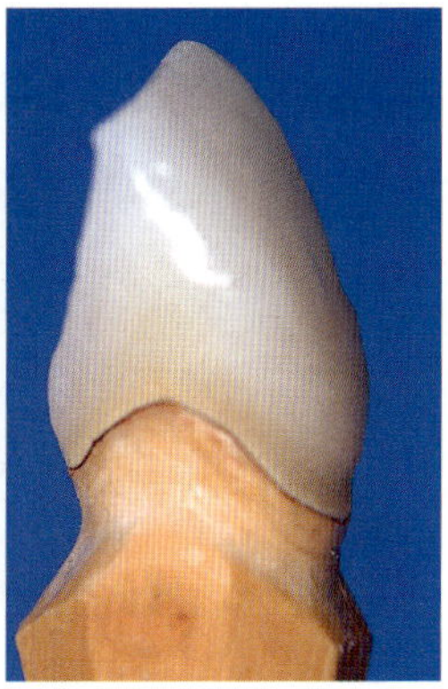

그림 ⑤

그림 ③ 크라운·브릿지의 altered cast technique이 추구하는 내연상피의 왁스 인상이다.
그림 ④ 붉은 선과 크라운 마진부에 보이는 삼각형 공간이 emergence profile을 적절하게 부여해야 할 장소다.
그림 ⑤ 그림 ③④를 참고하고 이 곳에 S-shape profile(S라인)을 부여했다. 따라서 치은연하의 subgingival contour는 왁스로 구한 외형보다 풍융이 적은 less contour가 된다.

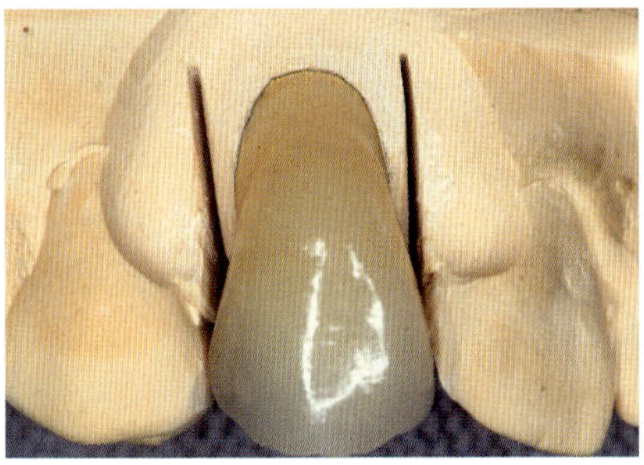

그림 ⑥ #13에 S-shape profile을 부여한 예.

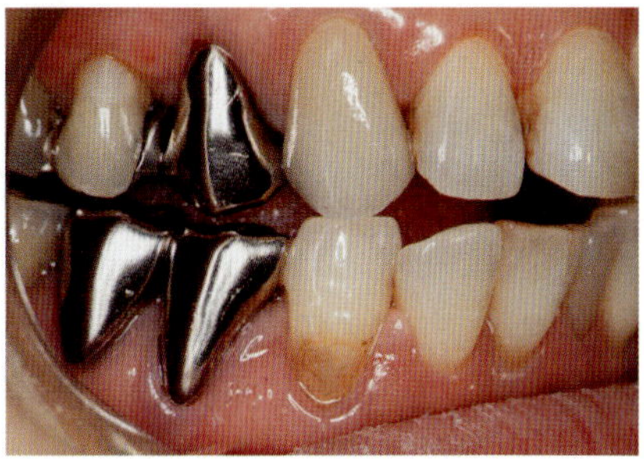

그림 ⑦ 장착(1993년) 상태.

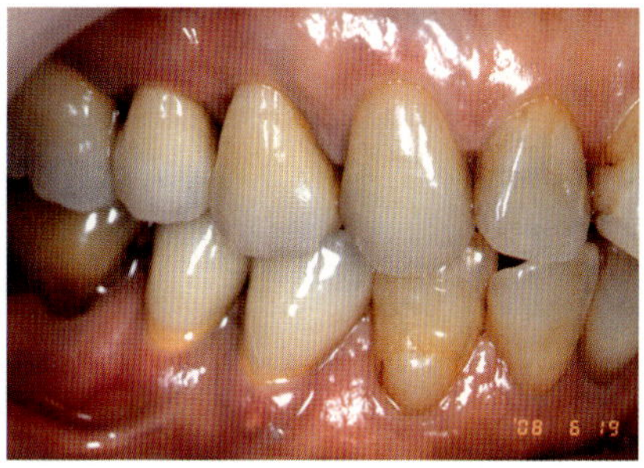

그림 ⑧ 15년 후(2008년). 치은퇴축이 없다. 환자는 #13의 치료를 계기로 12% Pd합금 크라운을 PFM crown으로 교체했다.

• Point •

S-shape profile을 부여해 over contour와 치은연하 축면 삭제량의 감소를 방지한다.

인상 순서와 인상재의 선택

인상 순서

먼저 침윤마취한다.

① 치은연상 형성.

② Provisional의 margin wash.

③ 치은연하 형성.

④ 치은연하의 margin wash.

⑤ 치은압배.

⑥ Provisional(④)을 지대치에 끼우고 5~10분 기다린다.

⑦ Provisional과 실을 분리한다(이때 출혈이 있으면 지혈 목적으로 추가 마취한다).

인상재의 선택

① 친수성(도)이 있다.

② 치은을 밀어젖히는 압력이 있다.

③ 침출액을 밀어내는 압력이 있다.

④ 치은연하에서 찢어지지 않는 강도를 발휘한다.

⑤ 구강 내에서 제거할 때 지나치게 단단하지 않다.

⑥ 모형을 제거할 때 단단하지 않고 지대치가 부러지지 않는 탄성을 갖는다.

⑦ 보존성이 좋고 시간경과에 따른 변화가 적다.

⑧ 모형 석고면이 선명하다.

인상재의 종류

크라운·브릿지에 사용하는 인상재는 고무질인상재와 한천(하이드로콜로이드)인상재가 대표적이다. 고무질인상재에는 폴리설파이드 러버인상재, 실리콘 러버인상재, 폴리에테르 러버인상재가 있는데 저자는 주로 부가형 실리콘 러버인상재(현재는 대부분이 부가형)를 사용한다. 지대치 인상 특히 치은연하 마진에서 가장 중요한 성질은 친수도다. 현재 한천과 동등한 친수성을 보이는 고무질계 인상재가 없어 '친수성'보다 '친수도'라고 표현하는 것이 더 적절하다고 저자는 생각하는데, 친수도를 높이려면 계면활성제를 섞어야 하고 그 결과 석고면이 '거칠어진다'. 따라서 인상재를 선택할 때 치과기공사의 의견도 참고한다.

현재 석고면이 '거칠어지는' 단점을 해결하고 친수도도 높였지만 친수도 향상에 대한 제조사의 경쟁은 임상가가 침출액과 출혈 조절에 얼마나 시달리는지 보여주는 상징이라고 생각한다.

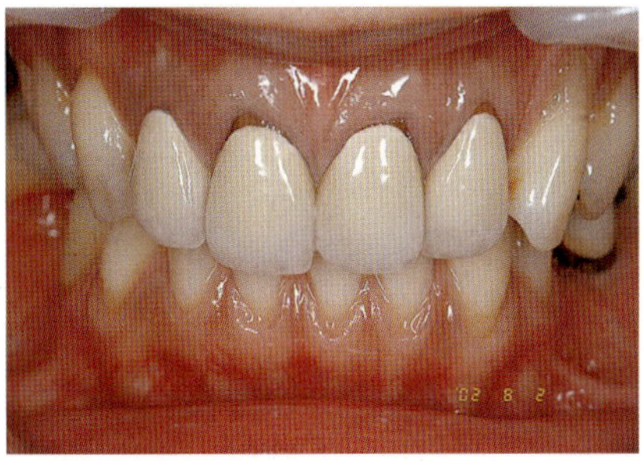

그림 ① 블랙마진의 심미개선을 호소하며 내원한 증례.

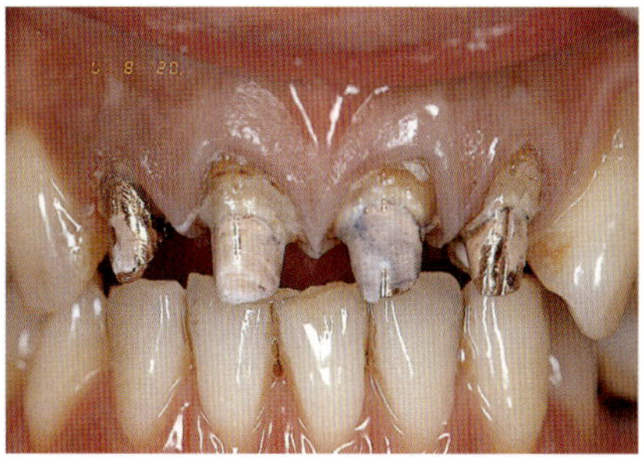

그림 ② 지대치 형성에 문제가 있었지만 형태를 수정하면 사용할 수 있을 거 같아 사용하기로 했다.

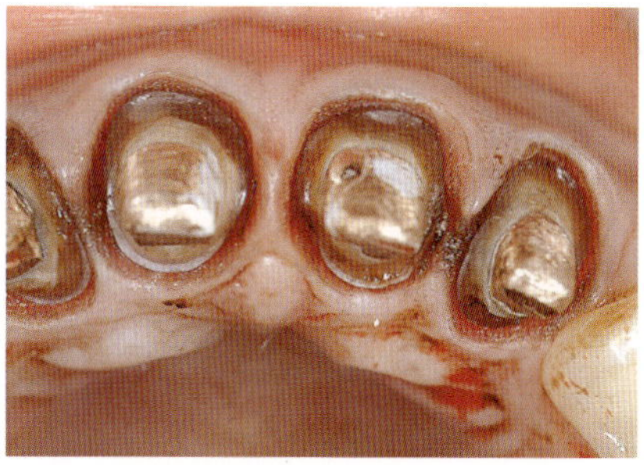

그림 ③ 블랙마진을 해결하려면 정확한 치은연하형성이 중요하고 각 지대치 연하 약 1mm에 형성했다.

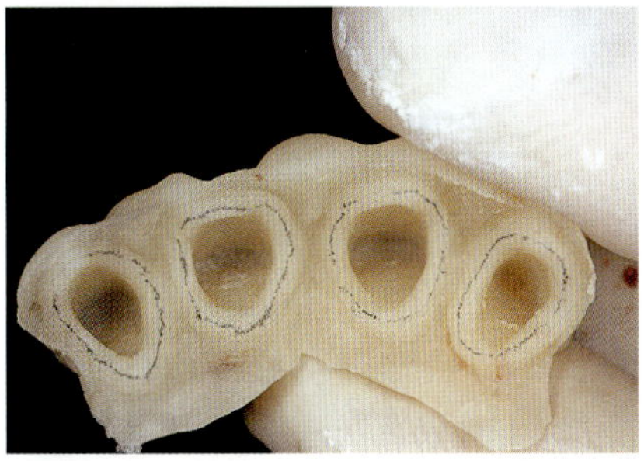

그림 ④ 연하 형성 후 provisional margin이 잘 재현되었다. 레진으로도 마진이 재현되기 때문에 이것은 인상재로도 마진을 재현할 수 있다는 신호라고 생각한다.

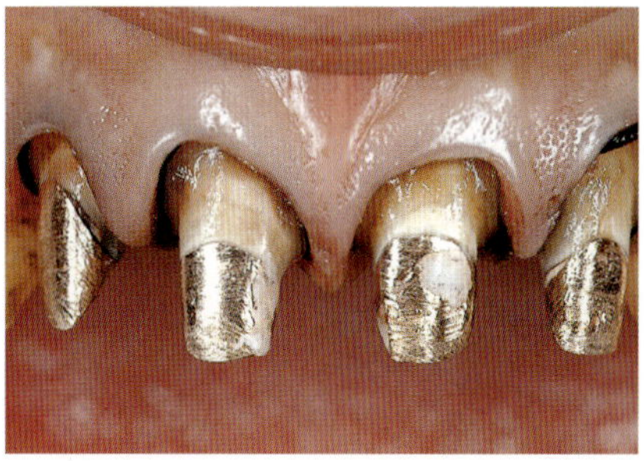

그림 ⑤ 치은압배한 상태.

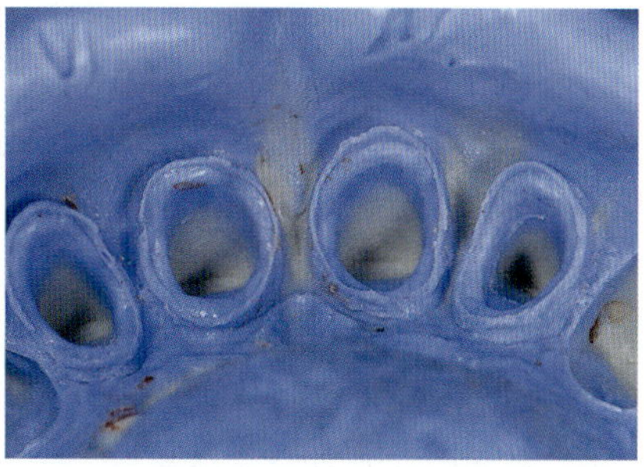

그림 ⑥ 인상면. EXAMIX와 EXAHIFLEX tray type을 사용했다(GC). 치은연하가 선명하게 인상되었다. 연하 약 1mm를 선명하게 채득하는 것이 중요하다.

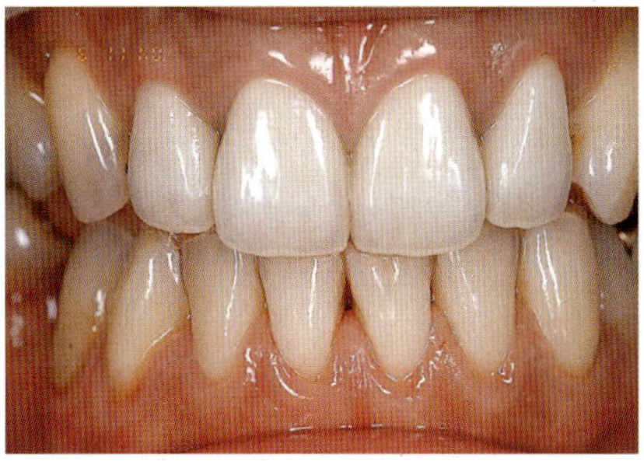

그림 ⑦ #12~22를 메탈세라믹으로 수복한 후. Anterior guide table은 Denar사의 테이블을 사용했다(전치 3개 이상 수복할 때는 반드시 anterior guidance를 결정한다).

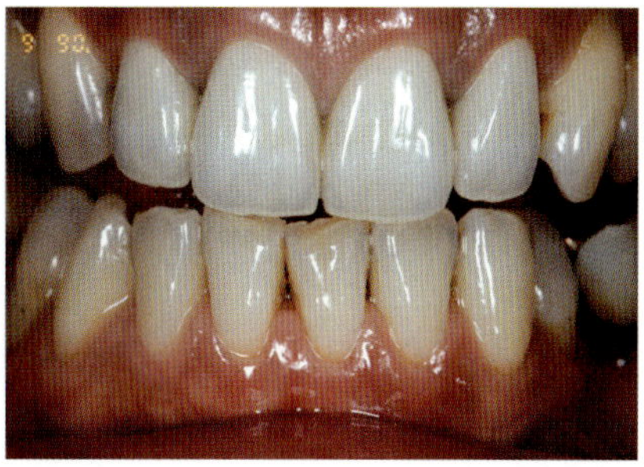

그림 ⑧ 4년 후. 치은이 안정되고 약간 두꺼워졌다.

퍼티 1회법 인상

인상재는 탄력이 중요하다

치은연하 인상에서 가장 중요한 것은 마진부가 치은을 덮지 않는다는 것이다. 그러려면 확실하게 압배해 치은을 젖히는 것도 중요하지만 치은을 젖히는 인상재의 탄력(인상재를 주입할 때 단단함)이 필요하다.

따라서 탄력이 있는 인상재를 치은연하에 사용하는데 그렇게 되면 인상재가 치은연하 세부에 흘러 들어가는 데 불리하다. 그래서 치은연하는 가급적 흐름이 좋은 인상재를 사용하고, 이차적으로 누르는 탄력이 있는 인상재를 선택하면, 즉 흐름이 좋은 인상재를 마중물로 생각하고 단단한 인상재로 치은을 젖히면 좋은 결과를 얻을 수 있다. 따라서 2종류의 인상재는 주입 시 경도가 극적으로 차이가 클수록 좋다. 저자는 개인트레이를 준비하는 경우와 준비하지 않은 경우에 따라 인상재를 다르게 선택하는데 그 차이에 주의해 인상재를 선택한다.

퍼티 1회법

치은연하 인상에는 마진에 가하는 압력이 중요하다고 했는데, 개인트레이가 없는 경우에는 퍼티 타입 인상재를 사용한다. 정밀도 측면에서 의문이 들지만 정밀도를 떨어뜨리는 가장 큰 문제는 제거할 때 힘을 가해 트레이가 변형되는 것인데, 저자는 망트레이 대신 견고한 기성트레이를 선택하고 경화시간은 회사가 지정한 시간보다 2배 더 확보해 정밀도를 높이는 데 신경을 쓴다. 저자는 Fusion II(GC)의 Extra wash type을 지대치에 주입하고 동시에 퍼티를 연화(경화가 지연되지 않도록 플라스틱 장갑을 착용한다)한다.

퍼티 위에 Fusion Monophase type을 축성한 것을 받아 구강 내에 삽입한다. 즉 세 종류의 인상재를 거의 동시에 연화해 사용한다. 일반적으로 공간을 확보해 퍼티를 경화시킨 후 개인트레이처럼 퍼티 인상을 사용하는 경우가 많은데, 저자의 개인 생각이지만 이 방법은 구강 내에 퍼티를 복위시킬 때 정밀도가 떨어지는 거 같다.

또한 탄력의 강약을 기준으로 인상재를 선택한다면 동시 연화법이 더 뛰어나다고 생각한다. 그러나 인상재가 지나치게 단단한 면도 있으므로 석고모형의 제거를 생각하면 좁은 지대치에 사용할 수 없다는 단점이 있다. 따라서 저자의 치과에서는 급히 인상채득이 결정된 증례에 사용한다. 치과기공소가 멀리 있어 인상을 항공으로 배송하는 미국의 경우 이 방법을 선호하는 치과의사가 많다고 하는데 한번 시도해 보면 어떨까?

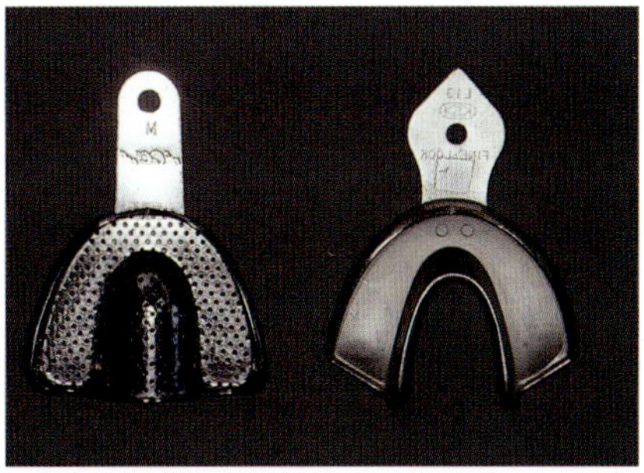

그림 ① 퍼티 인상에 앞서 견고한 트레이를 준비한다.

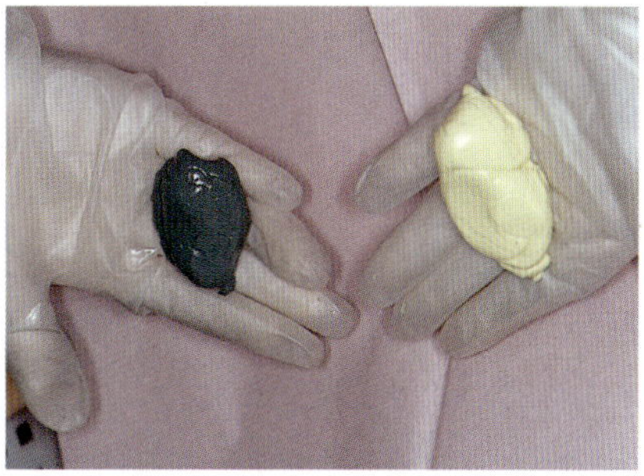

그림 ② 같은 양의 퍼티를 준비한다. 캐틀리스트가 많으면 회사가 지시하는 시간을 지키기 어렵다.

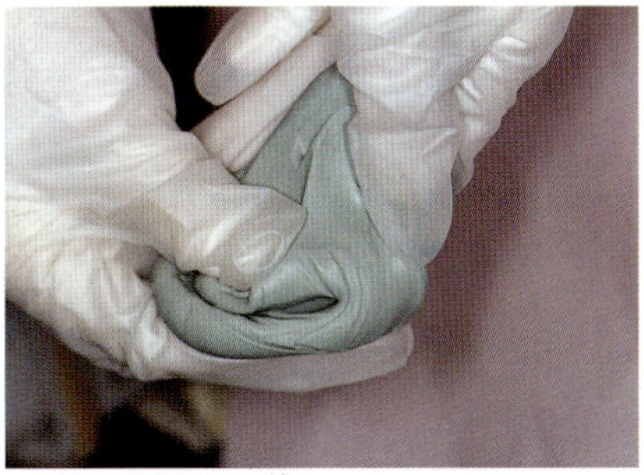

그림 ③ 라텍스 대신 비닐장갑을 착용하고 경화가 지연되지 않도록 한다.

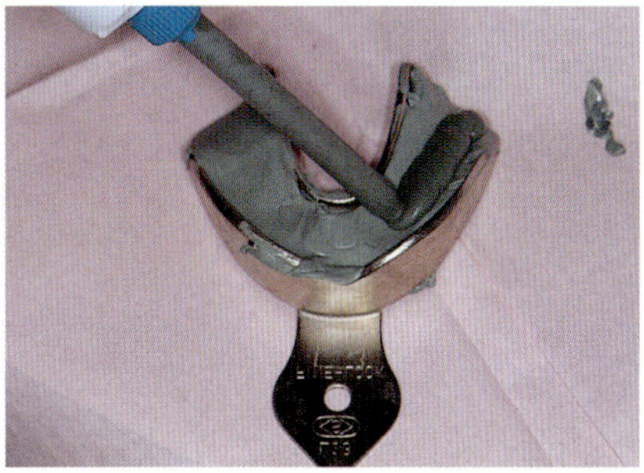

그림 ④ 퍼티 위에 더 부드러운(흐름이 좋다) 소재를 축성한다.

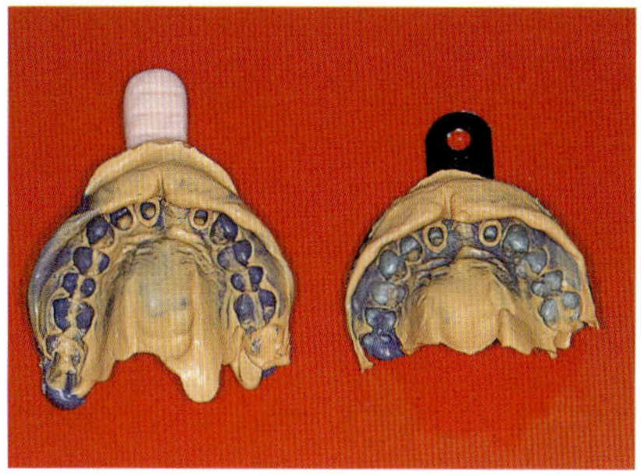

그림 ⑤ 개인트레이 인상이 있어도 예비인상으로 퍼티를 사용하기도 한다.

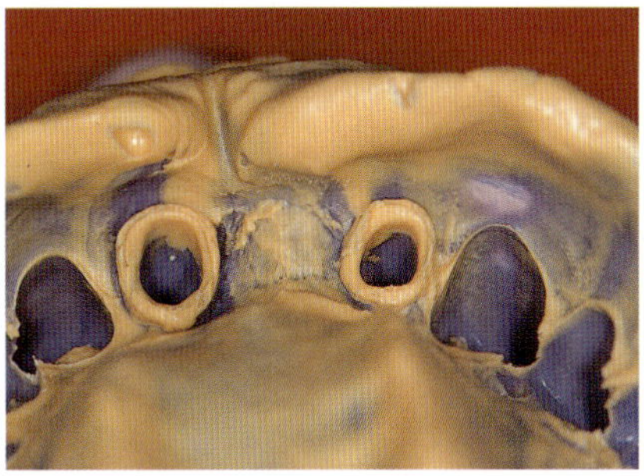

그림 ⑥

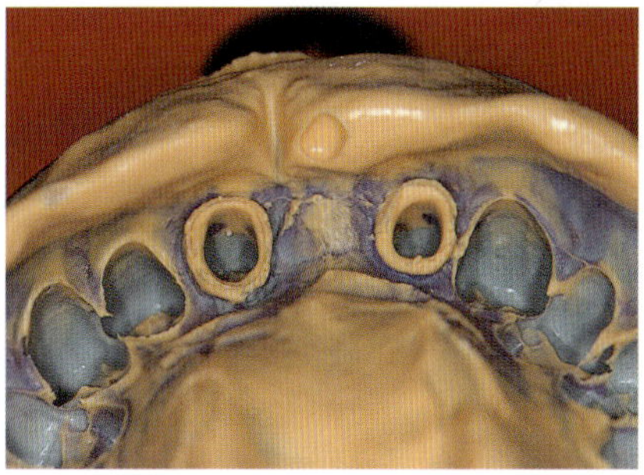

그림 ⑦

그림 ⑥⑦ ⑥은 개인트레이, ⑦은 퍼티 인상인데 재현성에 문제가 없다.

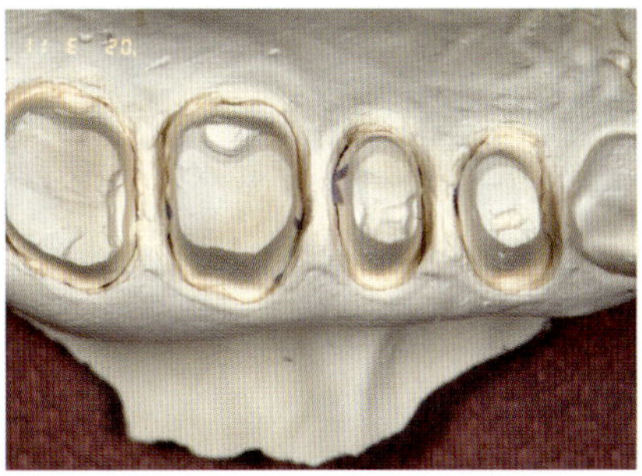

그림 ⑧ 퍼티로 채득한 인상의 석고모형.

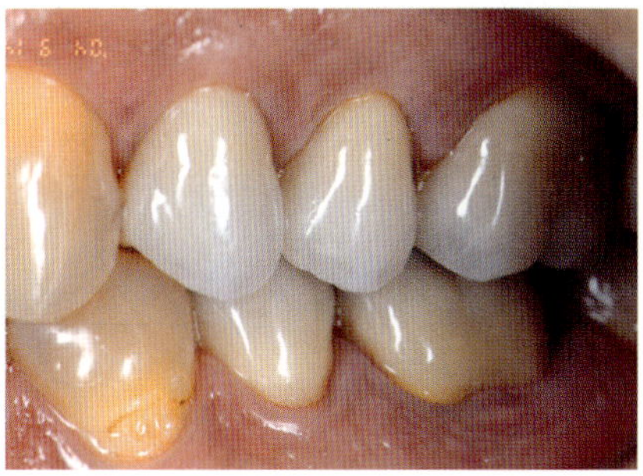

그림 ⑨ 술후 약 2년 경과.

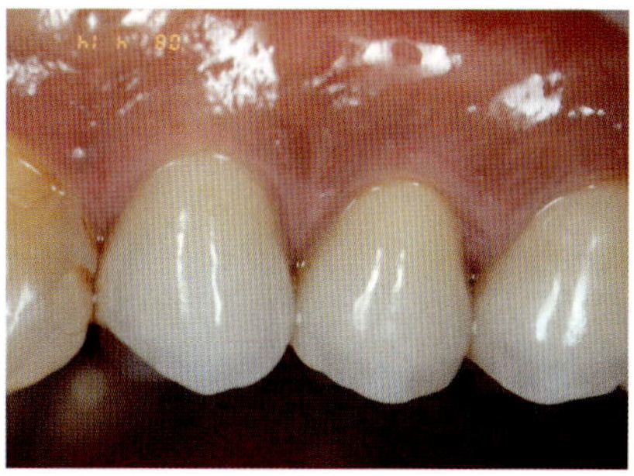

그림 ⑩ 술후 약 6년 경과.

개인트레이를 이용한 인상

실리콘 인상의 기본은 개인트레이

개인트레이와 부가형 실리콘 같은 고무질인상재를 사용하면 인상재 두께를 일정하게 유지하고 인상정밀도의 향상을 기대할 수 있다. 개인트레이는 study cast상에 파라핀왁스를 압접하고 spacer를 설계해 만들어진다. 개인트레이를 제작하고 사용할 때는 아래 내용에 주의한다.

① 일정한 공간과 스토퍼가 필요하다. ② 하악 전치에서 철거할 때 모형의 파절이 걱정되면 공간을 다소 두껍게 설계한다. ③ 치은협이행부 소대를 확실하게 피해 환자에게 불쾌감을 주지 않도록 한다. ④ 구치부와 치축방향이 다른 전치부는 삽입하기 편하게 spacer 이외에 relief가 필요할 수 있다. ⑤ 강도가 충분하고 철거할 때 파손되지 않는다. ⑥ 손잡이가 입술을 방해하지 않게 한다. ⑦ 접착제를 신속하게 건조시킨다. ⑧ 잔류 모노머가 감소하므로 최소 인상 24시간 전까지 제작한다.

특히 ⑧은 레진에 미중합층이 있으면 인상 후에 변형되므로 주의가 필요한데 이런 내용까지 신경 쓰지 않는 경우가 많다.

개인트레이를 이용한 인상

개인트레이를 사용하는 경우도 인상재의 탄력(thixotropy)의 차이에 주의하고 인상재를 선택한다. 즉 치은연하에 사용하는 인상재는 친수성이 있고 흐름이 좋은 타입을 선택하고 트레이는 탄력이 있고 단단한 타입을 선택한다. 그러나 탄력이 다르면 둘 사이에 간극이 생길 수 있으므로 저자는 단단함이 중간 정도인 인상재를 트레이에 사용해 계면(인상재 사이)에 간극이 생기지 않도록 한다.

또한 실리콘 러버와 폴리에테르 러버는 인상재끼리 붙지 않는 특징이 있어 같은 회사 제품을 선택하는 것이 좋다. 최근 실리콘과 폴리에테르를 처음부터 섞은 독특한 인상재(GC Fusion II)가 소개되어 앞으로가 기대된다.

개인트레이와 실리콘을 사용하고 지대치 개수가 많은 경우는 능숙한 인상재 조작이 필요하므로 평소 치과위생사와 긴밀한 관계를 형성해 둔다. 다수치의 실리콘 인상은 결코 만만치 않은데 여러 번의 석고주입이 가능하기 때문에 부치형법(individual-die technigue)으로 이행하기 쉽고, 또한 인상면에 특별한 처리를 하지 않아도 인상면이 거칠어지지 않고(최근에는 수소가스가 잘 발생하지 않는다고 한다), 한천 인상재처럼 실리콘계 인상재도 임상에서 항상 사용할 수 있도록 준비하는 것이 중요하다.

＊**증례 1** (①~⑦)

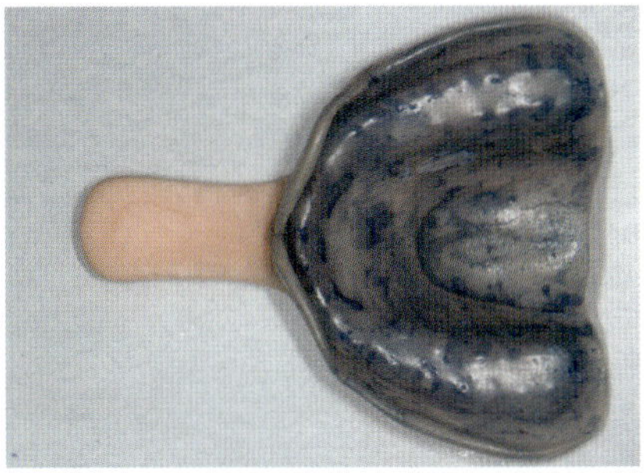

그림 ① 자가중합레진으로 만든 개인트레이는 나중에 변형하지 않도록 24시간 전에 제작한다.

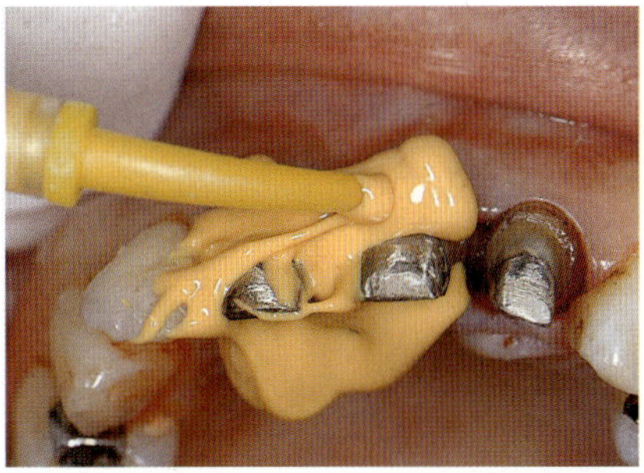

그림 ② 지대치에는 흐름이 좋은 인상재를 선택한다. GC사의 Fusion II Extra Wash를 사용한다.

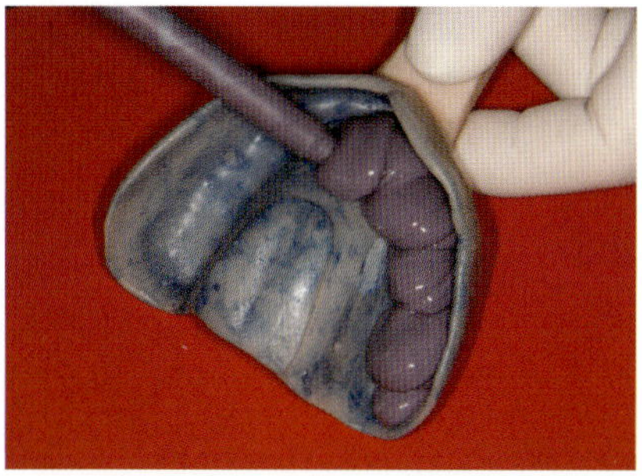

그림 ③ 반대로 트레이에는 흐름이 나쁜(적은) 인상재를 선택한다. Fusion Monopahse를 사용한다.

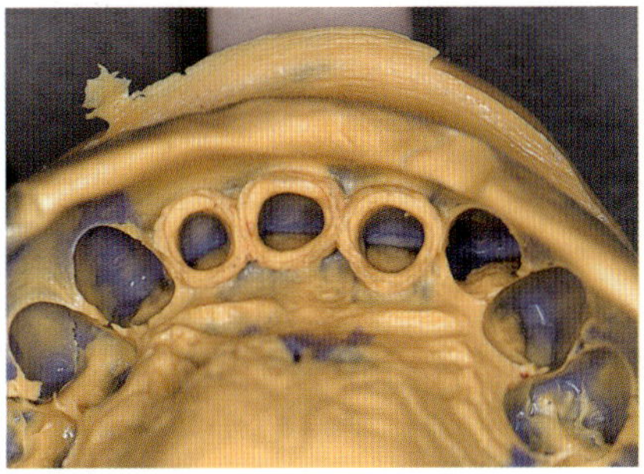

그림 ④ 인상면의 마진이 선명하다.

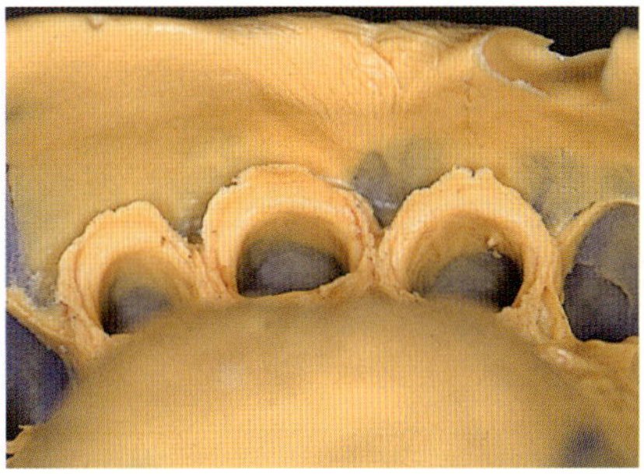

그림 ⑤ 선명한 마진 조건은 옆에서 관찰했을 때 연하에 확실히 들어가 있어야 하는 것이다.

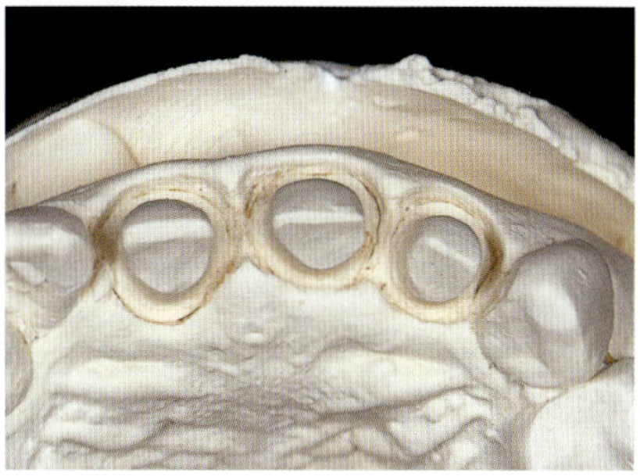

그림 ⑥ ④⑤의 석고면으로 이것도 선명하다.

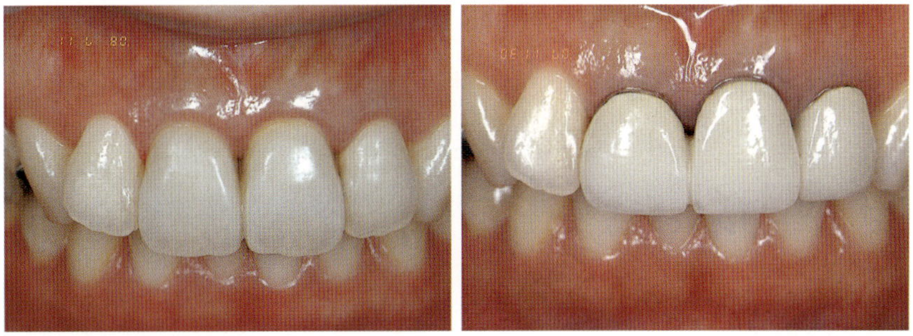

그림 ⑦ 술후 3개월 상태(좌측)와 초진상태(우측) 비교. 술후 3개월은 치주조직을 재구축하기에 부족한 시간이다.

＊**증례 2** (⑧⑨)

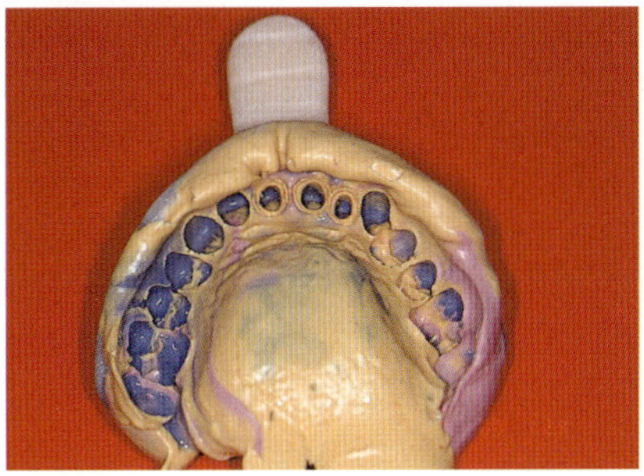

그림 ⑧

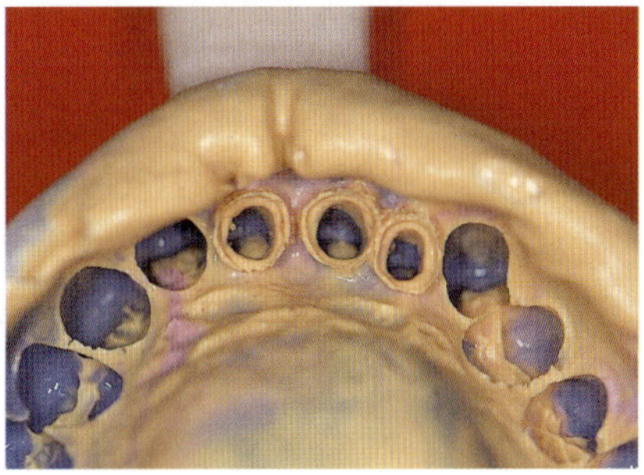

그림 ⑨

그림 ⑧⑨ 개인트레이와 흐름이 다른 세 종류의 인상재를 사용했는데 인상면이 선명하다. 인상할 때 침출액이 많으면 인상재 종류를 늘려 치은을 단계적으로 젖히기 위해 사용하는 방법이다.

임상 기법 50-16

치은압배를 해도 인상이 채득되지 않는 이유는?

치은압배 후 지대치를 절연(교합면) 방향에서 관찰했을 때 압배사가 확실하게 보이지 않으면 인상채득은 성공할 수 없다. 즉 마진에 접촉하는 변연치은(또는 상피성 부착)부가 측방으로 젖혀져 있지 않으면 압배사를 제거한 후에 인상재가 흘러들어가지 않기 때문이다(p18 참고).

그러나 압배사의 위치가 마진 바로 옆에 있고 압배를 정확하게 진행했는데도 인상이 실패하기도 한다. 이런 실패는 특히 인접면에서 많다. 압배사에 들어있는 약제가 작용하는 시간을 기다리는 동안 치은이 지대치 측으로 넘어갔기 때문이고, 특히 연하 형성이 깊어지는 인접면에서 빈번하게 발생한다. 물론 인접면 말고도 치은연하 깊이까지 형성되었다면 이런 상황을 피하기 힘들다.

특히 마진이 깊은(약 1mm 이상) 경우에는 압배사만 사용해 인상에 들어갈 수 없고 압배하는 동안 변연치은이 넘어가는 것에 대비책이 필요하다. 대비책은 다음과 같다.

① Provisional restoration을 리마징하고 지대치에 끼운다

치은연하 형성을 종료하면 provisional restoration을 리마징(마진 맞추기)하는데 이때 과잉 레진 부분(over contour 부분)은 그대로 두고 이 과잉부를 이용한다. 그리고 인상 후에 마진부를 삭제한다.

② Expasyl을 보조 압배재로 사용한다

치은압배 후 Expasyl(白水貿易)이라는 점토상 제품을 치은구에 주입해 치은이 쓰러지는 것을 방지한다. 염화알루미늄이 다량 들어있어 10분 이상 사용하지 않는 것이 좋다(그림 ①②).

③ Tissue conditioner로 치은을 젖힌다

Tissue conditioner를 provisional restoration 내면에 주입해 치은이 쓰러지지 않도록 한다. Tissue conditioner는 탄력이 있는 타입이 좋은데 GC사 제품이 사용하기 편하다(그림 ③~⑤).

④ 가는 면사로 치은을 젖힌다

압배 후에 보스민(에피네프린)을 침투시킨 2~3mm 크기의 cotton roll을 치은구에 넣고 리마징한 provisional로 누르면 지혈효과가 있고 압배사가 더 확실하게 보인다(그림 ⑥⑦).

⑤ 이중압배한다

이중압배하고 첫 번째 압배사를 제거하지 않고 인상하면 압배사가 더 확실하게 보이지만 압배공간이 부족한 건강한 치은은 곤란하다.

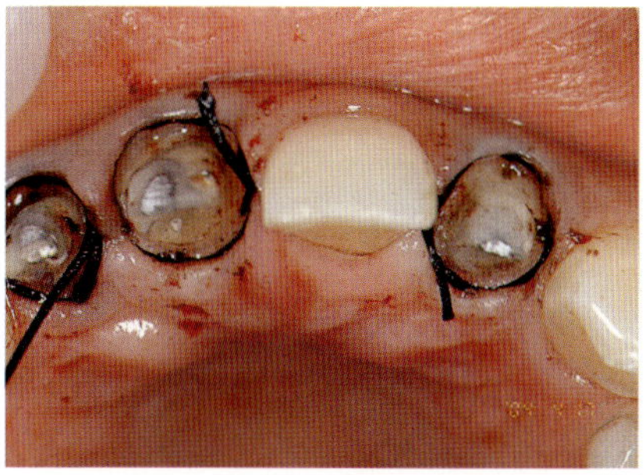

그림 ① 압배사가 잘 들어가 있는데 치은이 얇은 증례에 가는 압배사를 사용했기 때문에 절단방향에서 압배사의 윤곽이 보이지 않는다.

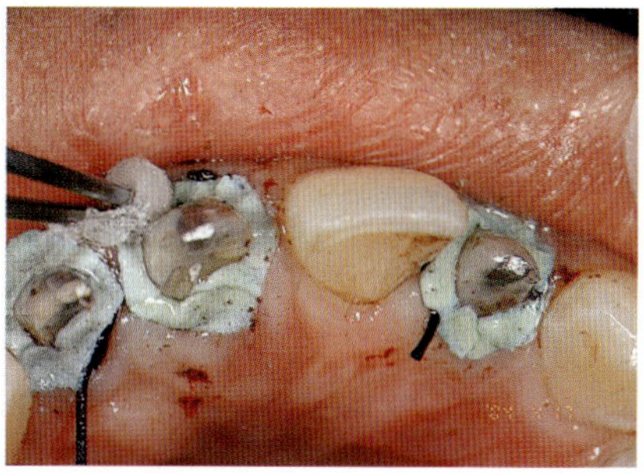

그림 ② Expasyl(白水貿易)을 사용해 지혈과 동시에 변연치은이 쓰러지지 않도록 한다. 강한 약제이므로 장시간 사용을 피한다.

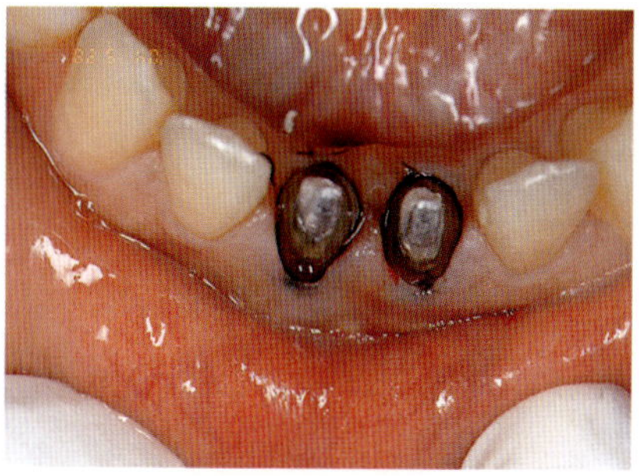

그림 ③ 하악 전치에 가는 실을 사용해 압배했다. 부분적으로 압배사가 깊이 들어가 변연치은이 쓰러질까 걱정된다.

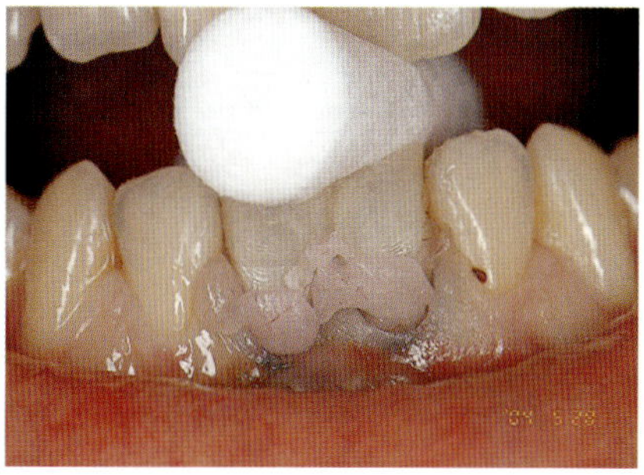

그림 ⑥ 떡 모양의 tissue conditioner(GC)를 provisional restoration 내면에 축성하고 지대치에 끼웠다.

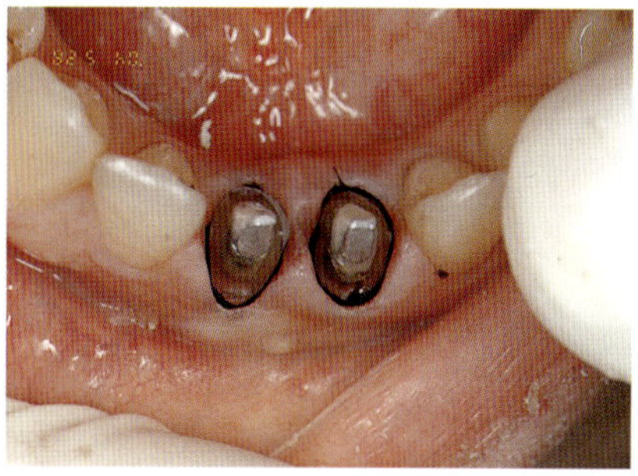

그림 ⑤ 10분 후 변연치은이 젖혀져 전 둘레에 걸쳐 압배사를 확인할 수 있다.

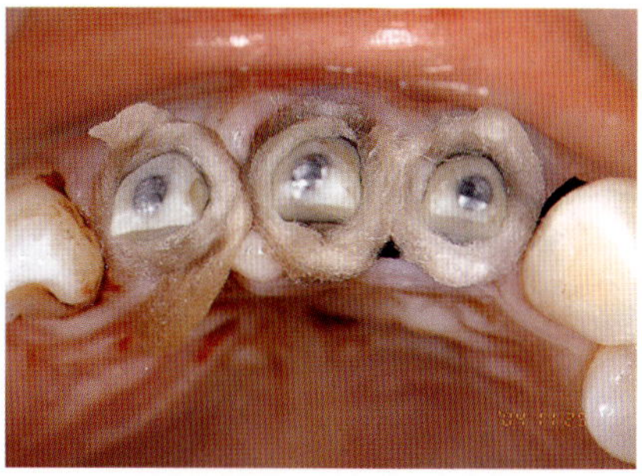

그림 ⑥ 압배 후에 폭 1~2mm로 좁고 길게 자른 cotton roll에 보스민을 묻혀 지대치 주변에 감는다. 이후 provisional restoration으로 cotton roll을 누르면 더 효과적이다.

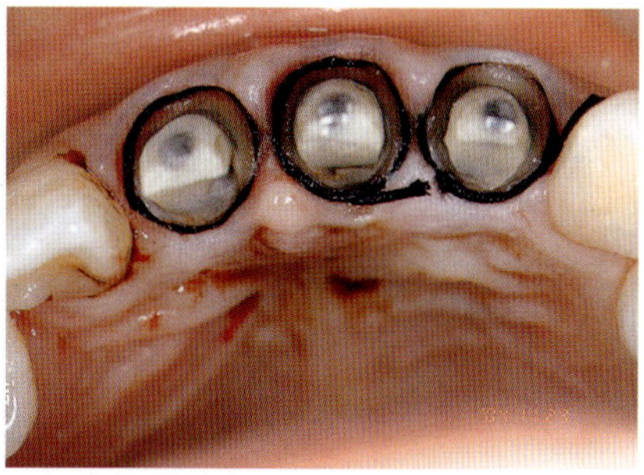

그림 ⑦ Provisional restoration과 cotton roll을 제거하자 치은연하 약 1~1.5mm에 압배사가 확실하게 보인다. 이 방법은 지혈효과도 탁월하다.

● Point ●

Provisional restoration을 오랜 기간 사용하면 변연치은이 creeping(치관방향으로 증식)해 인상채득이 더 어려워지므로 인상 타이밍이 중요하다.

임상 기법 50-17

주의! 변연치은의 최하점

치은연하 형성 시 주의사항

치은연하를 형성할 때 균일한 깊이로 형성하는 것이 가장 어렵다. 특히 형성량이 부족하기 쉬운 곳이 변연치은 커브에서 제일 근첨부에 가까운 커브의 깊은 곳, 즉 scallop form 최하점(그림 ①)이다. 따라서 마진이 반드시라고 할 정도로 이 위치에서 노출되고 조기에 블랙마진이 발생하는 결과를 초래한다. 왜냐하면 ① 형성할 때 버의 선단을 가려 정확한 삭제량을 확인하기가 어렵고, ② 높이가 다른 변연치은에 맞춰 버를 조작하기가 기술적으로 까다로우며(특히 전치부), ③ 버 선단의 절삭력을 중시하지 않기 때문이다. 해부학적 형태와 구조도 중요하지만 특히 버의 형태를 중심으로 기술적인 부분을 고찰해 보자.

터빈에는 2곳의 절삭기구가 있다(그림 ②~④)

버의 측면은 나무를 깎는 대패처럼 전체를 삭제하고 선단은 드릴처럼 굴삭한다고 생각하면 이해가 쉽다. 형성할 때 좌우를 중심으로 조작하면 마진라인이 평탄해지고, 반대로 상하 움직임을 의식하면 마진라인이 깊어진다. 초보자는 실제로 형성할 때 이런 의식이 부족하고 충분한 굴삭력을 발휘하는 드릴 같은 버도 적다. 현재 다이아몬드 버에 뚫고 들어가는 성질(penetraty)을 요구한다면 선단이 AR-3처럼 완전한 원형이 되어야 한다.

*주의: 완전한 원형의 버를 사용하면 유리에나멜 비슷한 상태가 되는데, 직경이 두꺼운 BO1-ff(GC), 형태수정한 화이트포인트 #44 등의 선단을 사용해 제거하면 변연치은에서 출혈 없이 수행할 수 있다.

시야확보와 연상 형성 작업(그림 ⑤~⑦)

일반적으로 초보자는 인접면을 깊게 형성하는 경향이 있다고 한다. 왜 그럴까? 인접면을 깊게 삭제하면 마진의 폭을 충분히 확보할 수 있다. 즉 버의 측면과 선단을 이용하면 가능하다. 그러나 순측이나 설측 치은연하는 버의 선단을 보면서 삭제를 진행할 수 없다. 아무래도 측면 중심의 사용법이 되는데, 측면만 사용하면 치은연하를 삭제할 수 없고(앞에 기술한대로) 연하 형성량이 부족하고 마진 폭이 지나치게 좁아질 수밖에 없다. 다음 내용에 주의하면서 치은연하에 형성했으면 한다.

① **연상 형성할 때 충분히 삭제한다:** 연상 형성할 때 축면을 충분히 삭제하지 못하면 다음에 연하를 삭제할 때 버 선단을 사용할 수 없다(p24 참고).

② 버는 2곳의 절삭기구를 갖는다: 특히 연하는 버 선단의 천통성을 응용해 형성한다.

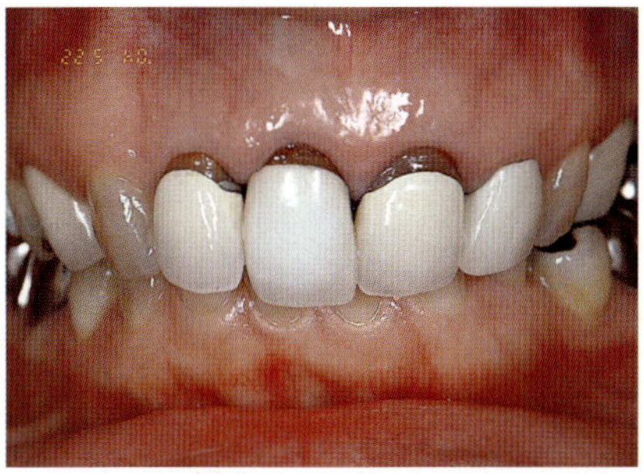

그림 ① 수복물의 마진라인이 평탄한 환자의 초진상태. 마진을 치은연하에 설정한 많은 증례는 보철물을 장착할 때 이미 평평하게 형성되어 있고 시간이 경과해 마진이 노출됐을 때 변연치은형태와 일치하지 않는다.

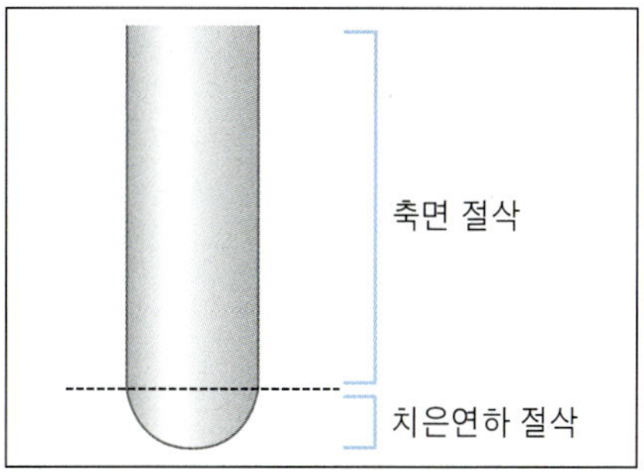

그림 ② 버에는 2가지 절삭 목적이 있는데 측면은 주로 축면을 절삭하고 선단의 절삭력을 이용해 치은연하를 향해 진행한다. 이런 목적을 의식해 설계된 버가 적고 술자도 이런 의식이 낮다.

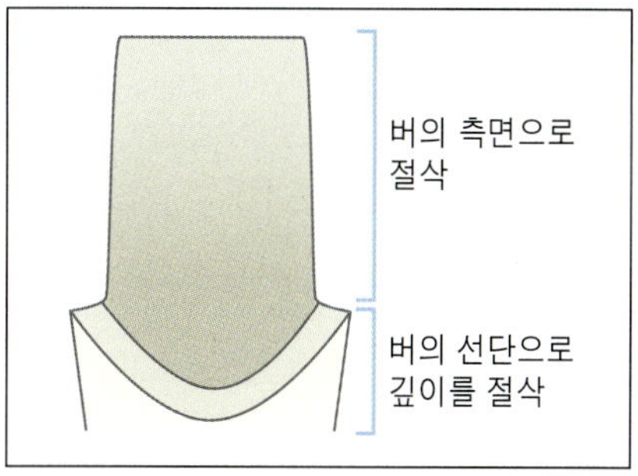

그림 ③ 그림 ②의 원리에 준해 버의 선단을 치은연하로 진행하면 평탄한 느낌이 아닌, 변연치은의 커브를 따라 치은연하에 형성할 수 있다.

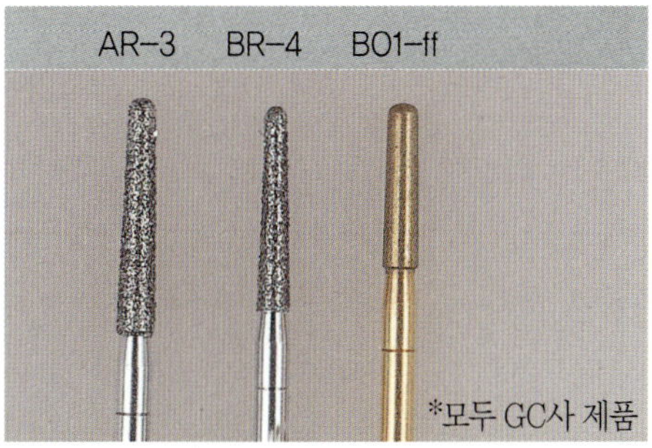

그림 ④ 선단이 완전한 원형인 AR-3, BR-4 bur. 선단의 천통성을 응용해 치은연하를 형성하고 에나멜(연하이므로 많은 증례가 상아질인데 리핑월이라는 지지구조가 없는 벽이 존재한다) 부분을 BO1-ff 선단을 이용해 위에서부터 삭제해 간다.

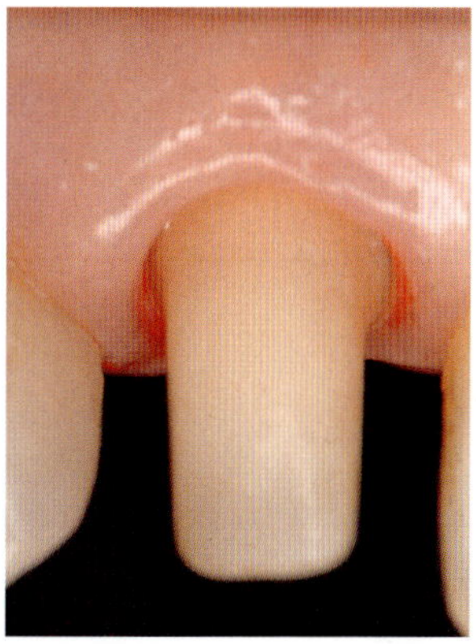

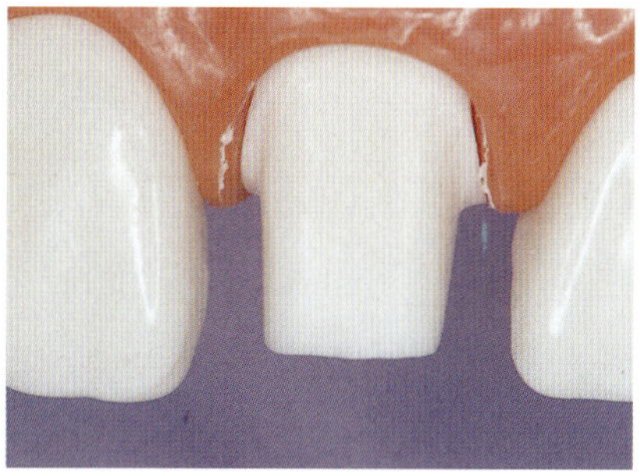

그림 ⑤

그림 ⑥

그림 ⑤⑥ 전치부 연하에 형성된 임상 예와 모형. 환자의 두정부 방향에서 지대치 형성을 접근한 경우 인접면부 마진은 잘 보이지만 순측면 마진은 보이지 않는다. 이것을 보려면 형성작업을 중단하고 시선의 방향을 변경해야 한다.

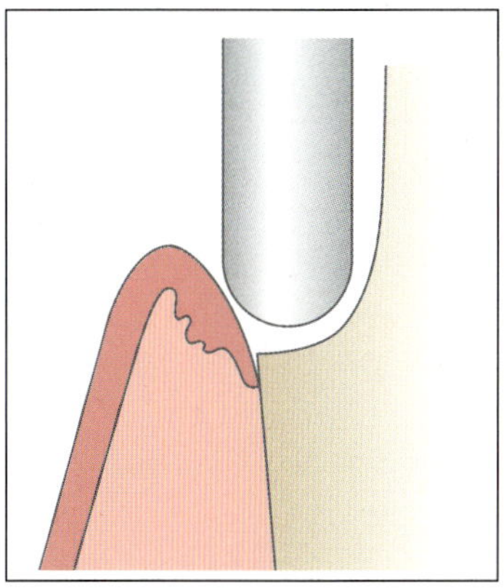

그림 ⑦ 지대치와 버의 연하 형성 시 관계. 치은정연까지 절삭을 종료한 시점에 축면이 충분히 삭제되지 않으면 연하 형성할 때 버의 선단이 내연상피에 접촉해 치은에서 출혈을 유발한다.

• Point •

치은연하를 형성할 때 변연치은 커브에서 근첨에 가장 가까운 곳(커브의 최심부)은 형성량이 부족해 조기에 블랙마진이 출현한다. 균일한 깊이로 형성하도록 주의한다.

래핑(중첩)은 차선책!

전치부 보철의 심미성을 생각했을 때 가장 중요한 치아는 한눈에 들어오는 상악 중절치다. 따라서 상악 중절치의 보철처치는 색은 물론 크기도 고려해야 한다. 그러나 보철 공간과 처치하는 치아 크기가 반드시 일치하는 것은 아니므로 타협점을 찾아야 한다. 구치부 교합이 붕괴되어 교합고경이 낮아진 경우를 제외하고는 총생(중절치는 특히 익상회전)이나 결손을 방치해 보철 공간이 부족한 경우가 많다. 공간이 부족할 때는 주로 중절치 원심과 측절치 근심을 중첩시켜 이상적인 치관폭경을 확보한다. 공간이 부족하다고 부주의하게 측절치를 삭제하는 행위는 피한다. 상악 중절치의 이상적인 폭경은 8.6mm라고 하는데, 숫자에 집착하기보다 먼저 진단용 왁스업을 진행하는 것이 환자를 설득하는 데에도 중요하다. 또한 Bolton Index를 응용한 분석법(주석)도 참고할 수 있다. 아래에 주의사항을 소개한다.

① 구강 내 사진과 진단용 왁스업으로 치관폭경을 결정한다. 순측전위가 강한 치아는 근관치료도 고려한다.

② 양측 중절치 2개를 치료하는 경우가 많고 중첩되어 원심 접촉점이 없어지므로 술후 치열안정을 고려해 반드시 정중부를 연결한다.

③ 중첩하면 접촉부 청소성이 떨어지므로 칫솔의 통과를 의식하면서 보철물을 제작한다.

④ 치은의 청소성은 치간유두가 보존된 경우에는 플라그가 부착되지 않아 문제가 되지 않는다. 치간칫솔을 과하게 사용하면 치간유두를 상실할 수 있으므로 치간칫솔을 신중하게 사용하고 가급적 양치질만 한다.

⑤ 보철물은 중첩시킬 중절치 원심부를 얇게 마무리해 입술이 어색해지지 않도록 한다.

⑥ 중첩시켜 본래 크기보다 크게 완성하면 젊음과 약동감을 강조할 수 있어 개성연출이라는 측면에서 효과가 높다. 그러나 환자의 의견을 들으면서 조정하는 것이 당연히 좋다.

(주) Bolton Index를 응용한 분석법

주로 교정치료에 사용하는 분석법인데 상하 전치부 치관폭경의 합을 측정해 전치부를 배열할 수 있을지 진단한다. 크게 벗어난 경우에는 중첩시키는 것이 더 좋다고 판단한다. Bolton에 따르면 하악 6전치 폭경의 합은 상악 6전치 폭경의 합의 78.09 ± 2.19%가 이상적이라고 한다. 따라서 이 값보다 작을수록 중첩이 필요하다는 지표가 된다. 다만 치열이 양호한 조건에만 적용한다.

＊증례 1 (①~⑤)

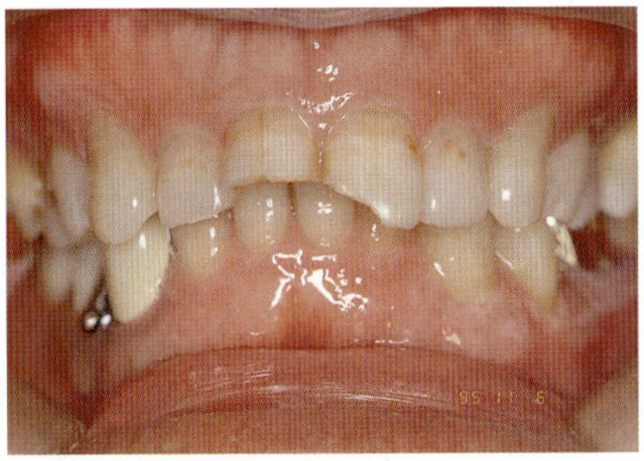

그림 ① 1995년에 치관파절과 동통을 호소하며 내원. 환자는 이전부터 본 의원의 환자였고 #11, #21이 전돌상태였다.

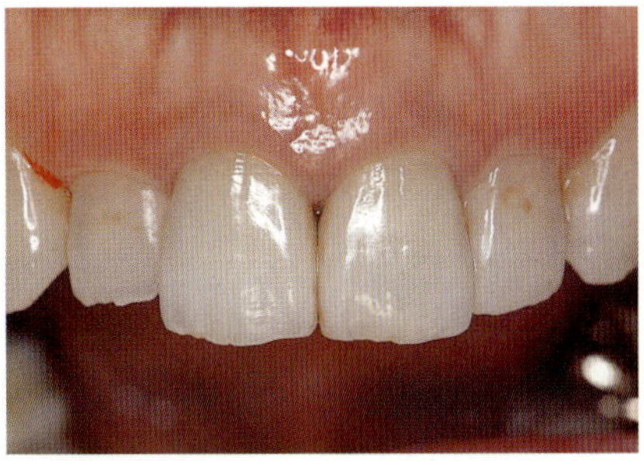

그림 ② 1996년 4월. 1995년 12월에 #11, #21에 중첩을 응용해 심미적인 PFM crown을 장착했다.

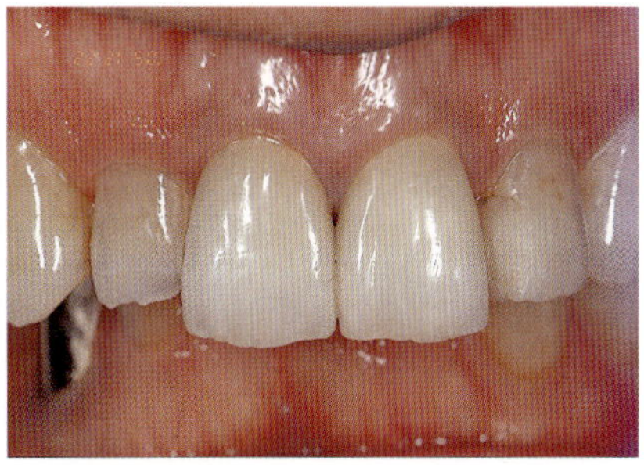

그림 ③ 10년 경과한 2005년 12월. 치은퇴축이 있지만 마진이 노출되지 않았다.

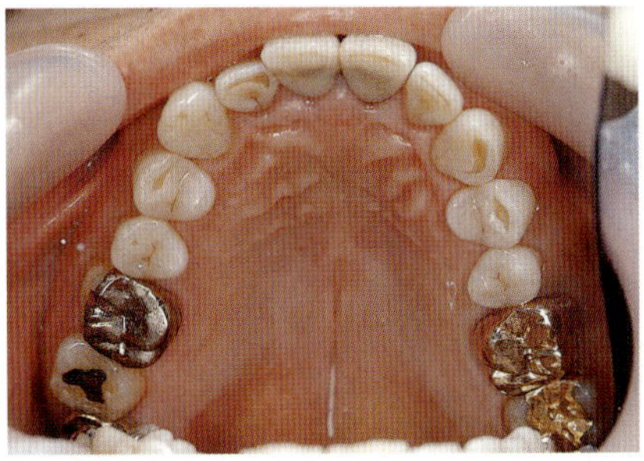

그림 ④

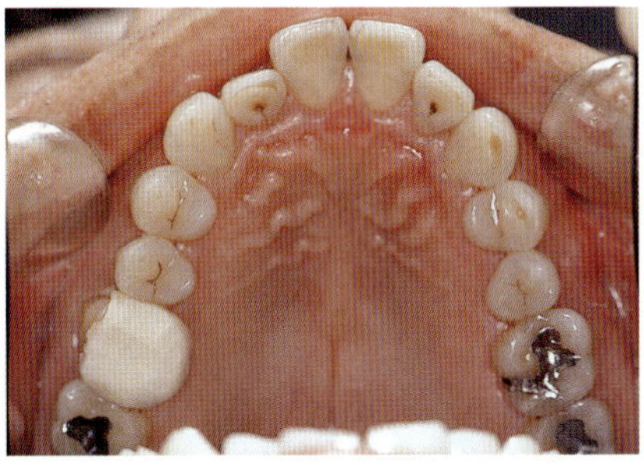

그림 ⑤

그림 ④ 치료 후 교합면. 특히 #11을 중첩시켰다.
그림 ⑤ 치관파절 전 기록에서 #11, #21의 전돌을 확인할 수 있었다. 수복하는 김에 전돌감을 개선할 생각이었고 치료가 주효했다. 1989년 사진.

＊증례 2 (⑥⑦)

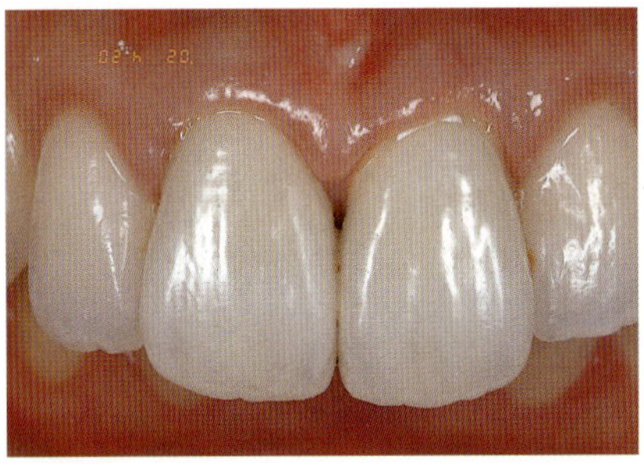

그림 ⑥

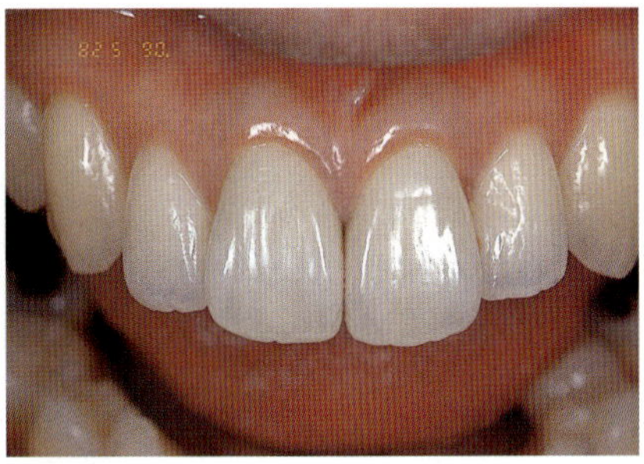

그림 ⑦

그림 ⑥ #11, #21 전돌의 심미개선을 호소하며 내원. 2002년 4월에 PFM crown을 장착했다.
그림 ⑦ 술후 4년이 경과한 2004년 5월 상태. PFM crown의 치주조직이 안정적이다.

＊증례 3 (⑧⑨)

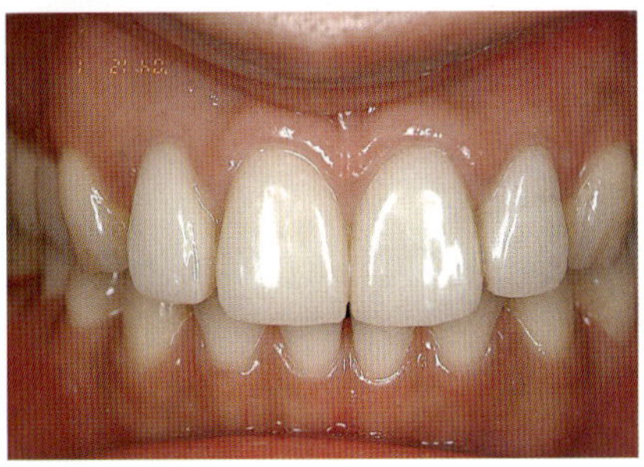

그림 ⑧ Provisional restoration.

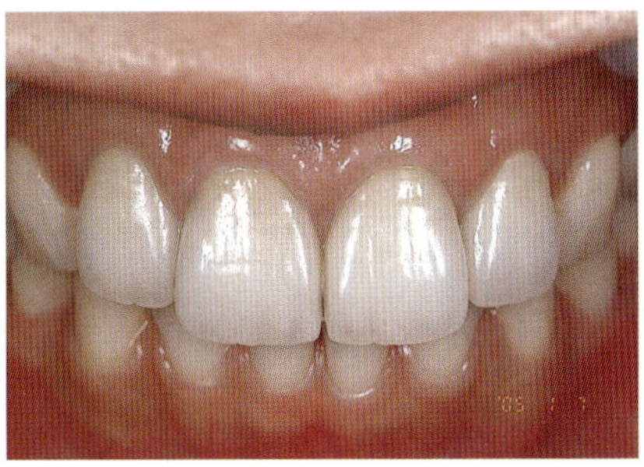

그림 ⑨ 술후.

● Point ●

상악 중절치의 보철 공간이 부족할 때는 먼저 진단용 왁스업을 진행한다. 환자를 설득할 때 중요한 역할을 한다.

그림 ⑧⑨ Provisional restoration과 술후를 비교하면 인접면을 중첩시켜 좁은 감이 있지만 치열의 완성도가 높아졌다. #12~22가 PFM crown이다(p47 증례 2와 동일).

임상 기법 50-19

보철 공간이 넓은 상악 중절치 증례

보철 공간이 부족할 때 많은 경우 중첩시켜 심미성을 확보하는데, 반대로 공간이 남을 때는 치료계획이 복잡해진다. 먼저 왜 공간이 남았는지 추측하는 것이 중요하다. 공간이 비어 있는 경우

① 구치부 교합이 붕괴되지 않았는가?

② 과잉매복치가 없는가?

③ 치근끼리 접촉하지 않았는가?

④ Tongue habit이나 입술을 깨무는 습관이 있는가?

⑤ 골격적 Angle Ⅱ급 경향이 있는가?

⑥ 치아가 작고 아치와 discrepancy가 존재하는가?

먼저 원인을 찾는 것이 중요하다. 그리고 많은 증례에서 교정치료와 외과치료를 병용했을 때 효과적인 예가 많은 것도 보철 공간이 넓을 때의 특징이다. 아래에 치료 시 요점을 소개한다.

치료의 요점

① 교정치료하지 않고 치관폭경을 좁게 보이게 하는 방법 중에 접촉점을 설측 부근에 설정하고 순측의 근심융선을 원심 부근에 설정하는 딥스 글라이딩이라는 방법이 있다.

② 교정치료를 병용하는 것이 정공법이라고 하지만 브라켓 대신 가철식 교정장치, 특히 Hawley retainer를 사용했을 때 효과적인 경우가 많다. 다만 구강 전체를 보고 교합조정을 병행한다.

③ 치관 길이을 연장해 치관폭경을 좁게 보이게 할 수 있는데 복잡한 외과기법을 동반한다. 그러나 치은절제 정도로 그치는 경우도 있어 진단용 왁스업은 반드시 필요하다.

④ 구치부 교합붕괴가 원인일 때(소위 bite collapse) 수직적, 수평적 골결손을 동반하므로 골 재생요법이 필요할 수도 있다. 또한 보철물 설계는 재발방지를 위해 보철물을 연결하는 것이 무난하다.

⑤ Bolton Index를 응용해 진단한다. Bolton Index는 다음의 식을 따른다.

$$\frac{\text{상악 6전치 치관폭경의 합}}{\text{하악 6전치 치관폭경의 합}} \times 100 = \text{Anterio ratio}$$

Anterio ratio는 이상적인 값이 78.9 ± 2.19%이고, 이것보다 크면 상악 전치가 크거나 하악 전치가 작고, 작으면 그 반대다.

* **증례 1** (①~④)

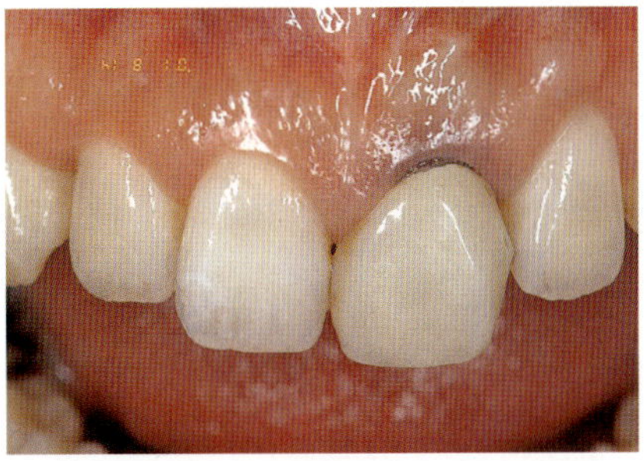

그림 ① #21에 치관폭경이 큰 크라운이 있다. 진단용 왁스업 결과 1치아를 수복하면 공간이 남는다.

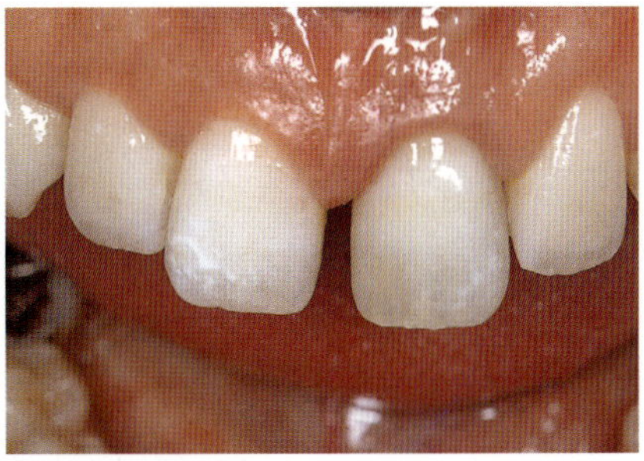

그림 ② 교정치료해서 공간을 폐쇄하고 보철처치를 계획했다. Long term provisional restoration*을 제작해 장착했다.

* 장기사용에 견디는 소재로 제작한다.

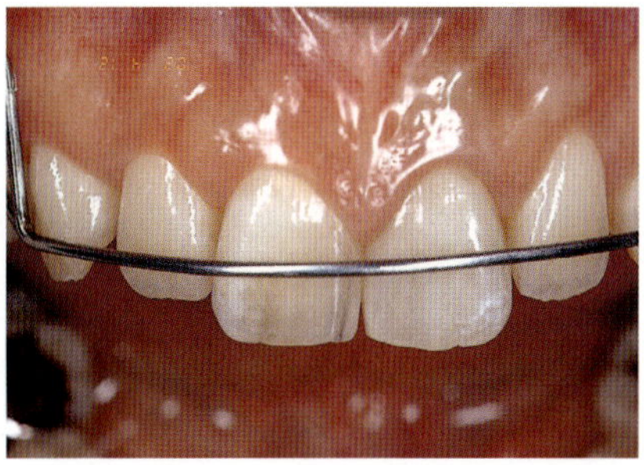

그림 ③ Hawley retainer로 공간을 폐쇄했는데 그동안 #21의 근심에 라미네이트비니어를 장착, 디스킹하면서 공간을 폐쇄하고 교정기간 중 심미에도 신경을 썼다.

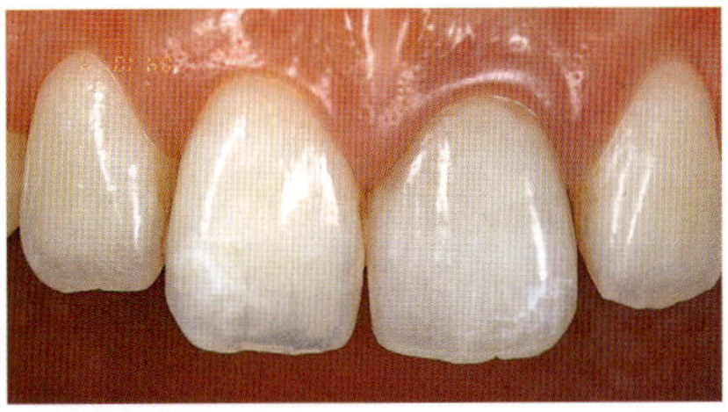

그림 ④ 공간을 거의 폐쇄하고 최종 보철물을 장착. 치열이 안정될 때까지 retainer를 계속 사용하게 한다.

* **증례 2** (⑤~⑨)

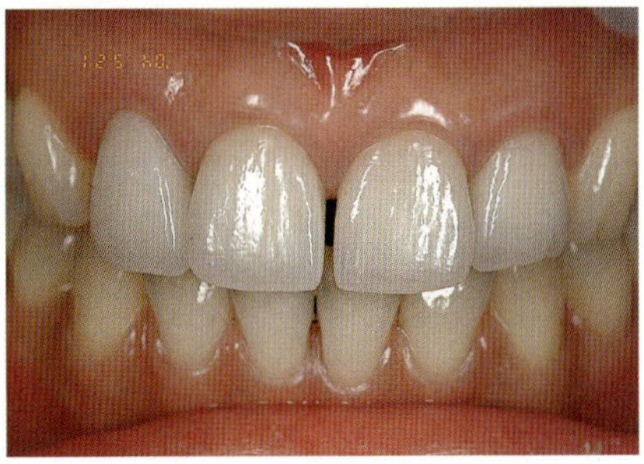

그림 ⑤ 올세라믹크라운을 장착한 환자인데 정중이개가 보인다. 연결하지 않았고 종종 경험하는 증례다.

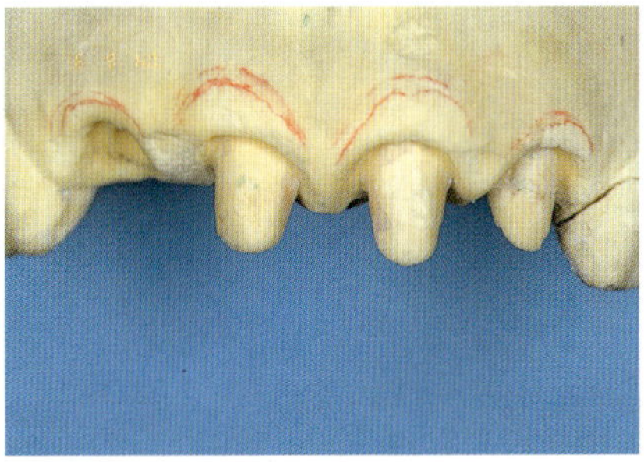

그림 ⑥

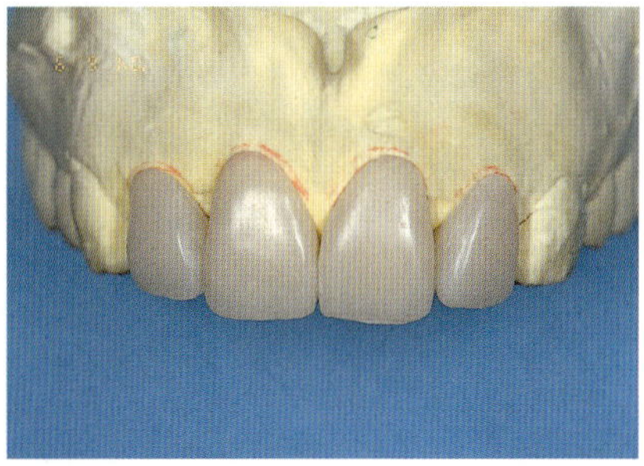

그림 ⑦

그림 ⑥⑦ 진단모형상에서 치관 길이 연장을 검토하고(붉은 선까지) provisional restoration을 제작했다.

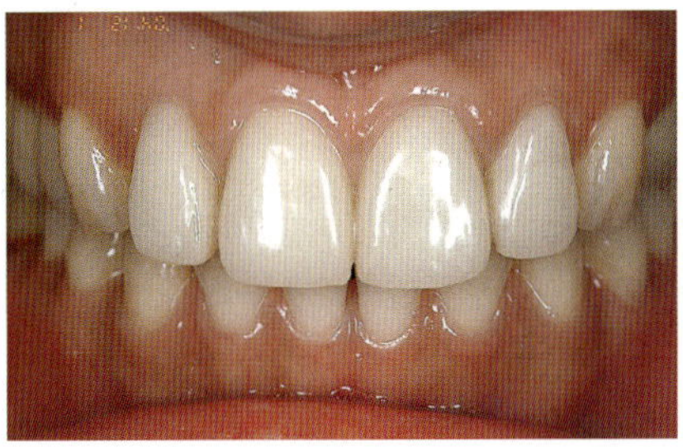

그림 ⑧ Provisional restoration에서 #11, #21이 조화를 이루고 자연스럽다.

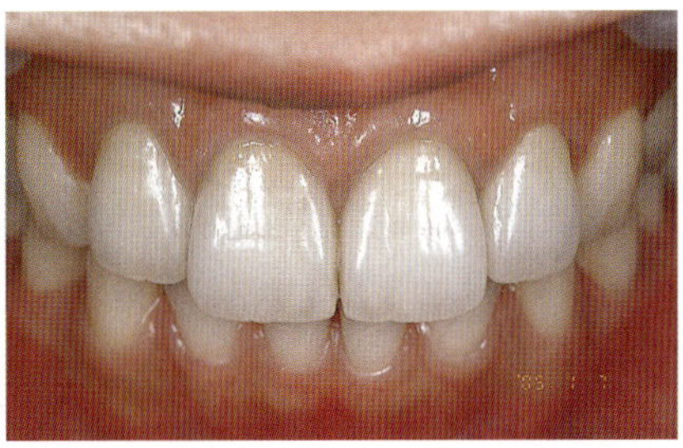

그림 ⑨ 그림 ⑧을 참고하고, 또 환자의 요구도 있어 최종보철물 PFM을 연결했다(시간이 지나자 올세라믹크라운에 공간이 발생했다).

● Point ●

상악 중절치의 보철 공간이 넓은 경우 왜 공간이 생겼는지 원인을 찾는 것이 중요하다. 원인에 대한 적절한 대책을 찾는다.

Black Triangle 대책 ①

치간유두가 결손되어 embrasure에 발생한 공간을 black triangle이라 부른다. Black triangle이 생기면 ① 심미성이 떨어지고(환자의 불만이 많다), ② 플라그·음식이 잘 끼며, ③ 대화할 때 공기가 새는 등의 불편이 발생한다. 건강한 자연치에서 치간유두는 당연한 존재인데 수복 후에 black triangle이 발생해 환자가 불만을 제기한다면 처치법을 재검토해야 한다. 치간유두는 염증의 강약에 따라 그 형태를 변형시키므로 보철처치 전에 치간유두가 안정되도록 치료계획을 세운다. 치간유두에 영향을 미치는 인자를 표 ①에 정리했다. 아래에 각 항목을 자세히 설명한다.

치조상 섬유장치 (치주인대와 일부 교통하는 치조골상의 섬유군)

1) 치조상 섬유장치(치은인대)의 특수성

치간유두를 특징짓는 요소 중에 치조상 섬유군의 존재가 있다. 치조상 섬유군은 치아 주위에 존재하고 특히 치조골상의 치은을 지지하는 역할을 한다. 섬유군의 대부분은 치근면을 매개로 파생되는데 이것도 이 섬유가 중요하다는 근거이다. 치간유두와의 관계를 생각하면 이들 섬유군의 대부분이 인접면 영역을 교통, 교차한다. 따라서 치간유두 바로 아래에 수많은 섬유가 주행한다. 또한 인접면에는 치간수평섬유라는 커다란 섬유가 통과하므로 섬유의 주행이 좀 더 치밀하다고 추측할 수 있다. 특히 이 치간수평섬유는 분리성 때문에 오래 전부터 연구대상이 되어왔다. 즉 이런 섬유가 풍부하기 때문에 치간유두는 순설측 변연치은에서 볼록 나오는 형상을 보이는 것이다. 또한 치간수평섬유는 다음과 같은 특징이 있다.

① Rat 연구에서 콜라겐섬유 중 섬유아세포는 용적이 감소하지만 수적으로 안정적이다.

② 치주인대의 섬유아세포보다 다량으로 세포내 콜라겐원섬유를 함유해 콜라겐의 흡수와 갱신이 활발하게 이루어진다.

이 두 가지 특징은 임상적인 치간유두의 상실, 재생을 뒷받침하고 black triangle과 상관관계가 있다.

2) 치조상 섬유장치의 분류(그림 ①②)*

치조상 섬유장치의 분류에 대해서는 연구자마다 다르고 불분명한 점이 많다. 최근에는 연속 CT 스캔으로 실태를 해명하고 있지만 앞으로 더 많은 연구와 임상 피드백을 기대한다. 그림에 소개하듯 치조상 섬유군은 복잡한 양상을 띠는데, 일본 명칭과 영문 명칭도 제각각이고, 일본 치주학회 용어집에는 치간수평섬유(transseptal fibers)로 기재하고 있다.

* 그림 ①②에서 2명의 연구자가 부르는 명칭이 다르다.

표 ① 치간유두 형태에 영향을 미치는 인자

① 치조상 섬유장치(치주인대와 일부 교통하는 치조골상의 섬유군)
② 양치질 압력과 인접면 형태
③ 보철물 형태
④ 접촉영역의 위치
⑤ 치근 간 거리
⑥ 소대와 여기에 부수하는 점막의 가능성
⑦ 보철재료
⑧ 바이오타입(scallop, flat)

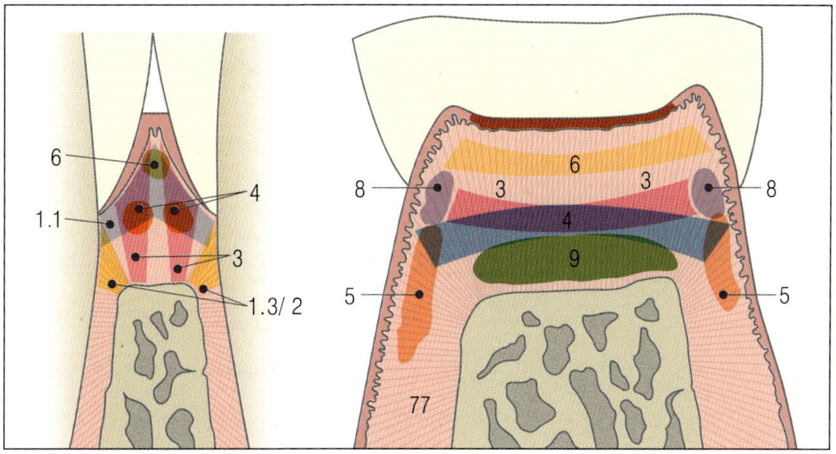

1: dentogingival fibers: 치아-치은섬유(1.1, 1.3)
2: dentoperiosteal fibers: 치근막섬유
3: alveologingival fibers: 치조치은섬유
4: circular and semicircular fibers: 환상/반환상섬유
5: transgingival and intergingival fibers: 치은간섬유
6: interpapillary fibers: 유두간섬유
7: periosteogingival fibers: 골막치은섬유
8: intercircular fibers: 환상간섬유
9: transseptal fibers: 치간수평섬유

그림 ① 치간유두 바로 아래에는 이런 섬유군이 복잡한 네트워크를 구성하고 있다. 치간유두 재생의 역할을 담당한다. (Schroeder 분류에서 인용·수정)

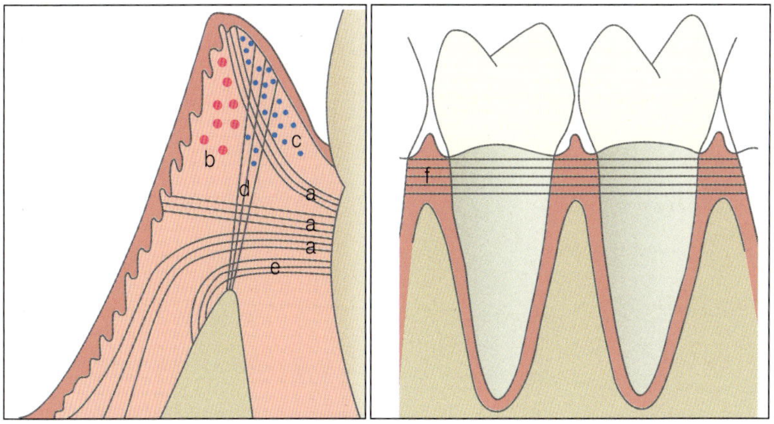

a: dentogingival group: 치근치은섬유군
b: longitudinal group: 종사섬유군
c: circular group: 수사섬유군
d: alveogingival group: 치조치은섬유군
e: dentoperiosteal group: 치근골막섬유군
f: transseptal fibre group: 조간중격횡단섬유군
g: semicircular group: 반주섬유군
h: transgingival group: 치은횡단섬유군
I: interdental group: 치간섬유군
j: vertical group: 수직섬유군

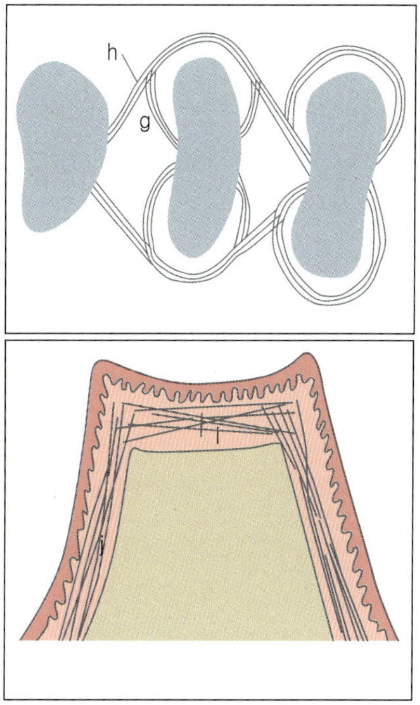

그림 ② 단면을 바꿔 관찰한 그림. (Berkovitz 분류에서 인용)

Black Triangle 대책 ②

양치질 압력과 인접면 형태

치간유두에 영향을 미치는 인자 중에 치간칫솔이 있다. 치간칫솔을 사용할 때 특히 주의할 점은 칫솔의 두께와 힘이다. 두께는 가늘고 힘은 약한 것이 좋다. 왜냐하면 범위는 다르지만 인접면부에 col이 존재하기 때문이다.

이 col의 상피는 퇴축 에나멜상피에 유래하는데, 치아가 인접해 플라그가 잘 끼는 환경에서는 극도로 얇은 비각화 중층편평상피가 되고, 플라그가 잘 부착되지 않는 공극치열에서는 col이 소실되고 비교적 두꺼운 각화치은으로 변화하는 특징을 보인다. 즉 두꺼운 치간칫솔을 사용해 embrasure가 열린 black triangle 상태가 되었을 때 상피는 각화되고 치아 본연의 방어기구가 작용하지 않을 가능성이 있기 때문이다. 얇은 비각화 중층편평상피는 주로 치은구보다 근첨측 상피성 부착부에 관찰되고 그 곳의 확대된 세포간극에서 방출되는 호중구가 치아의 자정성을 유지하는데 중요하다는 것은 모두가 아는 사실이다. 치간유두부를 각화시켜 호중구가 방출하기 좋은 상태를 단절하는 것은 자기방어기구라는 관점에서 바람직하지 않고 black triangle을 초래하는 결과를 만든다.

저자는 실제 임상에서 모든 환자에게 치간칫솔을 권장하지 않는다. 대신 보철물 설계 전에 교합면에서 관찰한 협설측 embrasure를 크게 개방해 일반 칫솔이 들어가지 않는 공간이 없게 만든다. 이 방법은 특히 연결부에서 효과를 발휘한다.

◘ 보철물 형태

치간유두의 상실은 세로방향, 즉 치축방향의 연조직 부족과 black triangle로 관찰된다. 이 black triangle을 없애려면 외과적 해결법, 보철적 해결법, 경과관찰 해결법을 생각할 수 있다. 보철적 해결법은 일반적으로 embrasure에 over contour를 부여한다. 그러나 형태를 변경하려면 지대치 형성, 특히 치은연하 삭제량부터 진단해야 한다. 즉 플라그가 잘 끼지 않는 형태를 위해서는 치은연하 어디까지 형성이 가능한지 판단해야 하고, 그러기 위해서는 진단용 왁스업이 반드시 필요하다. 특히 접촉영역을 치관의 근첨 부근 어디까지 연장할지 판단이 중요한데, 저자는 교합면(수평면)과 근심 변연치은이 이루는 각도가 20° 보다 평평해지지 않도록 하는 것이 한계이고, 60°가 적절하다고 생각하기 때문에 20~60° 범위에서 근심 변연치은의 커브 형태를 결정한 후 접촉 길이에 맞춰 short contact(짧은 접촉영역), medium contact(적절한 접촉영역), long contact(긴 접촉영역)을 설정한다.

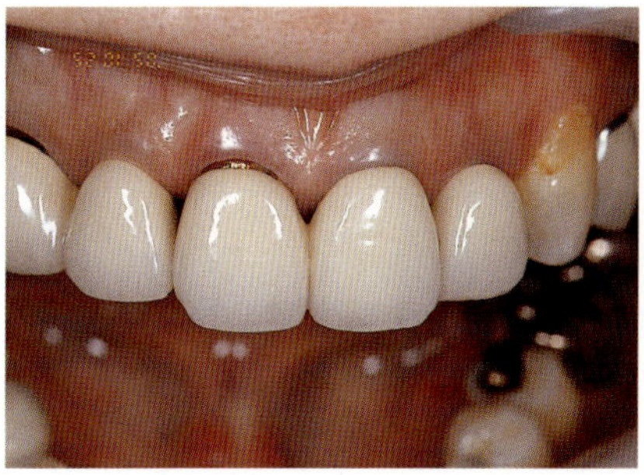

그림 ① 치간칫솔을 사용하는 환자의 초진상태. 주소는 심미 개선.

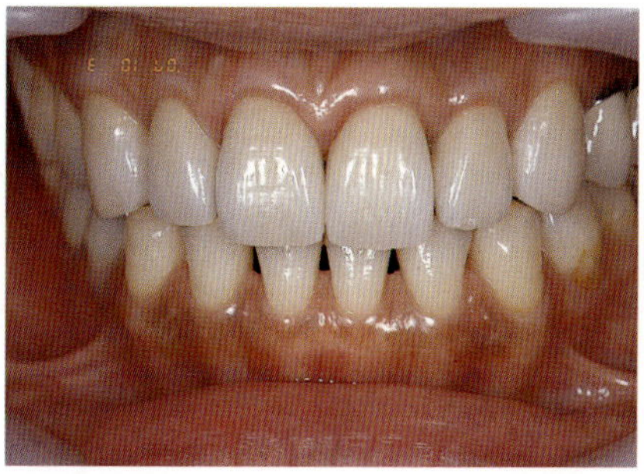

그림 ② 치은연하 마진과 치은을 절제해 치관 길이를 연장하고 black triangle을 폐쇄했다.

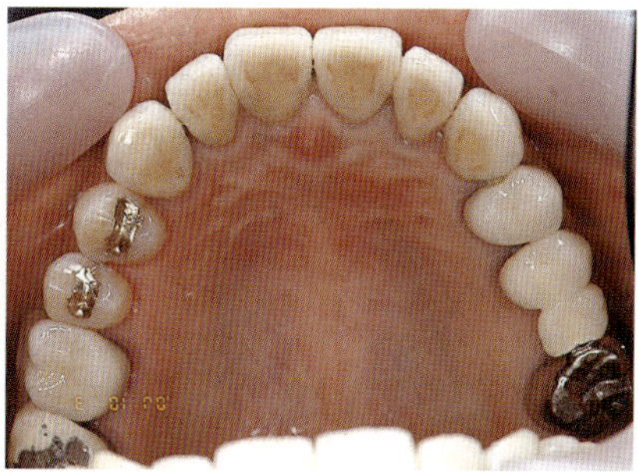

그림 ③ Anterior guidance의 안정성을 위해 보철한 #13~23의 PFM crown을 전부 연결했는데 설측 embrasure를 크게 열어 칫솔이 인접면까지 도달하도록 했다.

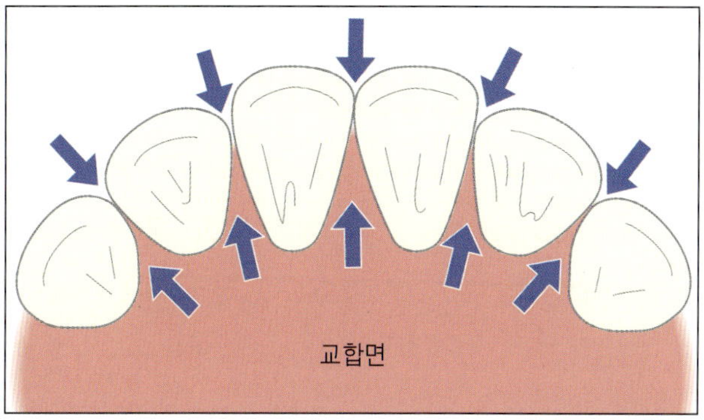

그림 ④ 협(순)설측 embrasure를 개방해 치간칫솔을 사용하지 않고 일반 칫솔모가 잘 들어가는 형태를 만든다. 연결할 때 특히 이런 배려가 필요하다. 협설측으로 긴 연결은 자연치에서 볼 수 없는 긴 터널과 같다.

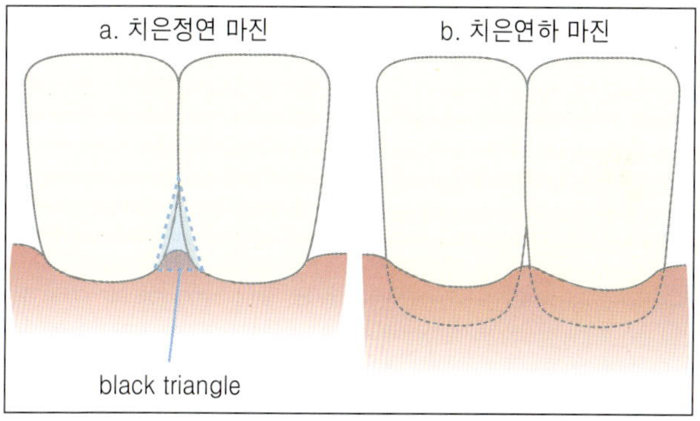

그림 ⑤ 똑같은 치간폭경으로 형성해도 b처럼 치은연하에 마진을 설정하면 embrasure(black triangle)를 무리 없이 폐쇄할 수 있다.

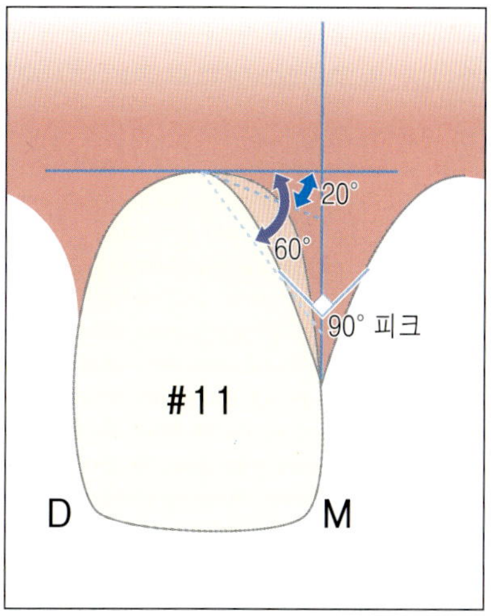

그림 ⑥ 근심 변연치은의 커브에 대한 접선은 약 20~60°가 좋다고 생각하는데 보통 45° 커브에 대해 정중치간유두각이 90°가 많지 않을까?

*참고자료 p110에 소개한다.

Black Triangle 대책 ③

접촉영역의 위치 (Tarnow의 치간유두 재생조건—세로 조건)

Tarnow는 자연치의 전치, 소구치, 대구치의 접촉영역(논문에는 접촉점과 접촉영역 둘 다 사용하는데 내용상 후자를 사용한다)과 치조골정 거리를 측정하고, 접촉영역에서 치조골정까지 거리가 3~5mm일 때는 치간유두가 거의 100% 존재하고, 7~10mm일 때는 거의 없다고 보고했는데, 지금도 잘 알려진 내용이다. 임상에서는 이 조건, 즉 세로(치축방향) 조건을 따라 접촉영역을 설정하는 것이 최선책이라 생각한다.

저자는 보철물과 치조골정의 관계를 X선으로 관찰한 적이 있는데, Tarnow가 제시한 5mm 범위에서는 대부분의 증례에서 치간유두의 재생을 확인했기 때문에 이 연구는 임상에 응용하기에 상당히 유용하다는 결론을 내렸다(그림 ①~⑧). 반면 X선만 보고 판단하기 때문에 제작자 입장에 있는 치과기공사에게 다소 불만스러운 결정법이라는 것도 부정할 수 없다. 따라서 이 방법으로 접촉영역을 결정하려면 초진 시와 시적 시의 X선 사진을 치과기공사에게 제공해야 한다.

치근 간 거리(가로—근원심—조건)

Tarnow 연구에서는 가로 조건 즉 근원심적 치근 간 거리를 고려하지 않았다. 최근 Tarnow는 자연치가 아닌 임플란트 간 근원심적 거리를 계측하고 임플란트 사이에 3mm 이상 공간이 없으면 치간유두가 잘 재생되지 않는다는 내용의 논문을 발표했다. 자연치와 무관해 보이지만 저자는 이 3mm를 '서로 간섭하지 않는 거리'라고 해석했다. 왜냐하면 임플란트는 3mm 거리에서는 간섭하기 때문에 문제가 되지만 자연치의 경우 서로 간섭(협력)하지 않으면 치간유두의 재생이 어렵다고 보기 때문이다. 즉 자연치에서 치간유두를 구성하지만, 임플란트에서 파생되지 않는 치간수평섬유는 3mm를 넘으면 소실되지 않을까 하는 것이다(어디까지나 저자의 가설이다). 그러나 시점을 임상으로 돌리면, 경험적 관점에서 자연치도 치근 간 거리가 2.5mm일 때 치간유두가 재생되고 3mm에서는 잘 재생되지 않았다. 그래서 저자가 생각하는 가로 조건은 "치근 간 거리 0.5mm 전후는 곤란, 1~2mm는 용이, 3mm 이상은 곤란하고, 2.5~3mm는 조건에 따라 재생한다"이다. 또한 크레머는 치근 간 거리와 치간유두에 대해 ① 치근 간 거리가 짧으면 근간중격이 좁고 혈액을 공급하는 골수강도 좁아진다. ② 치근 간 거리가 짧으면 치간유두 재생이 어렵다. ③ 치간유두가 클수록 치료와 건강유지가 용이하다고 했다. 이 내용은 p112에 있는 표를 참고한다.

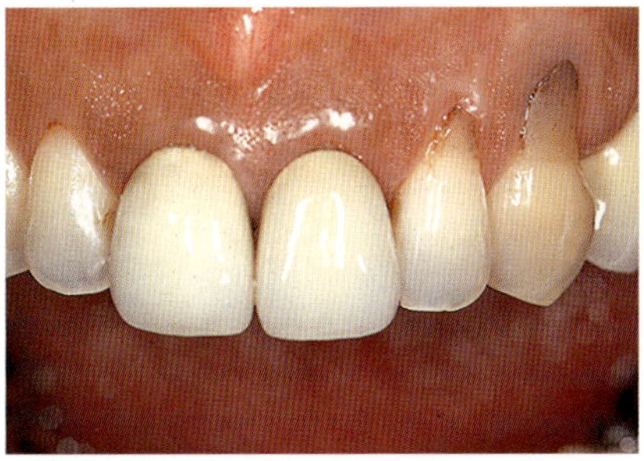

그림 ① #11, #21에 있는 PFM crown의 형태와 색에 불만을 토로하며 내원한 증례.

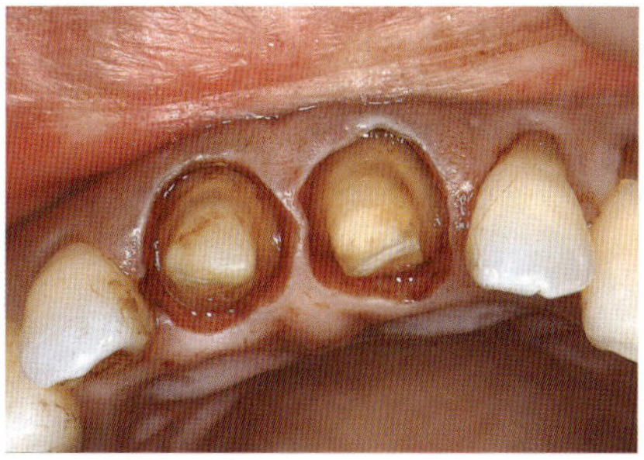

그림 ②

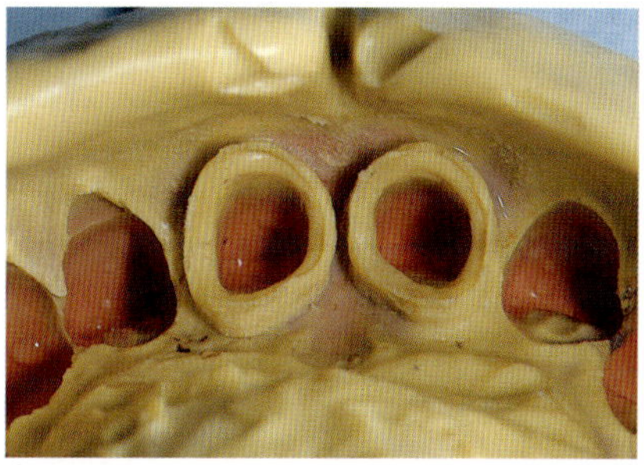

그림 ③

그림 ②③ 적절한 emergence profile을 확보하기 위해 치은연하 약 1mm에 마진을 설정하고 인상채득했다.

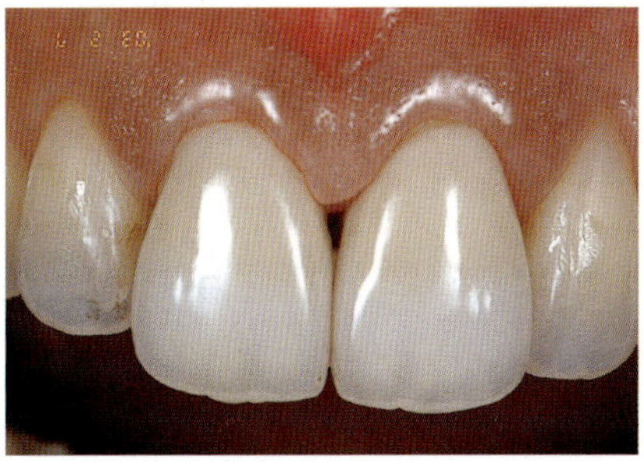

그림 ④ 최종보철물을 장착할 때 인상채득에 실수가 있어 정중치간유두가 소실되었다.

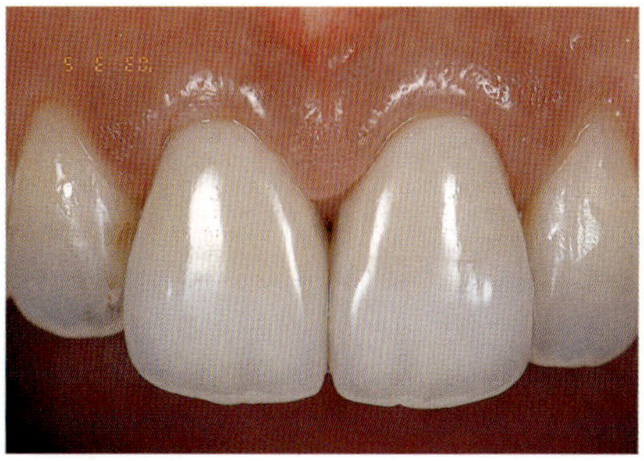

그림 ⑤ 술후 약 1개월. 설측에서 치간유두가 재생되고 있다.

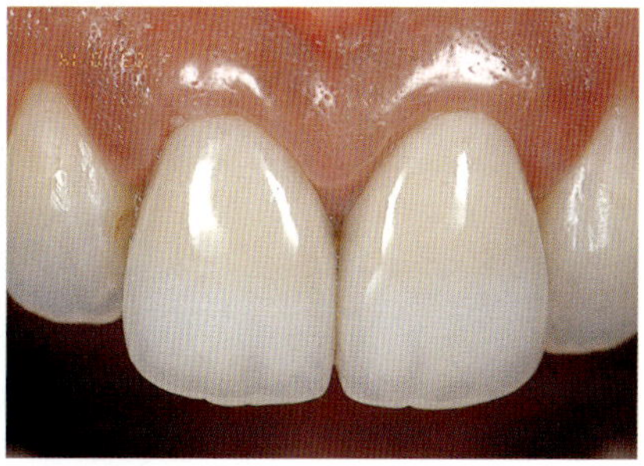

그림 ⑥ 술후 6개월이 경과해 치간유두가 거의 재생되었다.

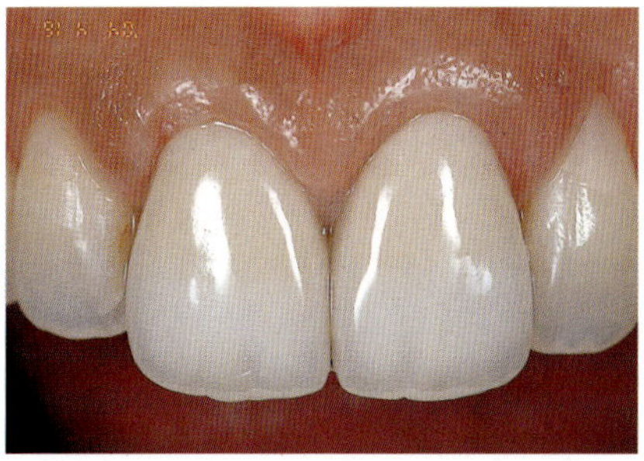

그림 ⑦ 1년 후. 치간유두가 안정되었는데 치은 각화상태에서 양치질 압력을 추측할 수 있다.

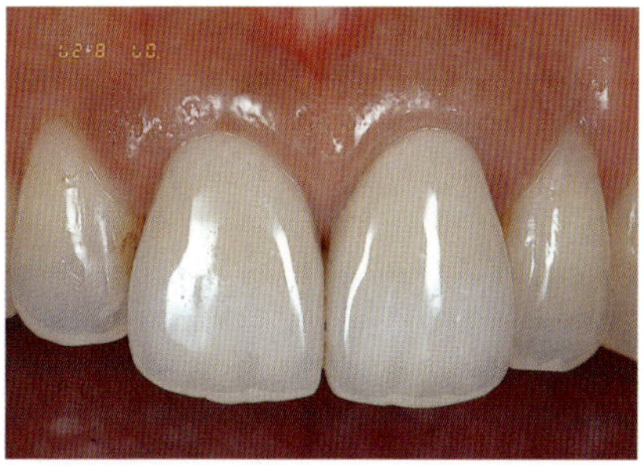

그림 ⑧ 4년 6개월. 치간유두가 안정적이고 양치질 압력의 세기를 시사한다.

임상 포인트

#11, #21 보철은

① 정중 치간유두를 인접하는 #12, 11, #21, 22, #13, 12, #22, 23 사이의 치간유두 높이에 맞춘다.

② 변연치은 최하점을 근심 : 원심 = 6 : 4로 하고 정중 치간유두의 정점을 만든다.

③ 초진 시 모형, provisional restoration, X선 사진을 참고한다.

등을 참고해 인접면 형태를 결정한다.

Black Triangle 대책 ④

소대와 여기에 부수하는 점막의 가동성(그림 ①~④)

치주질환학적 견해에서 발달한 소대가 치주질환의 원인으로 알려져 있는데, 특히 상순소대는 수직적 골흡수를 야기해 black triangle의 원인이 되는 예가 적지 않다. 예방 차원에서 소대를 절제하는 것도 하나의 해결책이다. 특히 소대를 견인해 치조정 부근에 빈혈대(blanching area)가 생긴다면 소대의 치조상 섬유군에 강한 부착을 의미하므로 보철 전에 절제한다. 또한 절제 후에 쉽게 재발하므로 경과관찰이 중요하다. 보철처치 시점에 이르러 상당량의 골흡수를 동반하는 경우가 많으므로 보존요법에 중점을 두고 보철했더라도 복잡해질 수 있으므로 주의가 필요하다.

보철재료(그림 ⑤~⑧)

Black triangle의 폐쇄를 치조골 재생에 의존하는 경우도 있는데 많은 경우 중층편평상피의 재생에 기인한다. 따라서 임상에서 치조상 섬유장치의 재생에 이어 접합상피 재생이라는 형태로 출현한다. 접합상피는 활택한 표면에 hemidesmosome 결합이라는 형태로 부착하므로 상피의 재생(상피이동 = cell migration)이 잘 일어나는 환경을 고려했을 때 보철재료는 플라그가 잘 부착되지 않는 활택한 면을 부여할 수 있는 재료가 좋다. 따라서 레진으로 provisional restoration을 제작하고 관찰기간을 연장하는 것보다 재료적으로 안정적인 포셀린을 조기에 치은연하에 장착했을 때 치간유두가 빨리 재생되므로 저자는 치간유두의 재생을 기다렸다가 최종수복물을 장착하지 않는다. 그러나 예상이 빗나가 치간유두가 재생되지 않는 경우도 있으므로 치간유두가 재생될 때까지 최종보철물을 가착하고 치간유두가 안정되었을 때 최종 합착한다. 임플란트 보철에서는 임플란트 사이에 유두가 잘 재생되지 않는데 자연치는 시간이 지나면 치간유두가 재생될 확률이 높다.

Bio Type

Bio type-scallop type과 flat type에서 치간유두 높이를 비교했을 때 scallop type이 확실히 높았다. 따라서 술전에 어떤 타입인지 관찰한다. 일본인(몽골로이드)은 대부분이 scallop에 속한다. 그러나 맹출이 부족하거나 치주질환으로 맹출이 과해 치근이 노출한 경우는 극도의 flat, scallop 경향을 보이므로 주의 깊게 관찰한다. 아무튼 치간유두의 높이는 바이오타입 특히 협측골, 협측치은의 두께에 지배받는 것을 잊지 말자.

*증례 1 (①~④)

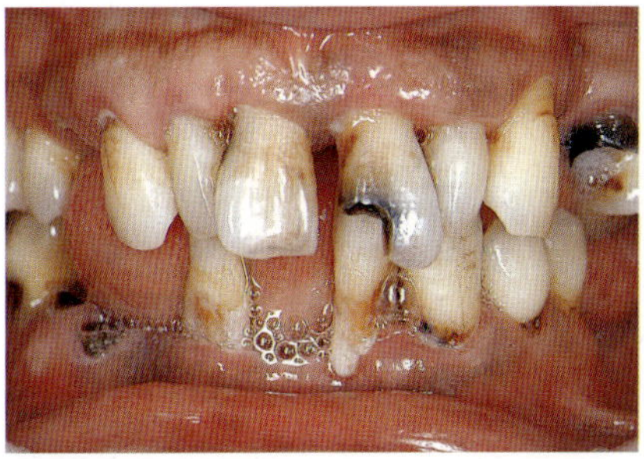

그림 ① 다소 발달한 상순소대와 정중이개가 보인다.

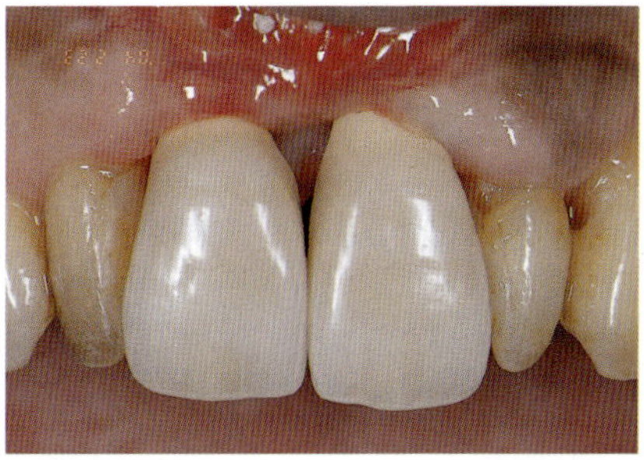

그림 ② 보철처치와 동시에 소대 절제와 인공골 이식을 병행해 술후 안정을 도모했다.

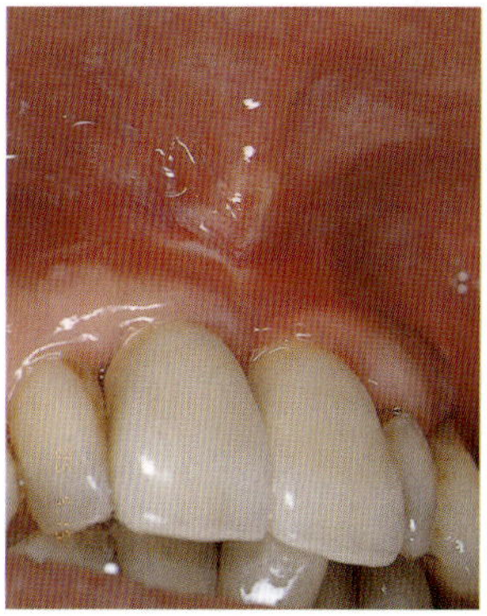

그림 ③ 술후 상순소대를 견인해도 정중부 치은에 빈혈대가 보이지 않았다.

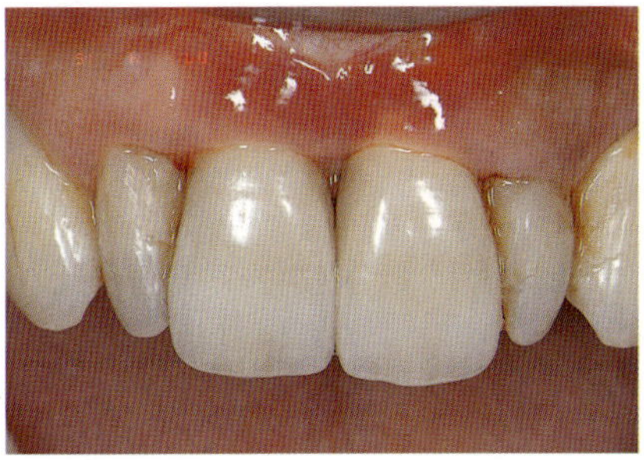

그림 ④ 술후 약 3년. 서서히 치간유두가 재생되고 있다.

*증례 2 (⑤~⑧)

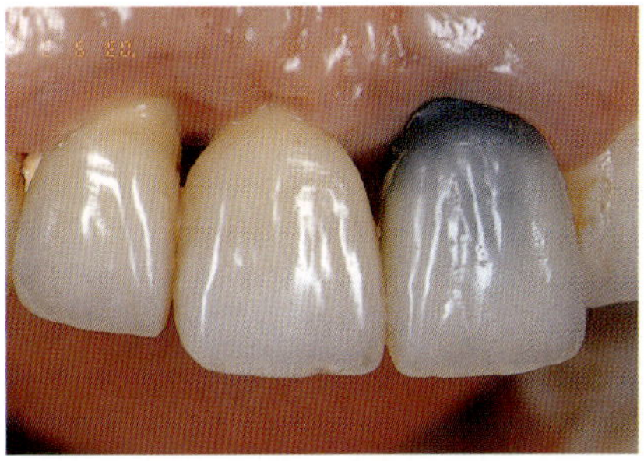

그림 ⑤ 경질레진으로 제작한 provisional restoration을 #12, 11, #21에 장착한 후 내원이 중단되었다. 3년 경과. Provisional restoration을 오래 사용해 치은이 퇴축되었다(#11은 임플란트).

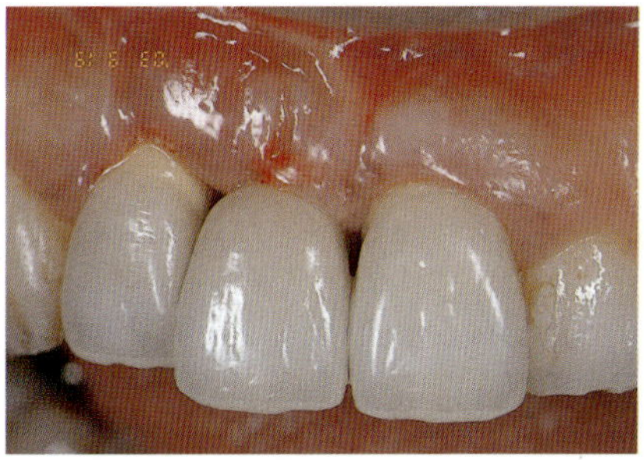

그림 ⑥ 이전에 형성을 종료해 인상채득 후 PFM crown을 장착했다.

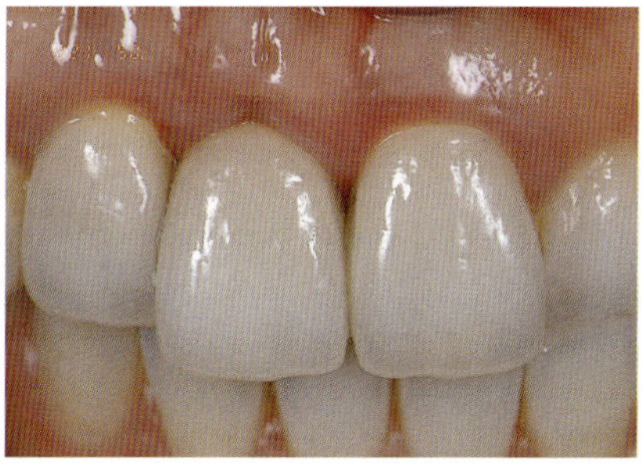

그림 ⑦ 장착 후 1년 4개월. 치은이 재생되었다. 재료의 생체친화성이 높아 재생되었다고 생각한다.

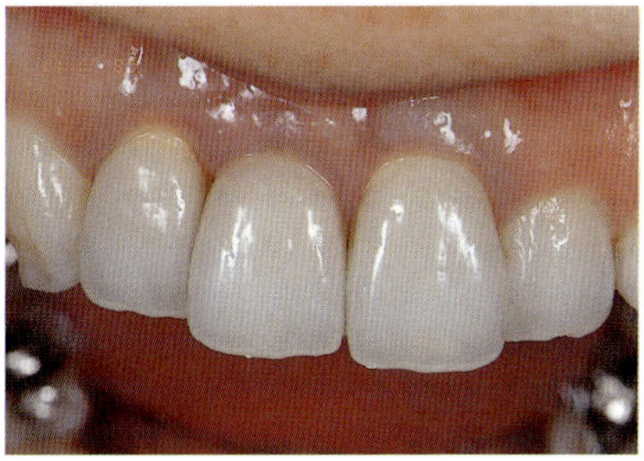

그림 ⑧ 술후 4년 4개월 경과. 치은이 더 안정되었다.

*참고자료 p112에 소개한다.

Ovate Pontic ①

◘ Ovate Pontic이란(표 ①, 그림 ①)

이 명칭은 기저면이 볼록한 계란(ovate)처럼 생긴 데서 유래한다. 그리고 볼록한 부분을 점막에 접촉시켜 ① 플라그의 부착을 방지하고, ② 심미적 관점에서 치아가 결손부에서 맹출한 듯한 외관을 연출하는 것이 ovate pontic의 가장 큰 특징이다. 과거에는 임상에 응용할 때 기존의 치조제 상태를 보고 가공치 형태를 선택했는데 ovate pontic은 치조제 조건이 좋은 증례에 응용하거나 치조제 상태를 이상적인 형태로 개선한 후에 응용한다.

◘ 술전진단

Ovate pontic을 응용하기 전에 다음 항목을 진단한다. 즉 ① 치조제 흡수가 적고 외과적 재건처치가 불필요한가. ② 발치 후에 발치와를 보존해 응용할 수 있는가. ③ 이식재를 사용해 치조제를 재건해야 하는가. 이상의 세 항목을 술전에 진단한다(표 ②).

또한 Seibert, Allen의 분류를 참고하는 것도 좋지만 일반적으로 수직적 결손의 외과적 재건은 어렵다(표 ③, 그림 ②).

◘ Pre-form법과 Post-form법의 자유도 (표 ④, 그림 ②③)

최종보철물을 장착하기 전에 치조제에 ovate 기저면이 들어갈 연조직 형태를 부여한다. 인상채득 전에 또는 보철물을 장착하기 직전에 형태를 부여할 수 있다.

① **Pre-form법:** 인상채득 전에 provisional restoration을 사용해 ovate pontic 형태를 치조제에 재현한다. 발치 후에 응용한 경우는 발치와 형태 조절이 용이하다는 장점이 있는 반면, 골보전재를 응용한 경우에는 상피의 치유기간을 고려하면 상피를 압접하므로 타이밍 판단이 어려워 오히려 최종보철물까지 시간이 걸리는 경우도 있다. 그러나 처음부터 치조제 흡수가 적은 증례에는 유리하다.

② **Post-form법:** 인상채득 후 모형상에 가공치 위치를 결정하고 모형상 치조제에 ovate가 들어갈 형태를 조각하고 그것에 준해 보철물을 완성한다. 골보전재로 치조제를 재건했는데 치유기간을 충분히 확보하지 못하거나(조기 압접으로 점막열개가 우려되는 경우), provisional restoration 레진에 의한 점막면 염증이 걱정되거나, 보철물이 커서 교합관계상 술전에 적절한 가공치 위치를 결정하기 힘든 경우에는 인상 후에 모형을 깎고 완성 보철물에 맞춰 점막면을 조정한다.

표 ① Ovate pontic의 특징

① 플라그 부착을 막는다.
② 심미적이다.

표 ② 술전 진단

쉽다 ↓ 어렵다	① 치조제 흡수가 적은 증례	→ 이식 불필요
	② 발치 후에 발치와 형태를 이용	→ 이식 있음 → 이식 없음
	③ 치조제 흡수가 심각한 증례	→ 이식 필요

표 ③ 치조제 형태의 분류

① 협설적 폭경을 상실한 증례(Seibert class Ⅰ, Allen type B)
② 근첨방향으로 높이가 상실된 증례(Seibert class Ⅱ, Allen type A)
③ ① + ② 복합형(Seibert class Ⅱ, Allen type C)
*수직적 높이가 흡수된 ②③은 까다로운 증례다.

표 ④ 치조제에 ovate가 들어갈 형태를 부여하는 시기

- Pre-form법
  인상 전에 provisional restoration을 사용해 형태를 부여한다.
- Post-form법
  최종보철물의 ovate pontic으로 형태를 부여한다.

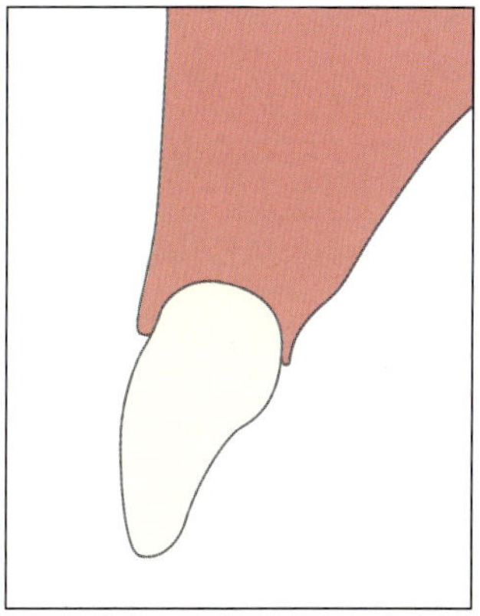

그림 ① Ovate pontic은 치조제를 보철물 형태에 맞추는 것이 아니라 보철물 형태를 치조제에 맞추는 발상의 전환이다.

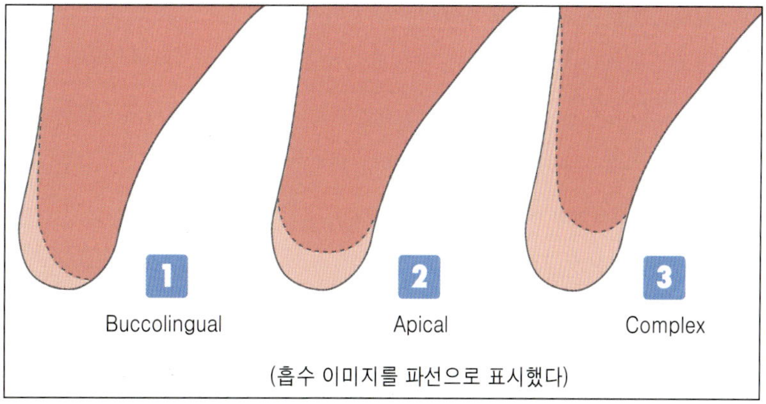

그림 ② 치조제 형태의 분류.

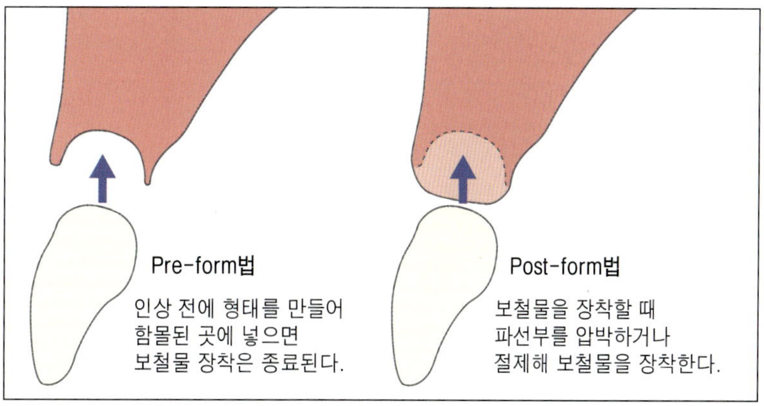

그림 ③ Pre-form법과 post-form법.

Ovate Pontic ②

치조제 흡수가 적은 경우

Ovate pontic을 응용하려면 먼저 진단용 왁스업을 하고, 그것이 힘들다면 결손부에 인공치를 배열해 연조직과 조화하는지 진단한다. 진단 결과 연조직 결손이 적다면 provisional restoration 제작과 동시에 가공치가 올 치조제 형태를 그릇 모양으로 삭제한다. 전기메스나 #K144 다이아몬드 버(그림 ①)로 삭제하고, 범위는 가공치 기저면 면적과 같게 하고, 깊이는 3~4mm 점막 두께 범위에서 진행한다(삭제 면적과 깊이를 결정할 때 가동점막을 포함시키지 않고 상악 구치부에서 상악동에 도달하지 않은지 확인한다). 골면이 노출돼도 며칠 내에 상피피복이 진행되어 문제가 없지만 심미적인 결과를 얻을 수 있으므로, 임상에서 외과적 손상이 적은 방향으로 시행착오를 거쳐 최종형태를 결정한다. 위의 과정을 거쳐 치조제를 그릇모양으로 정돈한 후에 provisional restoration에 전사해 그 형상이 유지되도록 한다. 또한 가능하다면 점막에 접촉하는 provisional restoration 면에 레진을 첨가해 연마한다. 치조제 흡수가 적은 증례는 인상채득할 때 이미 치조제 형태를 결정할 수 있기 때문에 pre-form법이 되고, 모형상에 수정하지 않거나 수정하더라도 소량이다.

발치 후에 응용하는 경우

발치 후에 ovate pontic을 응용할 때 발치에 따른 손상을 최소화하고 발치 후 치조제 흡수를 회피한다. 따라서 발치할 때 협측 골을 남기듯이 하는 것이 중요하다. 발치와에는 이식재를 충전하는 경우와 그렇지 않은 경우가 있는데, 저자는 apatite granule을 충전해 장차 일어날 수 있는 골흡수에 대비하는데, 앞서 소개한 협측골은 이식재를 유지시키는 데 중요한 역할을 한다. 이식할 때 많은 양의 apatite granule을 사용하고, 혹여 점막을 충분히 폐쇄하지 못하더라도 provisional restoration으로 누르면 이식재의 유출을 최소화할 수 있고 몇 주 후 발치와가 상피화돼 치조제 형태를 유지한다. 무리하게 점막을 봉합하거나 협측골이 훼손되면 협측에서 apatite granule이 흘러나오므로 발치할 때와 봉합할 때 주의한다. 이식재를 누르는 provisional restoration의 가공치는 형태를 부여하는 역할도 하므로 최종보철물에 가까운 형태를 완성해야 하는데, 점막의 폐쇄상태를 관찰하면서 가공치 깊이를 조정했으면 한다. 이것도 pre-form법이므로 인상 후에 모형을 거의 조정하지 않는다.

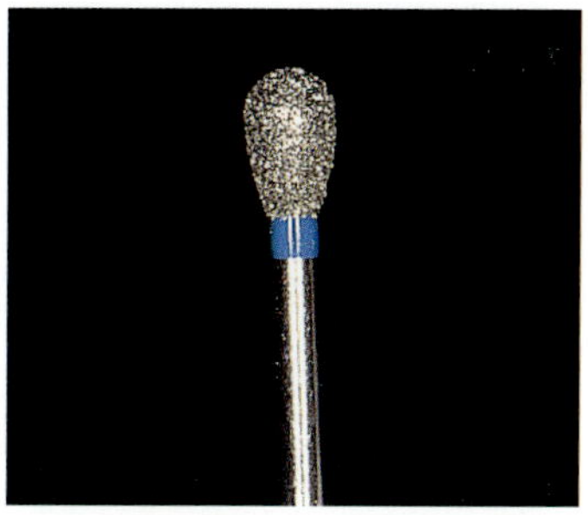

그림 ① #K144 다이아몬드 버(MANI).

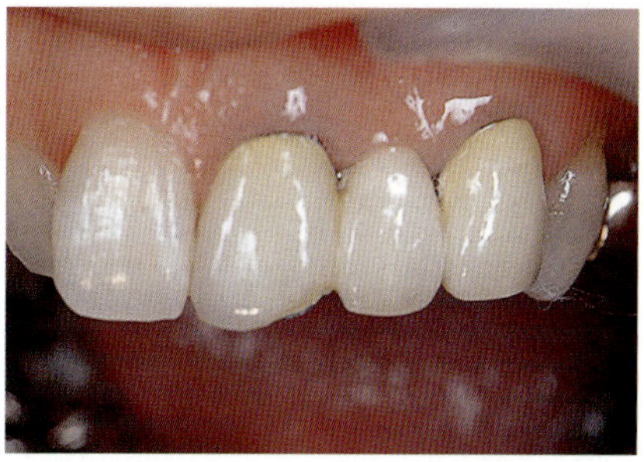

그림 ② #㉑22㉓에 브릿지가 있는데 전방운동 시 포셀린 파절과 black triangle이 보인다. 환자는 심미적 이유에서 브릿지 재제작을 희망했다.

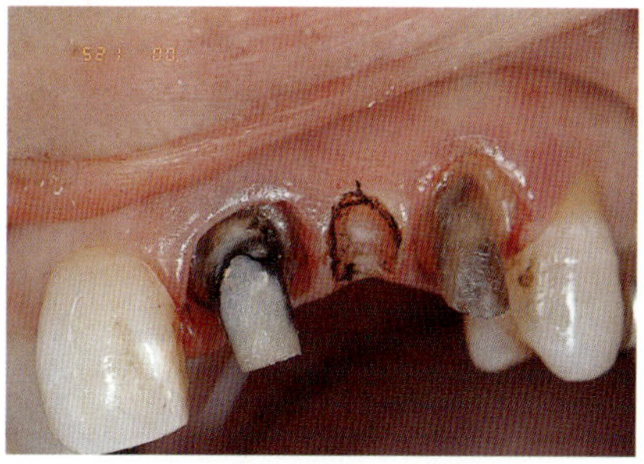

그림 ③ #23은 생활치였기 때문에 #21만 근관치료를 진행하고 코어를 재제작했다. 그 후 가공치 기저면 해당부 점막을 전기메스로 삭제했다. 치조제는 흡수되지 않고 상태가 양호해 점막 두께 범위의 약 2mm를 삭제했다.

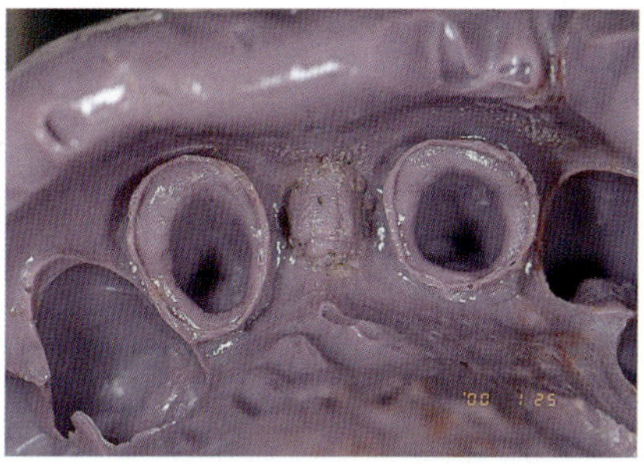

그림 ④ 점막을 삭제한 당일 치은연하를 형성하고 인상채득했다. 인상면에는 점막 삭제부가 요철형태로 남아있다. 폴리에테르 러버인상재를 사용했다. 이 인상면은 기공사가 조정할 필요가 거의 없다.

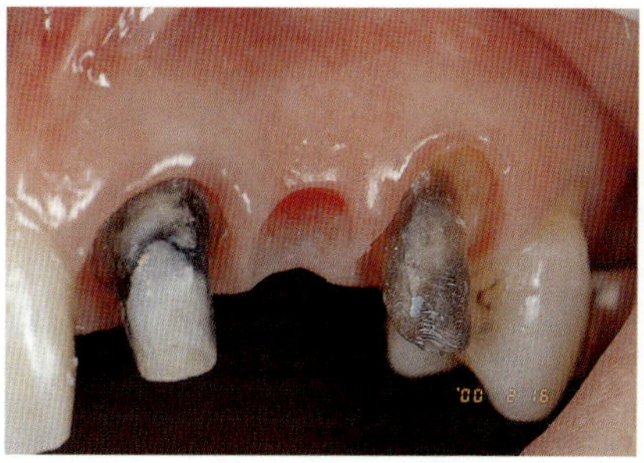

그림 ⑤ 그림 ③의 작업을 종료한 시점이고, provisional restoration에 ovate 형태를 부여한 후 레진을 활택하게 연마했기 때문에 최종보철물을 장착하기 직전 점막에 염증이 없다.

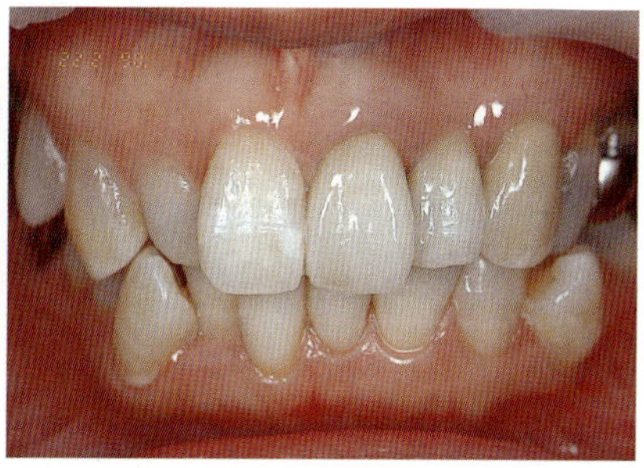

그림 ⑥ 최종보철물을 장착하고 5년이 경과한 상태. 심미성에 문제가 없고 #22 해당부의 ovate pontic이 자연스럽고 안정적이다.

*참고증례 p113에 소개한다.

Ovate Pontic ③

◘ 이식해서 치조제 재건

진단용 왁스업에서 연조직이 부족하다고 진단했다면 이식해서 치조제 높이와 폭을 확보할 필요가 있다. 이식방법은 인레이법(결합조직을 점막 아래에 매립하는 방법), 온레이법(결합조직을 점막 위로 올려 봉합하는 방법)이 있고, 이식재도 자가골, 타가골 또는 연조직이식 등 다양하다. 이번에는 저자가 평소에 사용하는, 구하기 쉬운 타가골인 hydroxyapatite를 중심으로 이식재 조작 시 주의사항을 정리했다.

① 치조제 폭의 증가에 비해 높이 증가는 쉽지 않다.

② 충분히 감장절개하고 골막으로 이식재를 확실하게 덮는다.

③ 강하게 봉합하지 않는다.

④ 이식재가 안정되고 점막이 치유될 때까지 압박하지 않는다.

특히 ovate pontic으로 압박하는 타이밍은 apatite granule이 유출하지 않도록 조절하는 것이 중요하다. 이식 후에 최종보철물의 장착을 서두르면 안 되는데, 조금이라도 빨리 최종보철을 진행하려면 점막의 열개를 막기 위해 provisional restoration 대신 모형상에 ovate pontic을 조정하고 실제 구강 내에는 전기메스를 사용하지 않고 압박해서 조절한다. 따라서 인상은 이식된 치조제를 그대로 채득하기 때문에 post-form법이 된다.

◘ Ovate Pontic의 예후

Ovate Pontic의 문제점은 장착 후 청소성과 술후 치조제의 흡수다. 먼저 청소성은 가공치가 점막을 매개로 골과 직접 교통하지 않기 때문에 자연치처럼 골에 염증이 전파되지 않는다. 염증이 있더라도 점막에 국한된다. 또한 접촉한 점막구조의 특징상 치은구에 보이는 부착상피와 유사하다고 밝혀졌다. 따라서 제대로 연마한 포셀린은 세균부착이 적고 기저면 청소가 오히려 상피성 부착을 파괴하므로 바람직하지 않다.

치조제 흡수는 치아를 상실한 조건에 영향을 받는데 술전에 apatite granule을 매립하면 치조제 변화가 적다는 보고가 있어 저자는 대부분의 증례에 apatite를 응용한다. 발치 후 apatite 매립은 자가골이식에 비해 환자에 가하는 외과적 침습이 적다는 장점이 있다. Apatite는 골전도능이 있어 치조제 흡수가 적고, 자가골 등 골유도능이 있는 재료는 가공치 하부에 적합하지 않다고 저자는 생각한다.

***증례 1** (①~⑨)

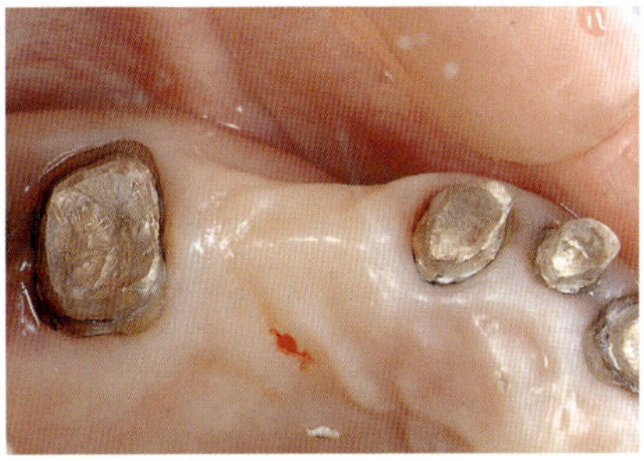

그림 ① #15, 14 해당부에 수평적 골흡수가 보인다. 교합관계를 이상적으로 부여하고 청소성을 높이기 위해 협측골을 증대시킬 필요가 있다.

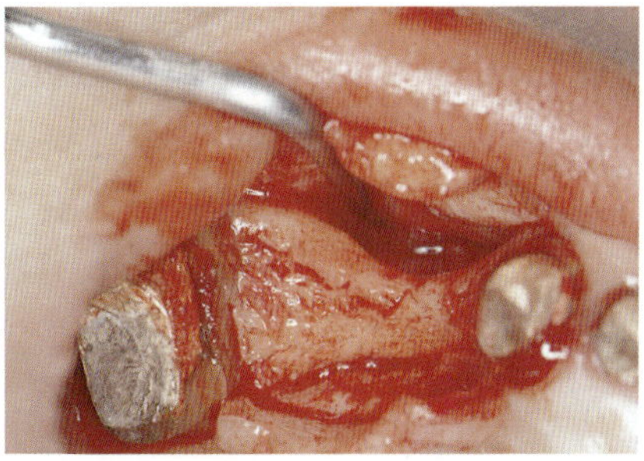

그림 ② 판막을 뒤집었더니 협측골의 흡수가 확연했다. 설측에서 절개해 부분층판막을 만들었다.

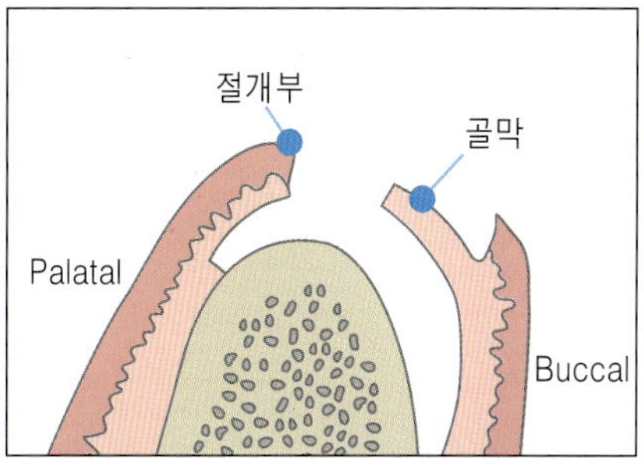

그림 ③ 부분층판막. 골막 끝과 절개부를 봉합해 긴장력(tension)을 개방한다.

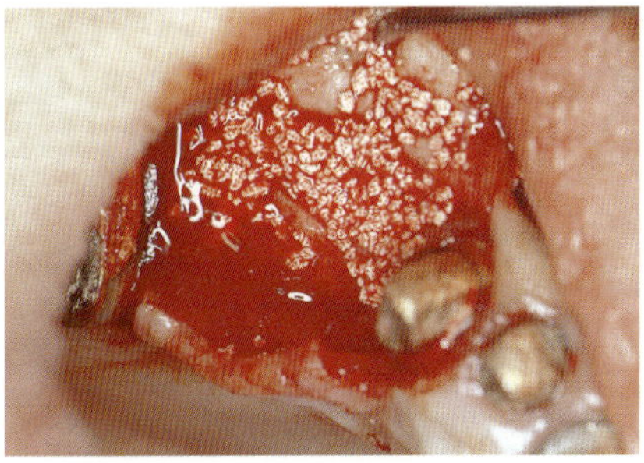

그림 ④ Hydroxy apatite를 사용해 치조제 폭을 확대했다.

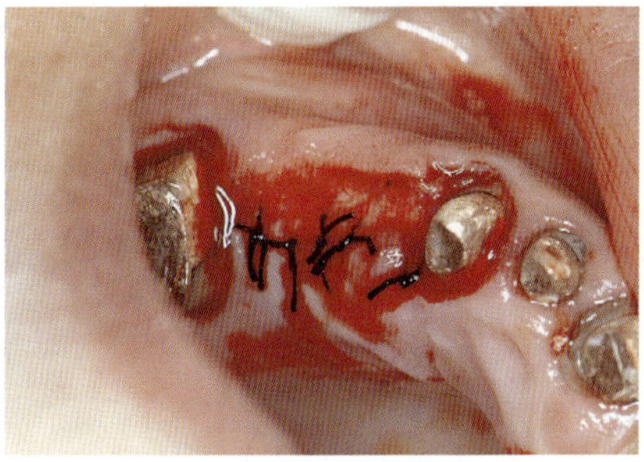

그림 ⑤ 설측에서 뒤집은 골막과 최초 설측 절개선을 약한 힘으로 봉합했다.

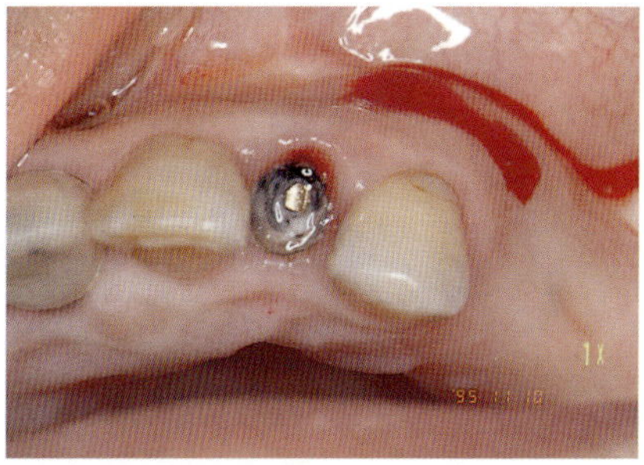

그림 ⑥ #22는 치근이 파절되어 보존불능(1995년 11월 10일).

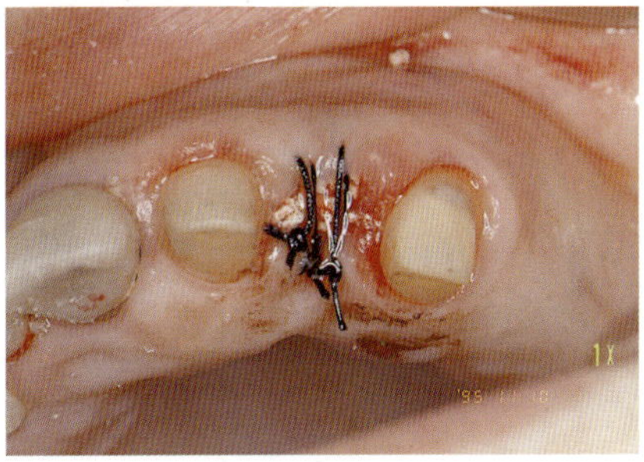

그림 ⑦ 지대치 형성 후 발치하고 hydroxy apatite를 충전해 약한 힘으로 봉합했다.

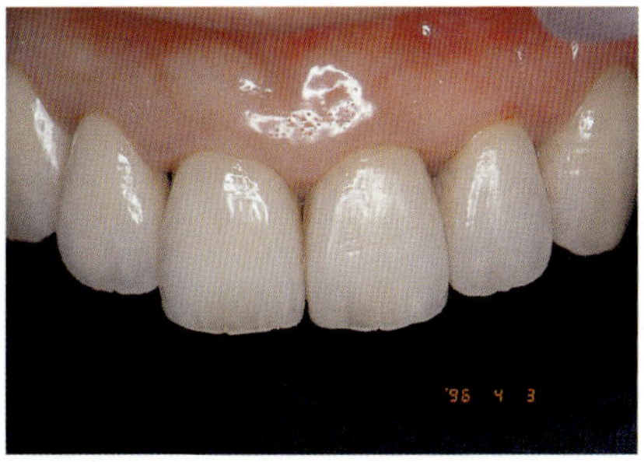

그림 ⑧ #㉑22㉓ 브릿지 장착(1996년 4월 3일).

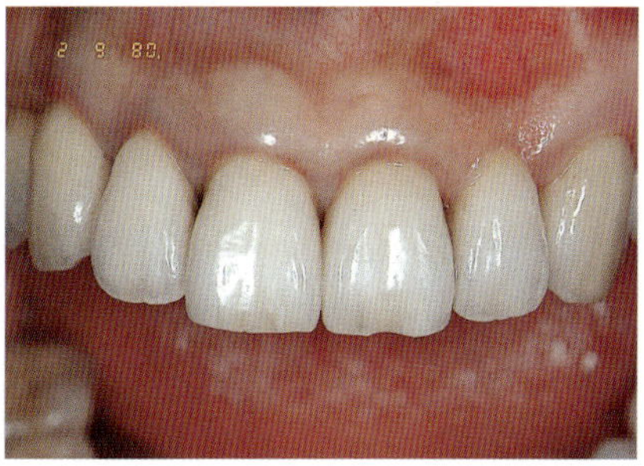

그림 ⑨ 12년 후 상태. Ovate pontic 주위 치주조직에 문제가 없다(2008년 6월 2일).

***증례 2** (⑩⑪)

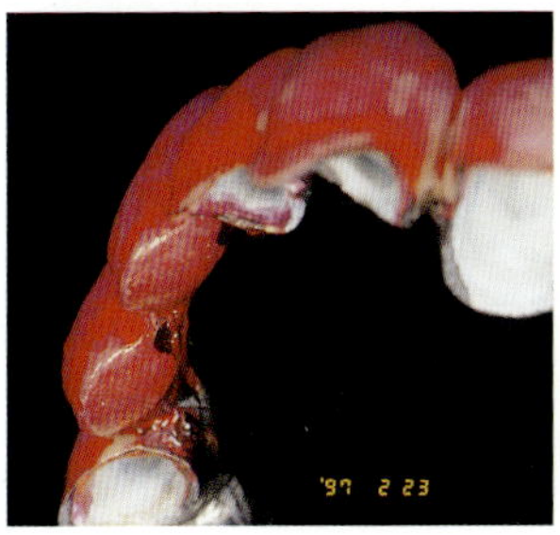

그림 ⑩

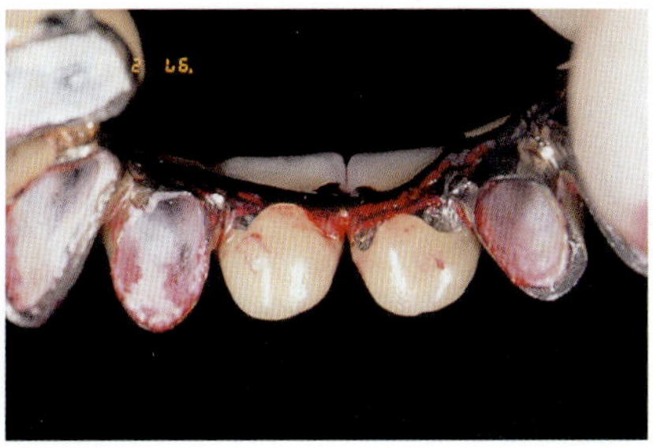

그림 ⑪

그림 ⑩ #11, 21에 ovate pontic을 응용해 가착한 후 구강 밖에서 기저부분을 염기성 푹신으로 염색했다. Plaque retention이 있으면 염색이 남는다.

그림 ⑪ 염색을 씻었는데 부착이 없다. 이것은 ovate pontic 하부에 상피성 부착이 존재하기 때문이다. 세포간극이 넓은 상피성 부착부는 호중구가 흘러 세균이 흐른다.

임상 기법 50-27

절삭기구(버)의 선택

◘ 두꺼운 다이아몬드 버를 사용하자

버를 선택할 때 선단 형상도 중요한데 버의 크기(두께)는 특히 중요하다. 직경이 두껍다는 것은 버의 바깥 둘레가 돌아가는 속도, 즉 원주속도가 빠르다는 것이고, 반대로 가늘면 주행속도가 느려진다(그림 ①). 지대치 형성 조건은 축조제 종류에 따라 달라지는데 상아질처럼 부드러운 물체를 삭제할 때는 원주속도가 빠르고, 즉 두꺼운 버가 절삭하기 좋다. 원주속도가 느리고 가는 버는 치질에 잘 먹히고 형성면이 불규칙하다. 따라서 저자는 치은연상까지 개략적으로 형성할 때 두꺼운 버를 사용하고 섬세한 작업을 진행할 때 버의 크기를 교체한다.

또한 인접면에는 가는 버를 추천하기도 하는데 인접부는 풍융이 있기 때문에 반드시 가는 버를 사용할 필요는 없고 오히려 인접치에 상처를 주지 않는 범위에서 두꺼운 버가 안정적인 작업이 가능하다(그림 ②). 두꺼운 버를 사용할 때 토크도 중요한데 작업 중 회전수가 내려가지 않도록 feather touch가 필요하다. 또한 다이아몬드 입자는 개형 형성(gross reduction)에는 가급적 거친 버를 사용하고 마무리할 때는 입자가 고운 버를 사용하며 마무리 작업 시 발열에 주의한다.

◘ Up-cut와 Down-cut(그림 ③)

절삭기구의 회전방향은 시계방향이 기본이다. 그리고 절삭기구의 회전방향과 같은 방향으로 진행하면 down-cut, 반대방향은 up-cut이라고 부른다. 터빈헤드의 경우 헤드 방향에서 보았을 때 시계방향으로 회전하므로 지대치를 회전방향으로 형성하면 down-cut이 되고 시계반대방향으로 돌리면 up-cut이 된다.

Up-cut은 절삭효율이 높은 반면 표면이 거칠다. 작업상 특징은 up-cut은 버가 지대치에 먹히지만 down-cut은 그렇지 않다. 따라서 가는 버는 가급적 down-cut에서 사용하는 것이 무난하다.

◘ 선단으로 절삭할 수 있는 버를 선택하자

당연히 다이아몬드 버는 선단으로 절삭하는데, 파고들어가는 굴삭력이 있는 다이아몬드 버는 의외로 적다. 라운드 버처럼 완전한 구형이 아니면 굴삭력, 천통성을 얻기 힘들다. 완전 구형을 사용하면 ① 치은연하 형성이 용이하고 ② 인접면 형성이 용이하며 ③ rounded shoulder의 인레이 형성이 가능하다(버의 가짓수 감소) 등의 장점이 있다. 특히 치은연하 형성에 이 형태가 유리하다(p42 참고).

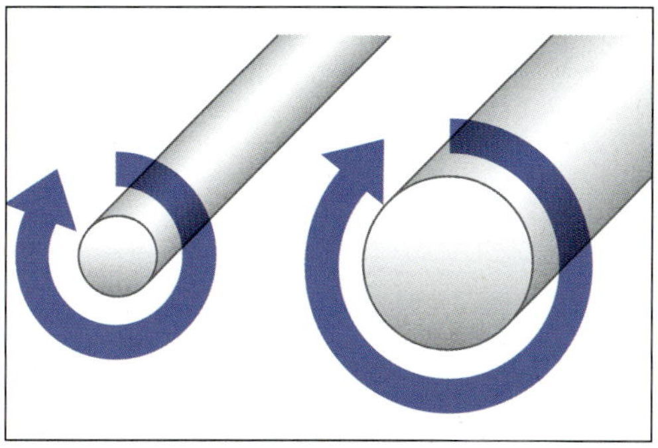

그림 ① 직경이 가늘면 원주속도가 느려지고 두꺼우면 원주속도가 빨라진다. 토크는 반비례한다.

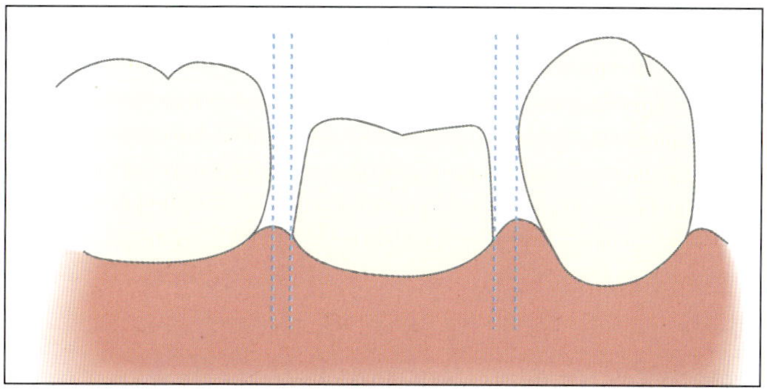

그림 ② 인접면을 절삭할 때 최종 인접치와 거리 범위 내(그림의 점선부)에 있다면 가급적 두꺼운 버를 사용한다. 난이도가 높은 인접부에서 버를 안정적으로 조작할 수 있다.

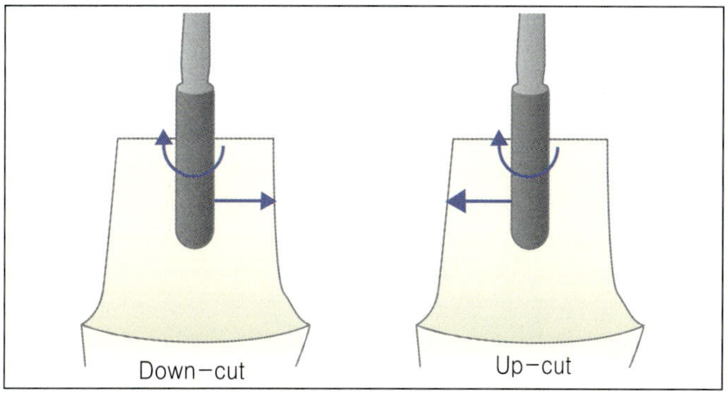

그림 ③ Down-cut 형성은 버가 지대치에 먹히지 않는다(사용하는 버는 p43 그림 ④ 참고).

* **두꺼운 버로 provisional restoration 외형을 절삭해 보자**(그림 ④⑤)

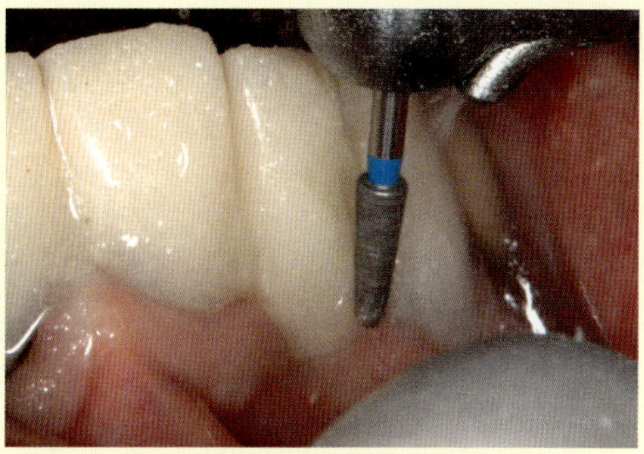

그림 ④ 두꺼운 버를 사용해서 구강 내에서 provisional restoration 외형을 절삭하는 장면. 구강 내에서 조정하면 치은과의 조화를 달성할 수 있다.

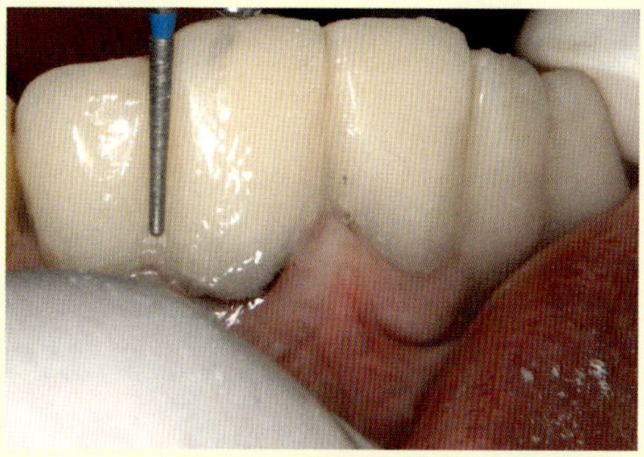

그림 ⑤ 인접면은 가는 버를 사용해 고립감을 표현하는 것이 중요하다. 가는 버는 부드러운 물체를 절삭할 때 가급적 down-cut에서 사용한다.

- Provisional restoration의 외형을 구강 내에서 결정하려면 두꺼운 다이아몬드 버의 사용을 권장한다. 마진은 구강 밖에서 조정하는데 외형을 결정할 때 두꺼운 다이아몬드 버가 사용이 편하다. 특히 emergence profile의 결정에 효과적이다. 사용을 적극 권장한다. 물론 down-cut으로 사용하면 다이아몬드 버가 레진에 먹히는 것을 예방할 수 있다.

임상 기법 50-28

Provisional Restoration의 조정 ①

다수치를 보철할 때는 provisional restoration을 미리 제작하면 좋은데 임상에서 흔히 하는 1치아 provisional restoration을 구강 내에서 직접 제작하면 진료시간을 단축할 수 있어 좋다. 이번에는 직접법의 주의사항을 정리했다.

즉시중합레진 연화

레진에 기포가 들어가면 변색이나 악취의 원인이 되므로 강하게 혼합하지 말고 spatula로 누르듯이 천천히 연화해 기포가 들어가지 않도록 한다. 또한 dappen dish에 모노머를 먼저 덜어내는 것도 기본이다.

연화물은 수중 보관

연화 후 붓을 사용해 지대치에 직접 바르면 마진이 선명해지므로 바르는 동안 레진을 물속에 넣어 경화를 늦추고 축성하는 타이밍에 주의한다(특히 실온이 높을 때). 냉장고에 넣어 식힌 모노머를 사용하는 것도 한 가지 방법이다. 붓을 사용해 레진을 구강 내에 넣고 교합을 보면서 형태를 다듬는다.

연화 중 냉각은 기본

지대치 표면이 매끄럽고 첨와가 없으면 레진이 잘 분리될 것 같지만 레진이 경화할 때 발열과 함께 수축이 일어나기 때문에 분리가 안 되는 경우가 많다. 그래서 교합 후 10~20초 동안 열이 발생하기 전에 지대치에서 레진 덩어리를 살짝 띄어(1mm 정도) 3 way syringe로 레진과 지대치 사이에 물을 주입하고, 다시 레진 덩어리를 지대치에 끼우면서 3 way syringe로 계속 식혀가며 발열을 억제하면 수축을 억제할 수 있다.

교합 후 변형이 적고 지대치에서 제거가 가능하다면 제거한 레진 덩어리를 물속에 넣고 경화를 기다리면 똑같이 수축이 감소한다. 따라서 경화 후 지대치에 안 들어가는 것도 줄일 수 있어 사용을 추천한다.

① 지대치 분리재
Provisional restoration을 제작하기 전에 지대치에 분리재를 도포하는데 저자는 피막이 얇고 조작이 편해 유동파라핀을 즐겨 사용한다. 바세린보다 분리성이 떨어지지만 조작성은 더 뛰어나다.

② 기포가 들어가지 않도록 가압식 솥을 사용할 수 있는데 리마징된 마진부의 기포는 정밀도 면에서 곤란하다.

③ 종이수건이나 휴지에 폴리머(분말)를 깔고 그 위에서 모노머를 떨어뜨리면 기포를 줄일 수 있으므로 사용을 적극 권장한다.

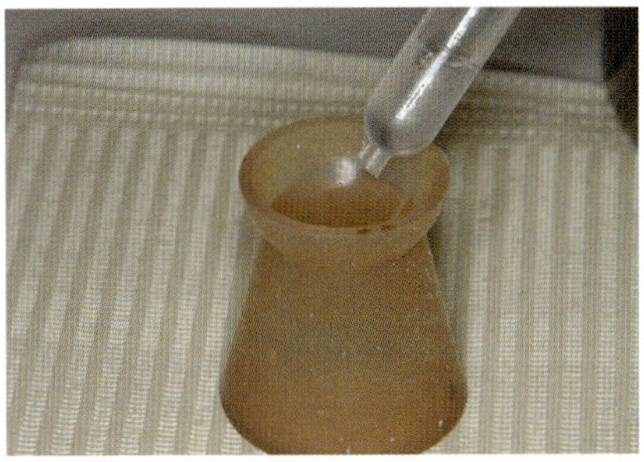

그림 ① 1치아 provisional restoration 기준 모노머 1cc를 채취한다.

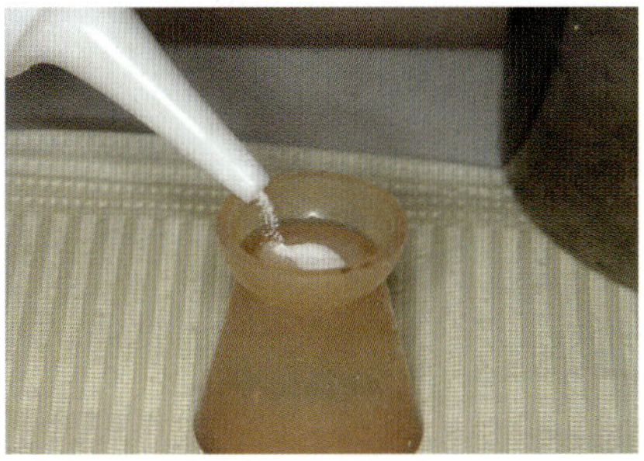

그림 ② 모노머 다음에 폴리머를 추가하는데 지나치게 되직해지지 않게 하고 폴리머가 모노머에 잠길 정도면 된다.

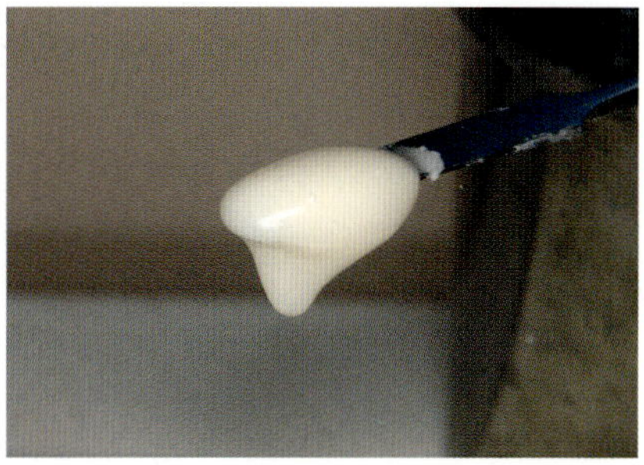

그림 ③ 기포가 들어가지 않도록 누르듯이 섞는다.

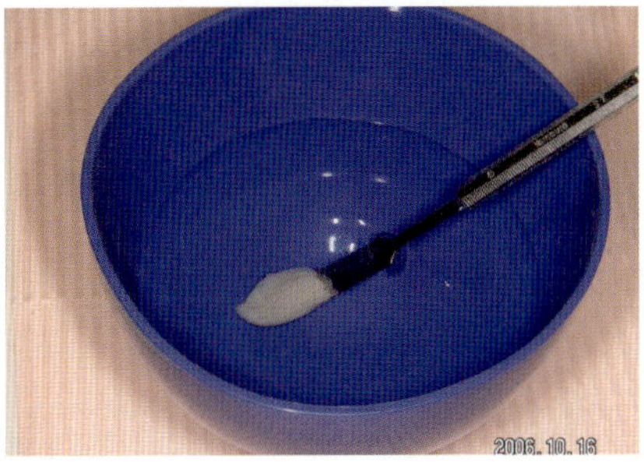

그림 ④ 분리성을 높이고 경화와 타이밍을 맞추기 위해 냉수에 넣어 경화와 흐름을 확인한다.

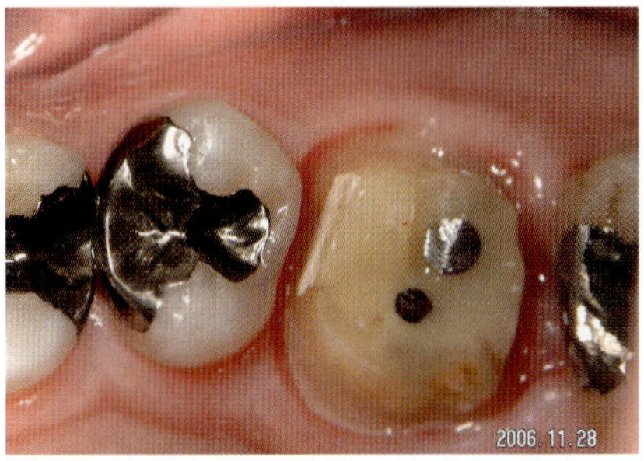

그림 ⑤ 지대치에 유동 파라핀을 도포한다.

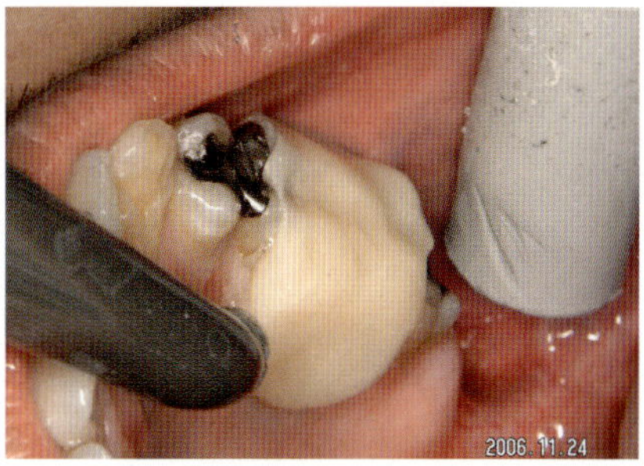

그림 ⑥ 지대치 장착 후에 환자에게 교합을 지시한다. 초기경화 타이밍을 보면서 3 way syringe로 물과 공기를 지대치와 레진 사이에 공급한다. 레진 덩어리가 부풀어 오를 때가 최적의 타이밍이다.

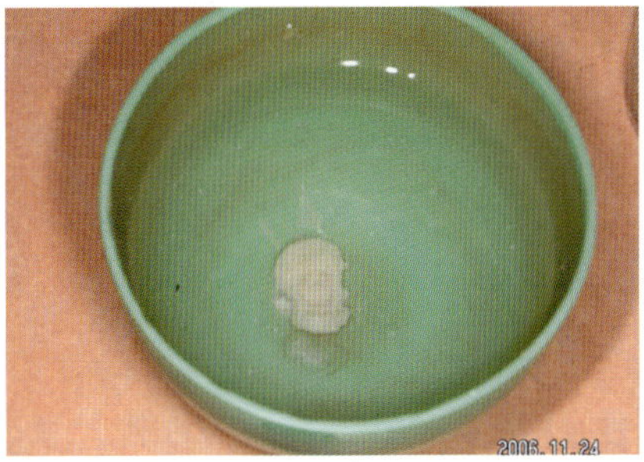

그림 ⑦ 변형하지 않도록 천천히 식혀 중합수축을 방지한다. 즉시 구강에 끼워 완전 경화될 때까지 3 way syringe로 식힌다.

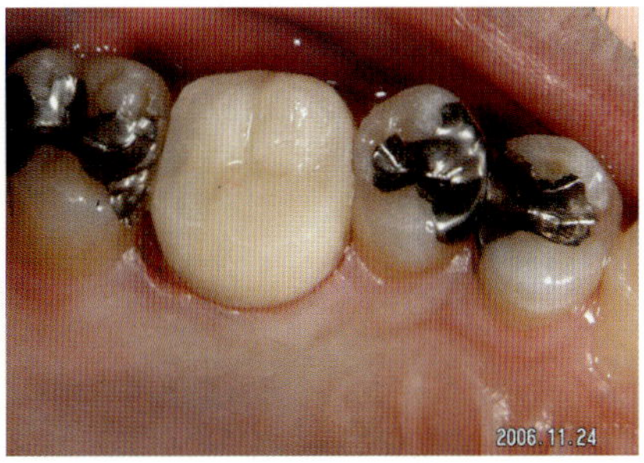

그림 ⑧ 완성한 provisional restoration. 내면을 소량 조정하거나 거의 조정하지 않아도 들뜨지 않는다.

그림 ①~⑧은 松山智子 선생의 제공.

● Point ●

① 지대치를 형성할 때 치축방향으로 삭제하지 않으면 잘 분리되지 않는다.

② 치주치료를 받고 임상적 치관 길이가 긴 치아는 첨와에 주의한다.

임상 기법 50-29

Provisional Restoration의 조정 ②

리마징

최종보철에 가까워질수록 지대치를 계속 수정하고 그때마다 provisional restoration의 마진을 조정한다(리마징 또는 wash라 부른다). 마진을 치은연하 1mm 이상 깊이에 설정한 경우(그림 ①) 마진을 조정하지 못하면 인상채득이 안 된다고 할 정도로 이 조작은 중요하다. 인상의 예행연습인 셈이다.

◘ 리마징할 때 내면조정

리마징에 앞서 지금까지 사용했던 provisional restoration 내면에 새로운 레진 공간이 필요하다. 카바이드 버나 스테인리스 버를 사용해 provisional restoration 내면을 얕게 삭제한다(그림 ②). 스틸 버로 내면을 삭제하면 절삭할 때 마찰열이 발생해 레진이 녹고 버에 달라붙어 절삭 불량을 일으킬 수 있어 저자는 카바이드 #701 fissure bur를 사용한다(그림 ③). 발열을 억제해 레진이 거의 달라붙지 않는다. 특히 많은 삭제가 필요한 포스트가 있는 provisional restoration을 절삭할 때 효율적이다.

◘ 리마징(그림 ④~⑥)

붓을 사용해 지대치 마진부와 provisional restoration 내면에 레진을 바르는데, 지대치 그리고 provisional restoration 내면 순으로 작업한다. 중요한 것은 provisional restoration 측 레진 표면에서 모노머의 광택이 사라지고 레진의 흐름이 감소한 후에 지대치에 압접하는 것이다. 특히 치은연하에서 마진부가 변연치은을 덮을 거 같은 시점에 경화가 어느 정도 진행된 레진으로 연조직을 밀어내지 않으면 마진을 선명하게 표시할 수 없다. 또한 레진코어를 응용했을 때 작업 당일 미중합 부분이 잔류하므로 지대치에 붓 사용을 자제해야 하는데, 만약 표면 모노머의 광택이 있는 상태에서 지대치에 압접하면 레진이 지대치 표면에 달라붙는다. 급하게 리마징하면 실패할 확률이 높으므로 여유를 갖고 치은을 밀어내듯이 천천히 압접한다.

◘ 마진 트리밍의 경계는?(그림 ⑦⑧)

리마징된 마진은 선명해야 하는데 출혈이 있으면 흐릿해질 수 있다. 그러나 지대치에 묻은 레진은 표면이 활택하고 연조직에 묻은 레진은 표면이 거칠다는 사실을 안다면 의외로 마진을 쉽게 찾을 수 있다. 마진을 찾으면 단단한 연필로 마진을 표시하고 그 표시를 따라 마진을 삭제하면 된다. 확대경을 보면서 작업하면 지대치 형성의 부족한 부분도 확인할 수 있다.

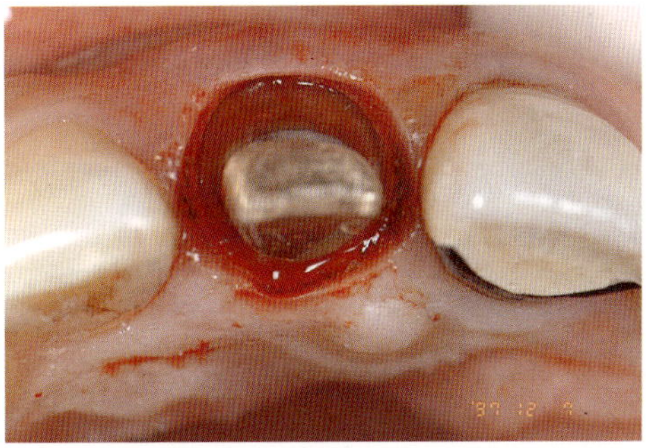
그림 ① 치은연하 1mm에 마진을 설정한 예. 형성 직후 출혈이 있지만 형성면과 치주조직의 경계가 선명하다.

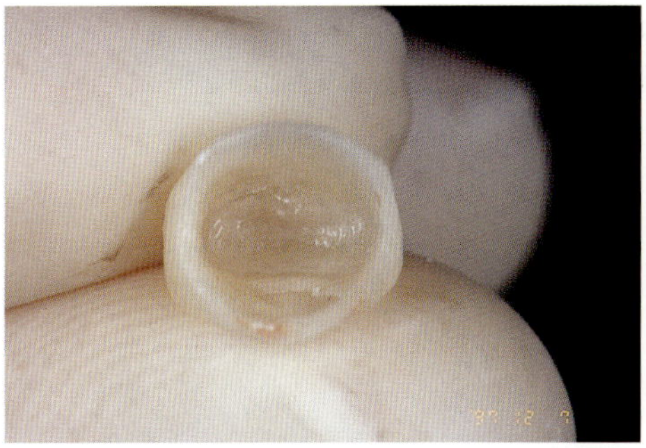
그림 ② Provisional restoration 내면을 깎아 레진 공간을 만든다.

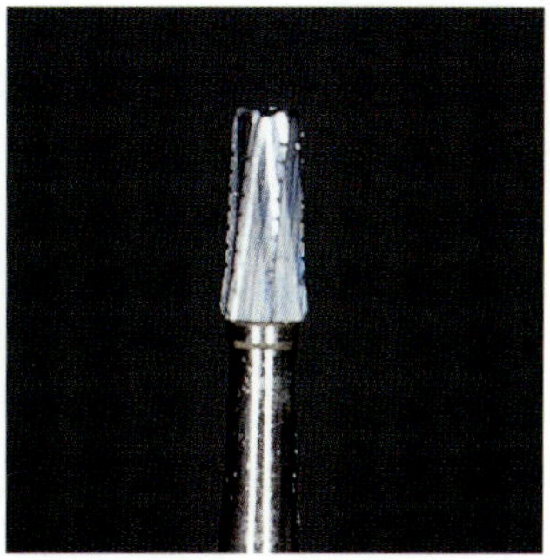
그림 ③ 카바이드제 fissure bur로 발열을 억제한다.

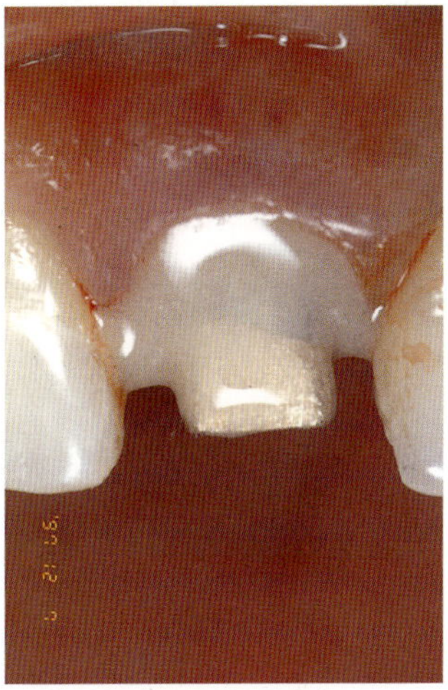
그림 ④ 지혈 후 분리제를 도포하고 지대치에 바른다.

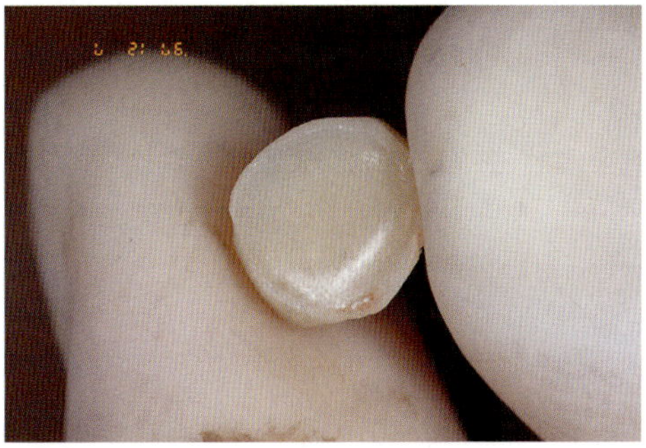
그림 ⑤ Provisional restoration 내면에 직접 바르는데 그림처럼 표면 광택이 사라지면 구강 내 지대치에 압접한다.

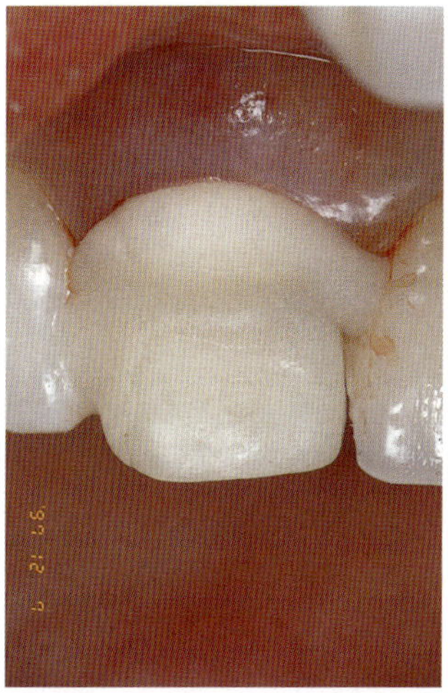
그림 ⑥ 서두르지 말고 천천히 변연치은을 밀어내듯이 지대치에 압접한다.

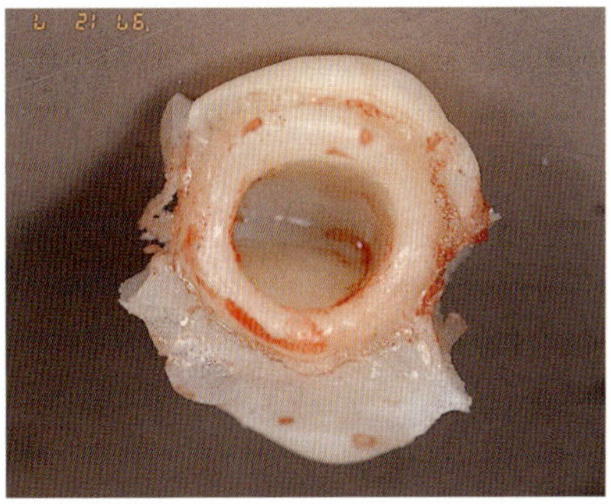
그림 ⑦

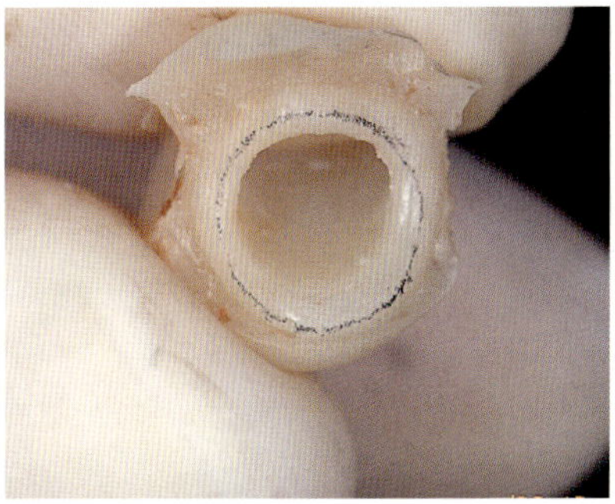
그림 ⑧

그림 ⑦⑧ 이 증례는 출혈이 있었지만 레진 압력이 적절해 마진부에서 혈액을 배제하고 결과적으로 마진을 식별할 수 있었다. 치은에 묻은 레진은 표면이 거칠고 지대치에 묻은 레진은 표면이 활택하므로 경계부 식별이 용이하다.

*이 증례의 술식 직후, 10년 후를 p114에 소개한다.

치은을 훼손하지 않는 형성법 ①

치은연하를 형성할 때 치은손상을 완전히 배제할 수 없지만 도구 사용에 따라 내연상피에 생기는 상처를 줄일 수 있다.

◘ 마진형태

크라운에 자주 사용하는 chamfer 형태는 일반적으로 포탄형 버를 지대치에 절반 정도 넣어 삭제하라고 지도한다. 또한 shoulder 형태는 flat end bur를 지대치 측에 완전히 넣으면 형성된다고도 한다. 그러나 직경이 같은 버로 형성하면 chamfer에서 축면의 삭제량이 절반밖에 안 된다. 또한 chamfer를 형성할 때 치은연하에서는 버의 절반과 치은이 접촉하므로 이것도 좋지 않다. 그렇다고 chamfer 형성 시 shoulder 직경의 2배가 되는 버를 준비한다고 가정하면 치은연하는 절삭이 더 어려워지고 현실적으로 가능하지 않다. 그래서 chamfer 형태든 shoulder 형태든 사용하는 버 1개가 축면에 들어가듯 마진을 형성하면 기술적으로도 혼란을 초래하지 않는다고 저자는 생각한다. 마진 형태에 따라 형성법을 변경하지 않고 지대치를 형성하는 방법을 아래에 소개한다.

◘ Chamfer 형태도 선단을 사용한다

앞에 언급한 지도법에 따르면 chamfer에서는 다이아몬드 버의 측면을 사용하고 shoulder에서는 선단을 사용하는 의미가 강하다. 그러나 마진 폭을 똑같이 확보하려면 chamfer에서도 선단을 사용해야 한다. 그래서 버 선단을 완전한 원형으로 만들어 선단의 절삭효율을 높이는 것이 중요하다. 따라서 치은연하에 chamfer 형태를 부여해도 선단을 사용하기 때문에 내연상피를 거의 건드리지 않는다. 이렇게 되면 유리에나멜이나 유리에나멜 비슷한 형상의 에나멜 립 = 모서리가 형성된다. 그러나 나중에 이 립을 제거하면 chamfer 형태가 된다고 저자는 생각한다. 더 정확하게 말하면 rounded shoulder일 텐데 마진의 명확성, 변연봉쇄성에도 문제가 없는 형태다.

◘ 립은 내연상피를 보호한다

Round end bur를 치축방향으로 진행하면 립이 생기고 내연상피에 상처를 만들지 않는다. 그러나 립을 제거할 때 내연상피에 상처를 주지 않도록 주의한다. 선단에만 다이아몬드가 부착된 버로 제거할 수 있는데 저자는 형태를 수정한 #44 화이트포인트나 #BO1-ff 다이아몬드 버 선단을 사용해 립을 제거한다. 이때 출혈이 있는데 보통은 바로 지혈된다. 특히 보스민을 침투시킨 1~2mm의 좁고 긴 cotton roll을 출혈부에 2~3분 올리면 지혈효과를 기대할 수 있다 (p41 그림 ⑥ 참고).

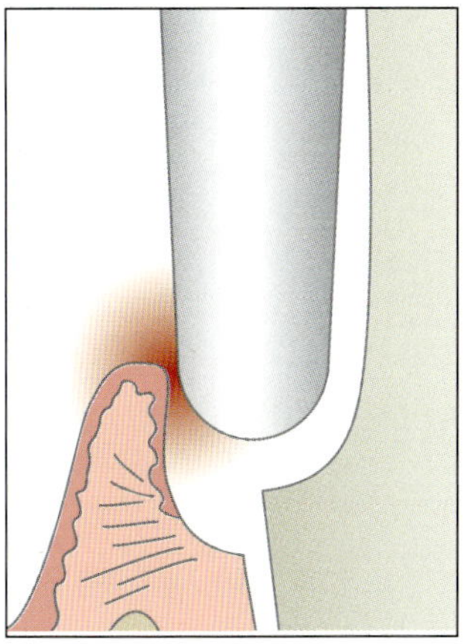

그림 ① Chamfer 형성용 버를 축면 절반에 넣어 치은연하를 형성하면 치은이 훼손될 수 있다. Shoulder bar의 절반 정도 형성된다.

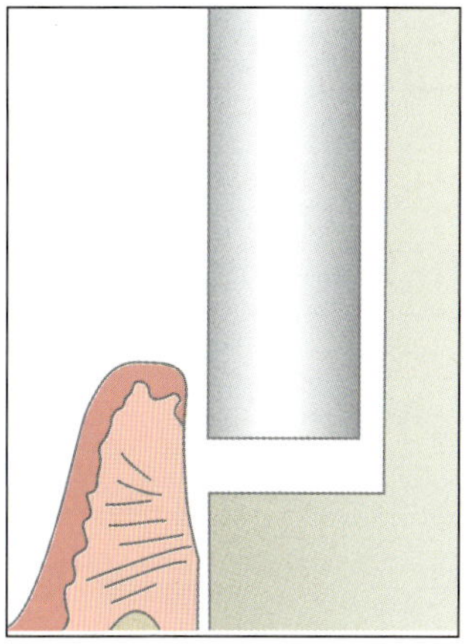

그림 ② Shoulder 형성용 버는 축면에 다 들어가 이론상 치은을 훼손하지 않는다. 그러나 커브를 그리는 변연치은을 따르듯이 각이 있는 버를 조작하기가 힘들다.

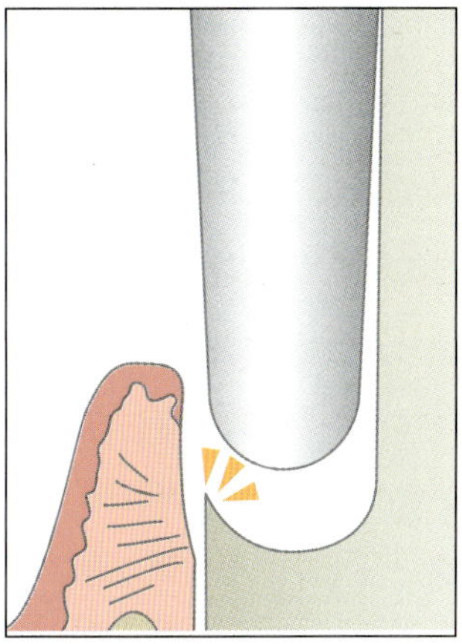

그림 ③ Shoulder type bur 방법으로 round end bur를 베개 두께만큼 축면에 넣으면 치은을 훼손하지 않고 변연치은의 커브를 따라 형성할 수 있다. 다만 유리에나멜 비슷한 상아질이 남는다.

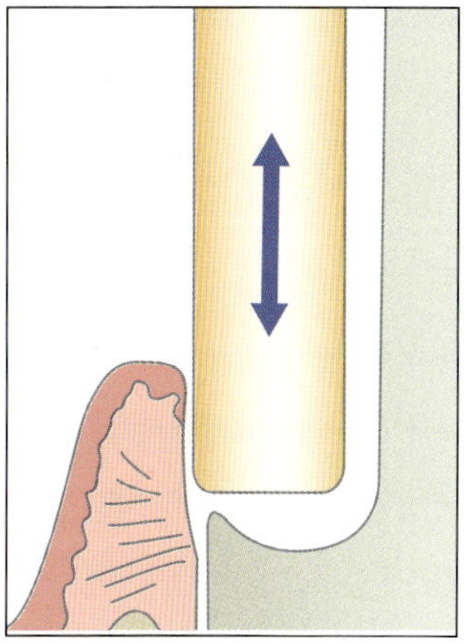

그림 ④ 그래서 shoulder bur와 유사한 형태의 마무리용 버의 선단으로 유리부분(립 = 가장자리)에 상하로 조작하면 내연상피에 부착한 절삭편과 립을 효율적으로 제거할 수 있다. 선단에만 다이아몬드를 입힌 제품은 버의 축면부가 내연상피에 열상을 일으킬 수 있으므로 저자는 화이트포인트 #44와 BO1-ff(GC)를 사용한다.

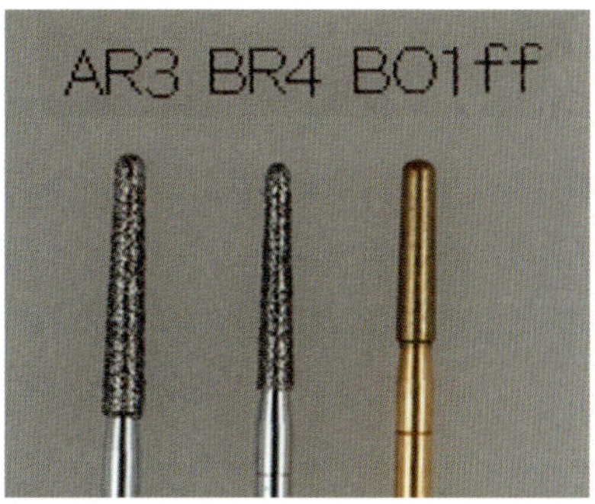

그림 ⑤ Round end bur는 GC의 AR-3, BR-4를 사용한다. BO1-ff는 마무리에 사용한다.

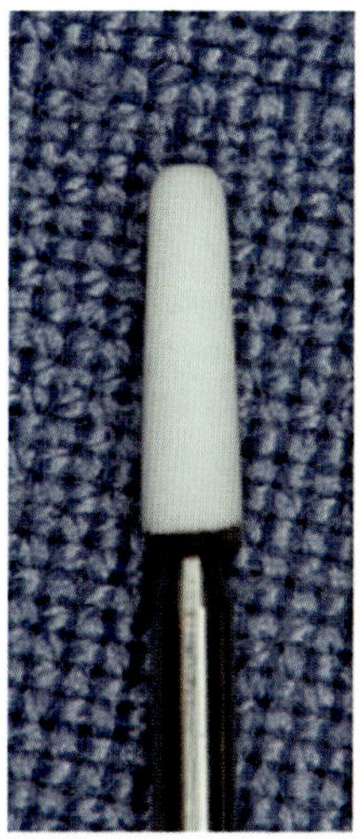

그림 ⑥ #44 화이트포인트의 모서리를 그림처럼 둥글게 다듬어 치은연하에 사용하면 내연상피의 출혈을 둥글지 않은 것을 사용할 때보다 줄일 수 있다.

치은을 훼손하지 않는 형성법 ②

보조기구의 응용

치은을 훼손하지 않고 치은연하에 형성하는 방법 중에 보조기구를 사용하는 방법이 있다. 보조기구는 압배사, Shavell Protector, Gingival Protector 등이 있다. 아래에 소개한다.

압배사를 사용하는 방법(그림 ①~④)

치은연상 형성을 종료한 시점에 압배사를 삽입하고 치은구를 살짝 개방한 상태에서 치은연하에 형성한다. 이때 치은구도 열리지만 동시에 변연치은의 위치가 내려간다. 압배사를 삽입할 때 치주인대가 끊어지지 않을 정도의 힘을 가하면서도 약간 강하게, 실로 결합조직성 부착의 시작점을 명시한다는 생각으로 삽입한다(실의 도달점이 상피성 부착과 결합조직성 부착의 경계에 오도록).

또한 삽입하는 실은 압배할 때처럼 보풀이 적은 견사를 사용한다(p20 참고). 실을 삽입한 직후에는 압배사를 눈으로 확인할 수 없지만 치은연하로 형성을 진행해가면 실이 드러난다. 그러나 이 시점에 버의 선단과 실이 접촉해 실이 버에 말릴 수 있으므로 주의한다. 버를 절삭효율이 좋은 up-cut 방향으로 회전시키면 실이 버에 말리지 않는다. 지대치에 대해 시계반대방향으로 버를 조작하면 up-cut 방향이 된다(p62 참고).

프로텍터를 사용하는 방법

변연치은을 내리면서 지대치 형성해 버가 치은에 닿지 않도록 하는 기구가 있다. 대표적인 제품이 Gingival Protector(그림 ⑤⑥)와 Retractor Guard(Shavell Protector: 그림 ⑦)인데 지대치 형성 중에 터빈헤드를 쥔 반대쪽 손으로 조작해야 하므로 술자에게 어느 정도의 숙련이 필요하다. 특히 입술을 배제하기 힘든 환자는 치과위생사 손을 빌려 입술을 젖히지 않으면 형성하기 어렵다. 따라서 젖히기 힘든 구치부 영역 대신 주로 전치부에 사용한다. 그러나 변연치은을 확실하게 내려 형성하기 때문에 치은에 거의 상처를 남기지 않는 장점이 있다. 다만 치은이 지나치게 얇거나 두꺼운 인접면에 걸친 치간유두영역에는 사용이 어렵고 하악전치처럼 치관폭경이 좁은 경우에도 기구 크기가 커져 사용할 수 없다. 모든 증례에 적용할 수는 없으므로 이런 프로텍터 대신 치은압배기나 큰 spoon excavator 날을 둥글게 다듬어 사용하면 좋다.

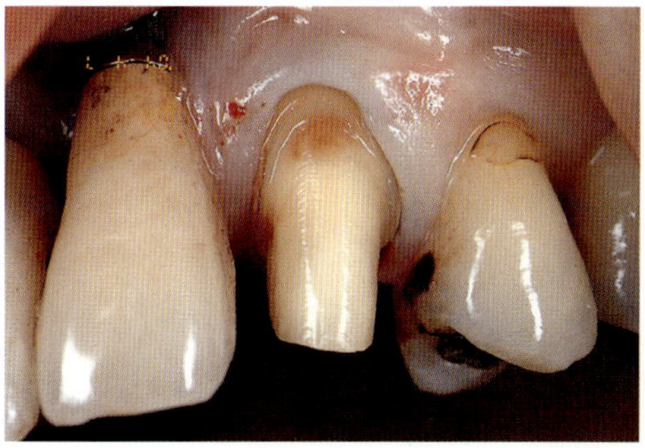

그림 ①

그림 ①② 치은연상 형성을 종료하고 압배사를 삽입한 상태. 압배사는 상피성 부착의 가장 근첨에 가까운 부위, 즉 결합섬유성 부착의 시작점까지 삽입할 계획이다.

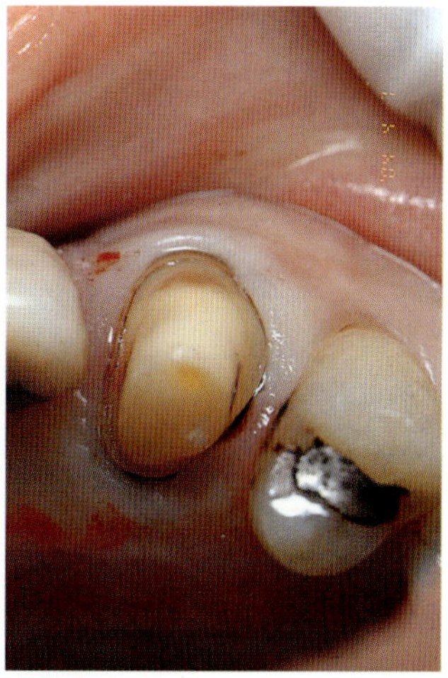

그림 ②

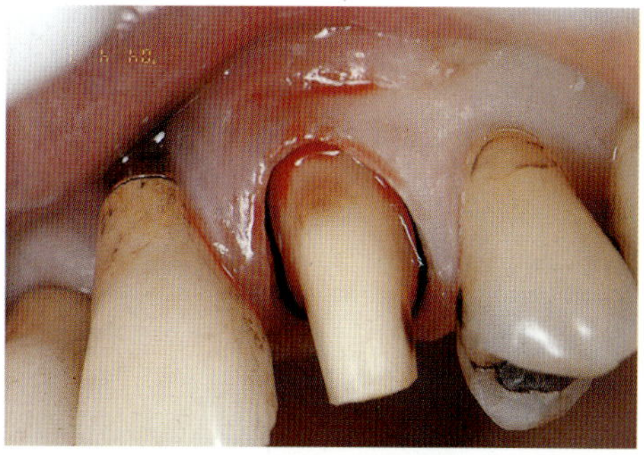

그림 ③ 지대치에 대해 시계반대방향으로 터빈헤드를 회전시키는 up-cut motion으로 형성하면 삽입된 실이 버에 말리지 않는다. 치은연하에서 서서히 실이 보이는데 출혈을 최소화할 수 있다.

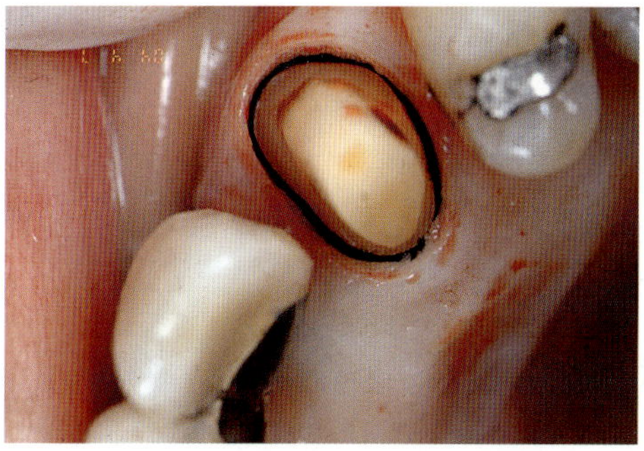

그림 ④ 실이 완전히 보이면 형성을 종료한다. 치아색과 대비되는 검정색 실을 사용해 형성한계와 마진의 폭이 확실하게 보인다. 출혈이 거의 없다.

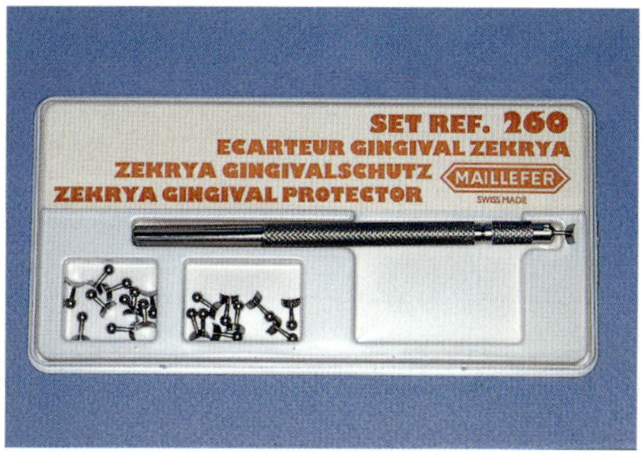

그림 ⑤ MAILLEFER의 Gingival Protector는 치은연하 형성용으로 만들어진 보조기구이고 치은 커브의 강약을 고려해 2종의 어플리케이터를 선택할 수 있다.

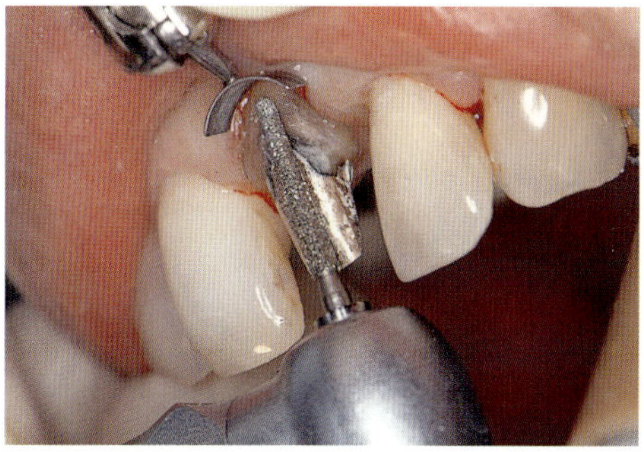

그림 ⑥ Gingival Protector로 치은연하에 형성하는데 0.5mm 정도는 치은을 내릴 수 있다. 물론 형성 중 치은에 상처를 남기지 않는다.

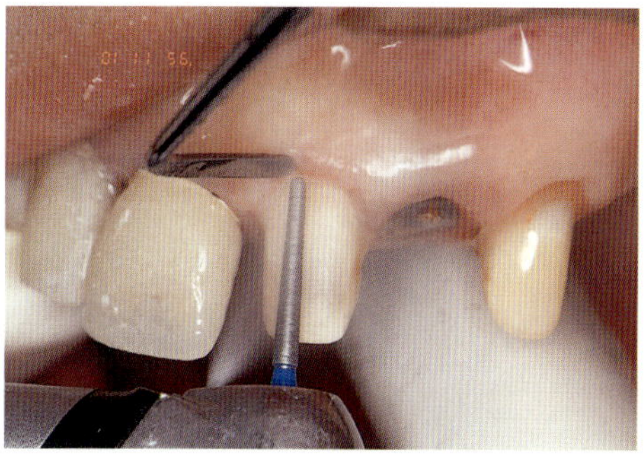

그림 ⑦ 치은연하 형성에 사용하는 Retractor Guard(ATD Japan). 치은에 상처를 주지 않고 연하 형성이 가능하다. 심미치과에서 유명한 Harold Shavell 선생이 개발해 Shavell Protector라고도 부른다.

임상 기법 50-32

양치질 압력이 관리의 요령

관리의 중요성

예방적 관점에서 마진을 치은연하에 설정하기도 하는데 무엇보다 심미적 관점이 중요하다. 따라서 술후에 마진이 노출되지 않고 가능하다면 10~20년 정도 마진의 노출을 예방하고 싶다. 바꿔 말하면 '치은퇴축을 예방한다'이다. 치주질환을 제외한 치은퇴축의 원인으로 교합, 과한 양치질을 꼽을 수 있는데, 기본적으로 치료를 종료한 시점에는 전자의 문제가 해결되므로 과한 양치질의 예방이 중요하다. 교합에 기인하는 abfraction 진단을 종료했다는 전제하에 다음의 내용을 진행한다.

과도한 양치질은 치은을 퇴축시킨다

환자가 시간을 들여 꼼꼼하게 양치한다면 술자 입장에서 고마운 일이지만 반대로 양치질이 과했을 때 예상되는 부작용도 생각해야 한다. 예상 가능한 부작용에는 치경부 마모, 치은퇴축이 있고, 모두 블랙마진과 관련이 있는 치경부 부근에서 발생한다. 교합력에 의한 응력집중, 치주질환 문제도 원인이 되지만 임상에서는 그것만 가지고 설명할 수 없는 마모, 퇴축이 발생한다.

그래서 또 다른 요인이 될 수 있는 과도한 양치질의 존재를 술자가 빠른 시기에 인식하고 개선해야 한다. 치경부 마모나 치은퇴축이 심한 환자는 단단한 칫솔을 사용해 힘을 주면서 큰 스트로크로 치경부 부근을 닦는 경우가 많다. 또한 많은 양의 치약을 사용하는 환자도 많고 이런 습관이 단독 혹은 복합적으로 출현해 치경부 부근에 다양한 문제를 야기한다고 생각한다. 술자는 환자에게 문제점을 설명하고 개선을 위해 노력하지만 환자가 갑자기 힘을 주거나 무의식적으로 힘을 주어 닦기 때문에 설명만 해서는 개선에 큰 효과가 없으므로 인내심을 갖고 지도하고 구체적인 목표 값을 제시한다.

적절한 양치질 압력은?

그렇다면 양치질 압력의 구체적인 목표 값은 어느 정도가 좋을까? 연구자마다 다른데 약 100~150g이 적절하다고 생각한다.

최근 저자의 의원에서도 목표 값을 구체적으로 제시하기 위해 주방용 저울에 칫솔을 대고 힘을 측정해 목표 값 범위에 들어가도록 하는데, 많은 환자는 이 값보다 2배 이상 힘을 주어 닦고 있었다. 힘을 주지 말라는 설명만으로는 힘 조절이 어렵다는 것을 깨달았다.

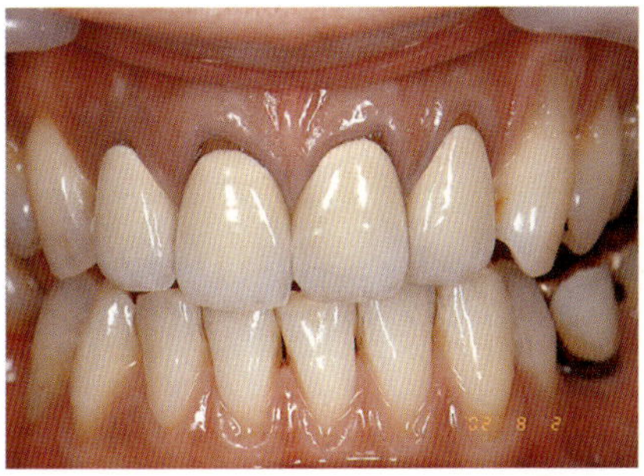

그림 ① 환자는 블랙마진을 호소하며 내원. 치은퇴축은 자연치 하악 전치에도 보였다. 양치질 압력을 측정했더니 약 400~500g이었고 단단한 칫솔을 사용하고 있었다. 부드러운 타입으로 교체하고 압력을 내려 스트로크를 작게 해 닦도록 지도했다.

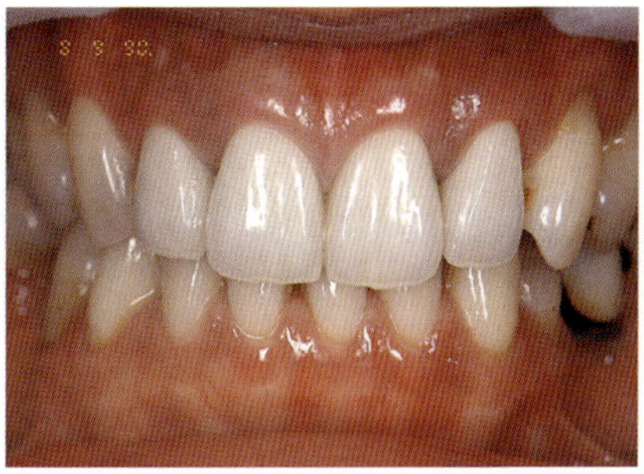

그림 ② 마진을 치은연하에 넣었는데도 4년 후 치은이 두꺼워지고 건강해졌다. 이 시점에 환자는 양치질의 중요성을 인식했다.

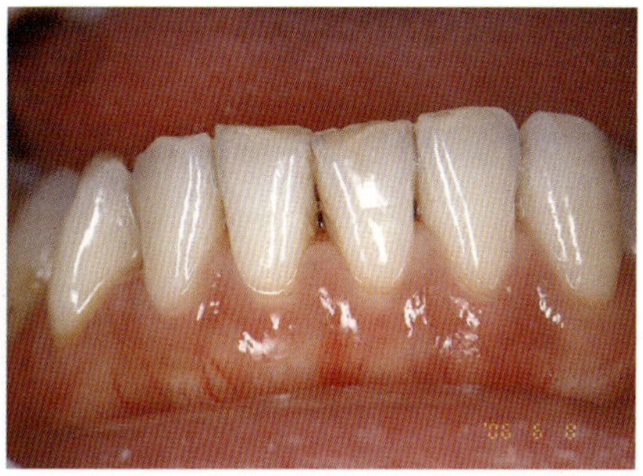

그림 ③ 같은 시기 자연치인 하악 전치도 초진 시 있던 틈새(cleft)가 치유되고 노출됐던 시멘트질이 치은으로 덮였다.

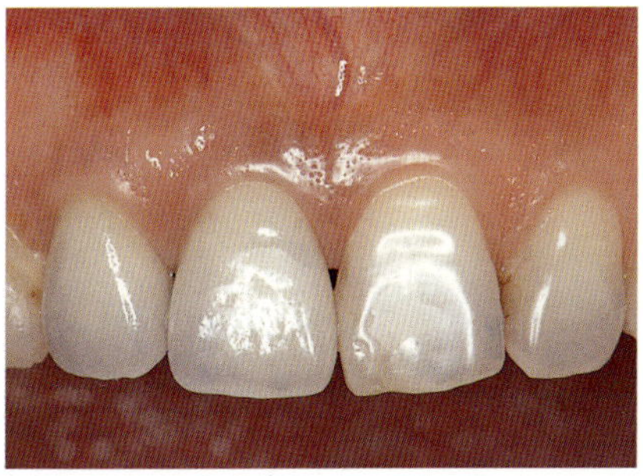

그림 ④ 1990년에 #12, 11에 PFM crown을 장착한 환자. 이 무렵에는 양치질 압력까지 생각하지 않았고 스트로크 크기는 지도했다.

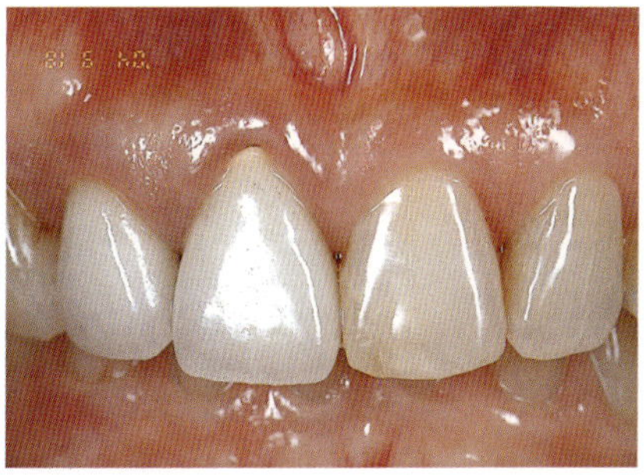

그림 ⑤ 1년에 1~2회 내원했는데 14년 후 내원했을 때(2004년) #11의 치은이 퇴축경향을 보였다. 양치질 압력에 문제가 있다고 진단해 다시 지도했더니 양치질 압력이 300~400g이었다. 환자는 압력의 개선을 순순히 받아들였다.

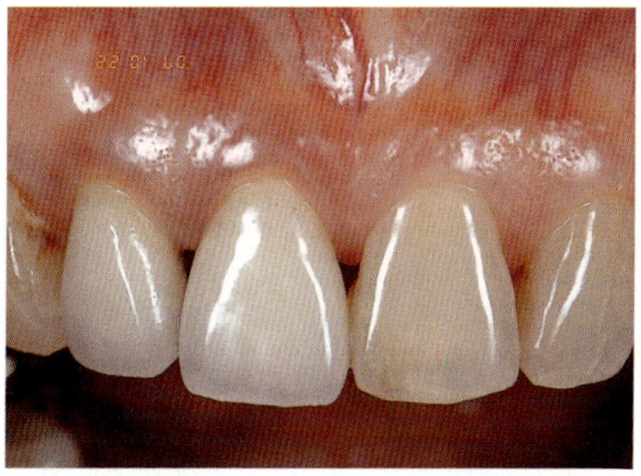

그림 ⑥ ⑤로부터 3년 경과, 보철물 장착 후 약 17년 경과(2007년). 퇴축한 치은이 거의 원상복귀됐는데 초진에 비해 #11이 정출 경향을 보였다. 자연치보다 보철물 상의 치은이 더 잘 퇴축되는데 이 증례는 양치질 압력을 조절해 보철물 상에 치은이 재생되었다.

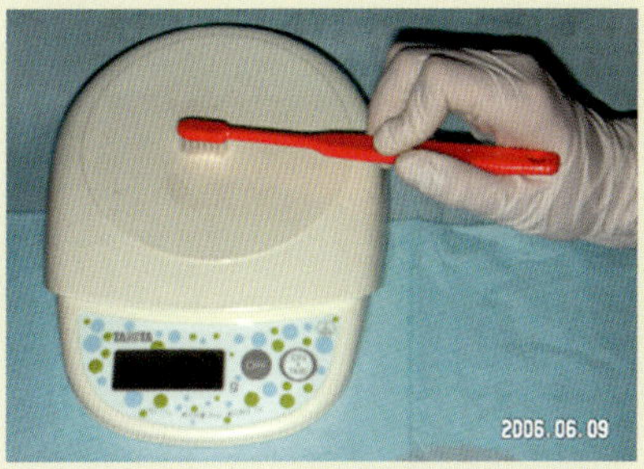

① 저울 위에서 구강 내 양치 상황을 재현하게 한다.
② 평균값을 구한다.
③ 100g이 되도록 저울 위에서 양치하게 한다.

그림 ⑦ 양치질 압력을 측정하는 방법.

치은 패턴에서 예후를 판단한다

변연치은이 두꺼우면 마진을 치은연하에 설정해도 형성, 인상 후 손상이 적고 치료가 쉽다. 또한 치료 후에도 치은상에 변색 치근이 투과하지 않고 심미적으로 안정적인 예후를 기대할 수 있다. 반대로 치은이 얇으면 치료순서가 복잡해질 뿐만 아니라 예후에 치은퇴축이라는 문제도 발생한다. 이렇게 치은의 두께는 술후에 영향을 미치므로 술전에 개략적인 진단이 필요하다. 치은을 진단할 때 아래 내용을 참고한다.

Scalloped-thin과 Flat-thick의 특징(그림 ①~④)

Ochsenbein과 Ross는 변연치은의 커브가 강한 scalloped-type과 직선적인 flat-thick으로 분류했는데, 이후 Weisgold는 전자는 치은이 얇고 후자는 치은이 두꺼운 경향을 보이는 데 착안해 scalloped-thin, flat-thick로 세분하고 치은 진단을 pattern화하였다. 그래서 초진 시 협측면에서 치은을 진단하면 치은의 두께를 어느 정도 예측, 진단할 수 있다. 특징을 정리하면 아래와 같다.

- **Scalloped-thin의 특징:** ① 변연치은이 얇다. ② 치경부 풍융이 약하고 치근부와 경계가 선명하지 않다. ③ 접촉영역이 절단 부근에 있고 치간유두가 치축방향으로 길다. ④ 접촉영역이 좁다.
- **Flat-thick의 특징:** ① 변연치은이 두껍다. ② 치경부 풍융이 강하고 치경부 경계가 선명하다. ③ 접촉영역이 넓고 치은방향으로까지 확대된다. ④ 치간유두가 낮다.
- **Over contour crown을 장착하는 경우:** ① Scalloped-thin에서는 염증이 잘 생기고 치은이 퇴축된다. ② Flat-thick에서는 치은발적과 pocket depth가 증가한다.
- **Under contour crown을 장착하는 경우:** ① Scalloped-thin에서는 치은염증이 적고 변연치은이 롤 모양이 되거나 creeping을 일으킨다. ② Flat-thick에서는 염증이 잘 생기고 치은이 발적해 스폰지 모양이 된다.

(참고) 저자는 scalloped-thin의 under contour crown에서 일어날 수 있는 creeping을 염두에 두고 술후 안정을 도모한다.

치은두께(표 ①)

Scalloped-thin과 flat-thick의 치은 두께는 Olsson이 보고한 내용을 참고한다. 대표 값은 상악 중절치의 치은연하 1mm 해당부에서 scalloped-thin은 1.30mm이고, flat-thick은 1.48mm다. 그러나 이 값의 차이에 대해서는 임상가가 판단해야 한다. 최근에는 안정적인 치은두께의 관계를 1 : 1.5라고 하는데(그림 ⑤) 이 값에서도 그것을 읽을 수 있다.

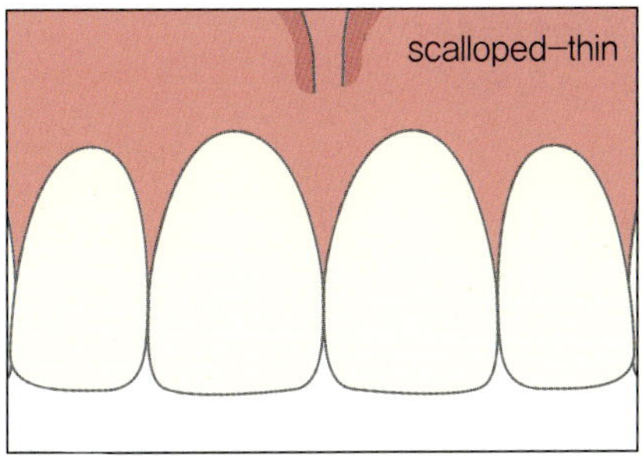

그림 ① 이 타입은 치은이 얇아 치근 형태가 치은에 부각되는 듯한 인상을 받는다. 치은의 수직적 높이가 다르다. 가리비가 연속 배열된 듯한 형태를 scalloped design이라 부르고, 부채꼴 모양이라고도 부른다.

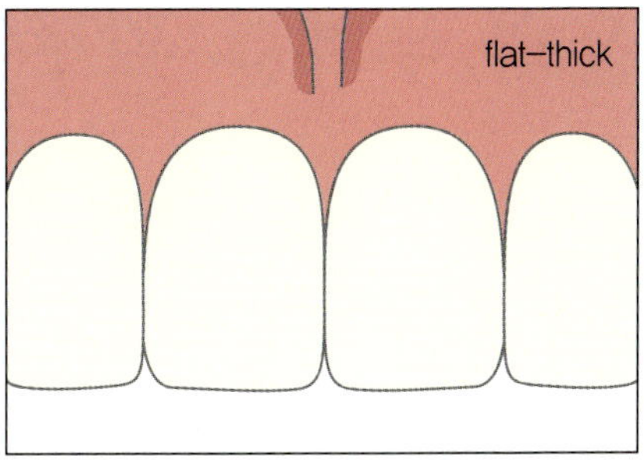

그림 ② 이 타입은 협측의 두꺼운 치은 또는 골 때문에 치근이 설측 또는 구개측에 위치하고, 치아 형태를 감춘 변연치은의 연속이라는 인상을 받는다. 따라서 연속된 치은선은 수직적으로 평탄하다.

저자의 의견

Scalloped, flat이 원래 존재할지 모르지만 치아가 협측 부근 아니면 설측 부근 어디에 위치하느냐에 따라 변연치은의 커브는 달라질 수 있다. 따라서 치은 pattern을 진단하려면 치아의 협설적 위치도 파악해야 한다. 측절치의 설측전위에서 흔히 볼 수 있다. 특히 치아 형태가 flat pattern이 아닌데도 변연치은이 flat pattern을 보인다. 이렇게 협설적 위치도 진단이 중요하다. 또한 몽골로이드에 속하는 일본인의 경우 골격이 서양인에 비해 scalloped pattern이 많고 flat 타입은 적은 거 같다.

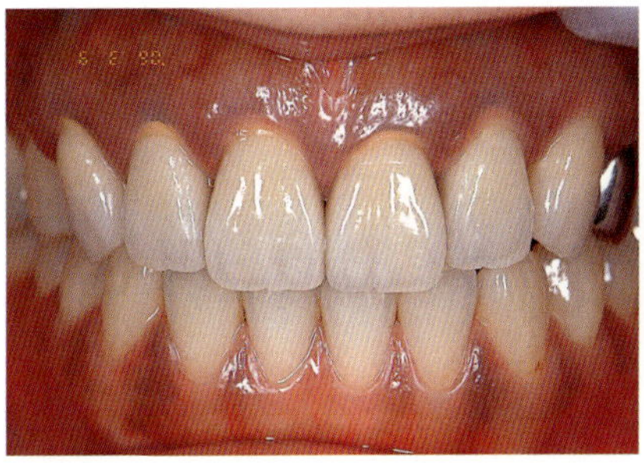

그림 ③ Scalloped-thin 환자에게 PFM crown을 장착하고 약 10년 경과. #12과 #13의 치은에 치근 그림자가 보인다. #21에 치은퇴축이 있다. 그러나 문제가 될 정도는 아니다.

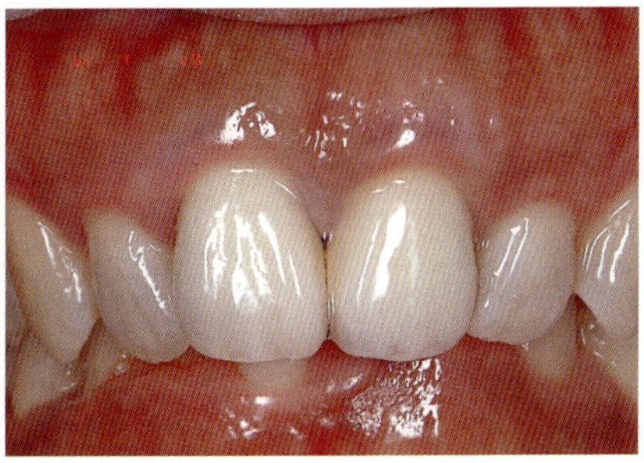

그림 ④ Flat-thick 환자에게 똑같이 #11, 21 PFM crown을 장착하고 17년이 경과된 상태. 치은퇴축 및 치근색 투과가 없고 안정적이다. 그러나 이런 환자는 거의 드물다.

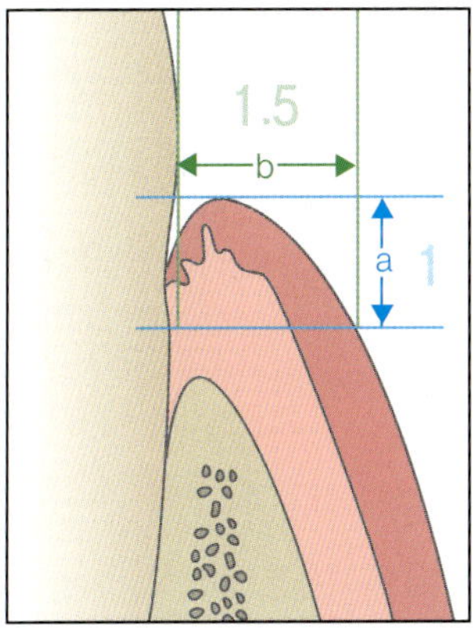

그림 ⑤ a : b가 1 : 1.5인 경우 치은이 안정적이라는 의견이 있다.

표 ① 치은 두께와 최대풍융부의 위치

		중절치	측절치	견치
치은 두께[1]	Scalloped	1.30	1.10	1.06
	Flat	1.48	1.20	1.12
최대풍융부 위치[2]	Scalloped	2.90	2.86	2.87
	Flat	3.11	2.53	2.77

(단위: mm)

1) 치은 두께는 치은연하 1mm 값이다.
2) 최대풍융부는 변연치은에서부터 거리를 나타낸다.

변연치은의 두께를 확보하려면

앞에서 변연치은의 두께 진단이 중요하다고 했는데 치은이 얇은 scalloped pattern이 많은 일본인의 경우 적극적으로 under contour를 부여하는 것이 임상에서 유리하다. Weisgold도 시사하듯 scalloped pattern으로 under contour를 부여했다면 creeping이 진행될 가능성이 있다. creeping은 퇴축과 상반된 현상이므로 보철물 마진의 노출을 방지하는 관점에서 환영할 일이다. 치은연하에 under contour를 부여하려 한다면 크라운 마진 부근의 emergence profile은 S-shape profile을 추천한다. 이 형태(profile)는 치은연하의 over contour를 방지하는 목적이 있고 이 형태에 대응한 임상 보철물에서 creeping과 치은 비후를 볼 수 있다.

◘ 치은 두께가 변화된다고 생각하는 근거

구강이라는 공간은 근육, 골, 인대 등을 중심으로 균형을 유지한다고 생각한다. 이 생각을 대표하는 방법으로 neutral zone에서 의치 공간을 구하는 총의치 제작법과 일반적이지 않지만 Piezography라는 기록법이 있는데 원래 있던 구강 공간을 근육의 힘을 빌려 채득하는 방법이다. 또한 구강 내에 치아결손이 있으면 구강점막은 연하 시 음압을 만들기 위해 결손방향으로 비후되는데 특히 협점막에서 볼 수 있다(결손부에 대항하는 협점막을 관찰하기 바란다). 위의 내용에서 구강 내라는 공간은 음압을 형성하기 위해 또는 공간을 유지하기 위해 균형기구가 작동한다고 추측할 수 있다. 여기에서 볼 수 있는 균형기구와 모든 것이 일치하지 않지만 만약 under contour의 크라운을 장착했다면 변연치은의 비후도 출현 가능성이 충분히 있다. 그리고 이 비후가 구강의 음압형성에 작용한다고 생각한다.

저자의 임상 예만 보더라도 under contour의 크라운은 치은이 치관측으로 이동(creeping)된 후에 치은이 두꺼워지는 현상을 쉽게 볼 수 있다(그림 ①~⑦). 다만 이 비후에 관해서는 중층편평상피의 비후인지 치조상 섬유장치(소위 치은섬유)의 재생인지 확실하지 않지만, 이것과 유사한 현상으로 잔근 주위 변연치은이 비후해 치면을 덮는 예는 많은 임상가가 경험했을 것이다. 또한 치조상 섬유장치의 일종인 치간수평섬유는 세포수의 변화보다 용적의 변화가 더 흔하다는 보고가 있어 흥미롭다(p48 참고).

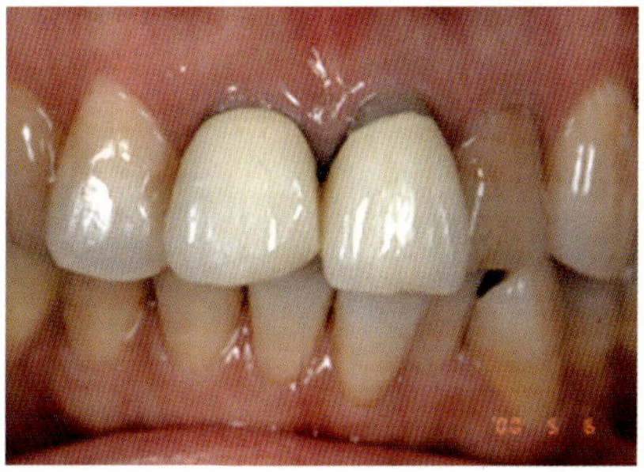

그림 ①

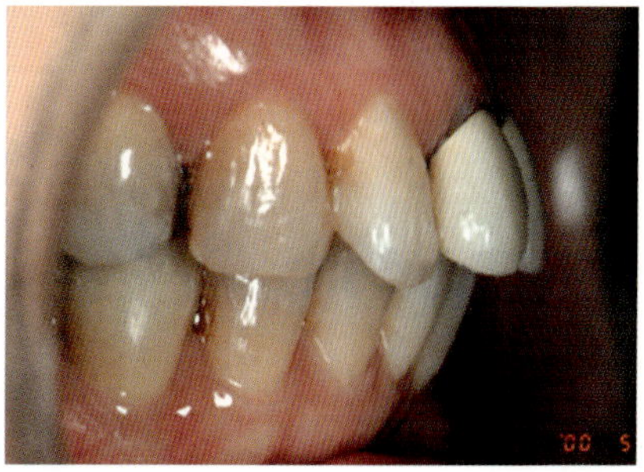

그림 ②

그림 ①② 환자는 10년 전에 순측전이한 #11, 21을 PFM crown으로 치료했는데 노출한 마진과 크라운 형태에 불만을 토로하며 내원했다. 순측전이는 당연히 치은이 얇은 상태다.

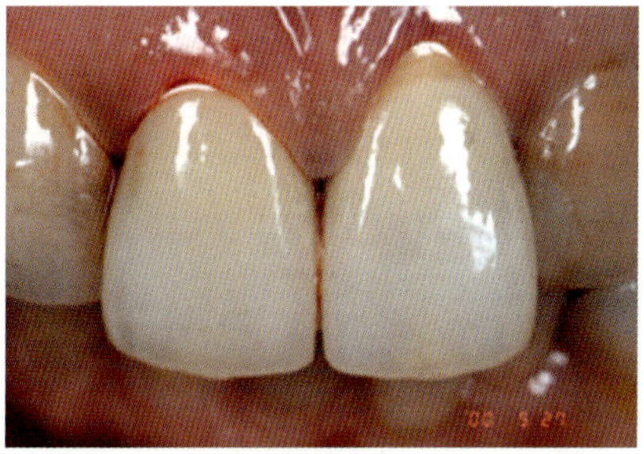

그림 ③ 그림 ①의 치료를 시작한 2000년 5월 6일부터 최종보철물 장착 3주후 5월 27일까지 치은연하 약 2mm에 마진을 설정했고, 인상할 때 상처가 생겨 #21의 치은이 2mm 퇴축했다.

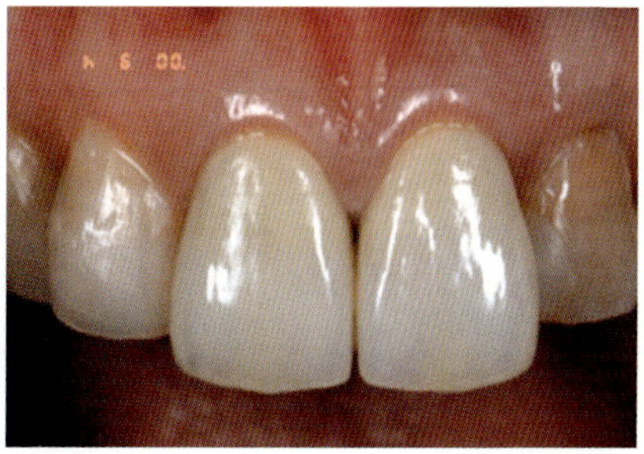

그림 ④ 그림 ③에서 약 3개월 경과. 치은퇴축이 개선되고 #11, 21의 치은 높이에 차이가 거의 없다.

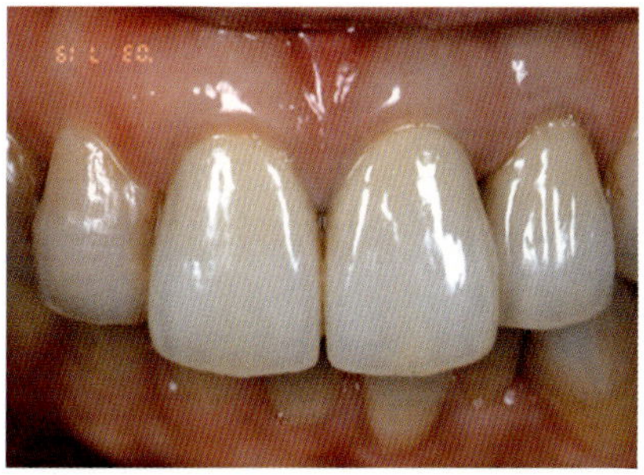

그림 ⑤ 장착 후 3년 2개월 경과. 치은 높이를 유지했고 동시에 치은 두께가 증가했다. 초진 시 얇았던 치은과 확연히 차이가 있다. #11, 21의 치료결과에 만족한 환자는 #22의 변색치 치료를 희망해 PFM crown을 제작했다.

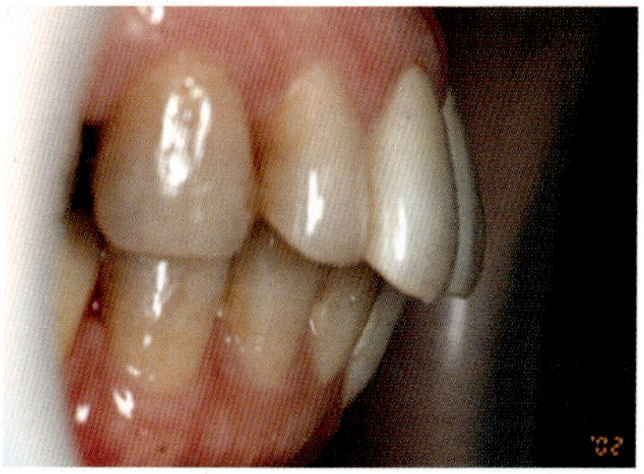

그림 ⑥ 본원에서 새로운 PFM crown을 제작하고 2년 4개월이 경과했다. 치은연하에 마진을 구하고 S-shape profile을 부여해 마진 부근 치은의 두께가 증가한 것처럼 보인다. 적극적으로 치은연하에 약 2mm 마진을 형성했는데도 치은에 풍융이 생기면?

일반적인 오해

변연치은의 비후를 기대하려면 치은연하에 마진을 확실하게 형성해야 한다. 따라서 저자는 치은연하 1mm에 확실하게 마진을 설정할 것을 권장하는데, 임상조작이 번거로울 수밖에 없다. 그러나 치은연하 0.5mm 이내의 삭제량에서 under contour의 크라운을 장착하면 오히려 플라그가 잘 침착되므로 치은연하 삭제량을 확인해야 한다. 또한 치은연하 1mm 영역에서는 접합상피에서 딸세포가 활발하게 재생·갱신되는데 이것도 변연치은의 비후와 관련성을 시사한다.

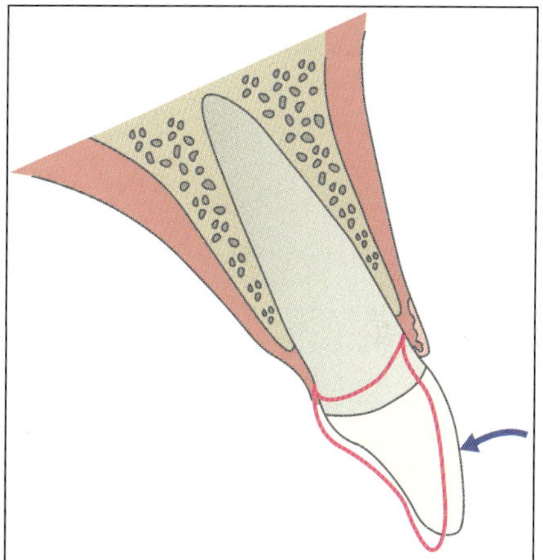

■ 검은 선을 붉은 선으로 변경하듯이 치료했다. 즉 치은연하 마진 설정이 가능한 극한까지 마진을 가져가 그 위치에서 S-shape profile과 under contour를 부여하면 이차적으로 치은 두께를 확보할 수 있고 결과적으로 술후 안정성을 확보할 수 있다. 그 결과 교합하지 않은 #11, 21을 하악 전치와 접촉시킬 수 있다.

그림 ⑦ 이번 증례에 사용한 테크닉.

지대치 형성 시 형성량이 부족한 영역은?

구치부에서 형성량이 부족한 영역(그림 ①)

구치부는 중심와의 형성량이 부족하다고 알려져 있다. 왜냐하면 해부학적으로 관찰했을 때 이 부위가 원래 깊기 때문에 형성 시 많이 삭제했다고 착각하기 때문이다.

또한 일반적으로 사용빈도가 높은 taper가 있는 다이아몬드 버를 사용했을 때 선단부보다 shank에 가까운 자루 부위가 더 두껍기 때문에 원주관계상 같은 일회전에서 깎이는 양이 자루 부분에서 증가하고, 교두정 부근은 중심와보다 삭제량이 증가돼 결과적으로 교합면이 평탄해지는 것도 하나의 이유가 될 수 있다. 중심와의 삭제량이 부족하면 기공물의 선택과 제작과정에 제한을 받는다. 치과기공사는 이런 제한을 자주 받는다. 이상적인 수복재료를 사용해 수복물의 강도를 얻으려면 와 부분을 확실하게 삭제하는 것이 중요하다.

Transitional Line Angle(그림 ②)

전치, 구치에 관계없이 축면이고, 삭제량이 부족해지기 쉬운 곳은 transitional line angle이다. 이행부를 표현하는 용어인데 여기에서 이행부란 4개의 우각, 즉 근원심부와 협설측부 이행부를 말한다.

이곳의 삭제가 부족해지는 원인은 근원심부, 협설측부면의 삭제를 버의 두께를 중심으로 가르치지만, 우각부에 대해서는 구체적으로 제시하지 않고, 제시하더라도 이행적 정도로 표현하는 데 기인한다고 생각한다. 바꿔 말하면 우각부는 우각 특징이나 만곡 특징이 복잡해 guide groove를 표시할 수 없다. 또한 우각부는 인접치에 방해를 받아 시야확보가 힘든 것도 transitional line angle의 삭제량이 부족해지는 한 요인이다.

임상에서 이 부분의 삭제량이 부족하면 over contour의 crown을 장착하게 되고 나아가 인접면 영역의 청소성을 떨어뜨리므로 삭제량을 충분히 확보해야 한다.

변연치은 최하점(그림 ③)

전치부를 형성할 때 변연치은 최하점의 삭제부족 경향에 주의해야 한다고 해설했는데 이 경향은 전치부만이 아니라 구치부에서도 일어난다는 지적이 있었다. 역시 버를 조작하는 일련의 동작이 어렵다는 데 그 원인이 있다. 그러나 치은연상이나 치은정연에 마진을 설정하는 경우 이런 문제가 잘 발생하지 않는 것도 사실이고, 부족 경향은 마진의 깊이에 비례하고 마진 설정위치에 의존하는 특징이 있다.

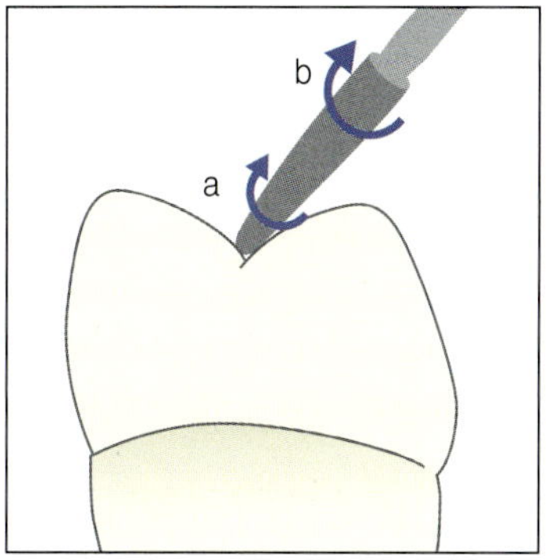

그림 ① 구치부 교합면의 fossa와 groove는 상상 이상으로 깊다. Taper가 있는 다이아몬드 버를 중심와 부근에 대면 중심와는 삭제부족이 된다고 알려져 있다. 이것은 위의 해부학적 특징에 의한 영향과 함께 버의 선단부(a)와 자루 부분(b)의 원주속도를 비교하면 두꺼운 b부분이 더 빠르고 결과적으로 많이 삭제되는 데 그 원인이 있다.

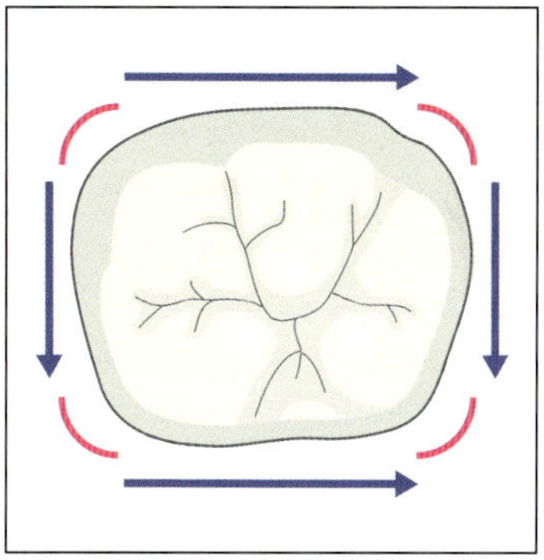

그림 ② 지대치 형성은 협(순)측면, 설(구개)측면, 근심면, 원심면 삭제가 기본이라고 가르치는 경우가 많다. 그 결과 각 면의 이행부인 우각부(붉은 색으로 표시)가 네모지게 되고 삭제가 부족해진다. 또한 시야 확보가 곤란한 것도 삭제가 부족해지는 원인이 된다.

임상 힌트

인접면 삭제와 Taper 각도의 관계(그림 ④)

일반적으로 인접치를 손상시키지 않으려고 인접면의 taper 각도를 극도로 강하게 하는 경향이 있다. 특히 구치부의 근심면 taper가 강해지는 경향이 있다. 원심면에서도 교합평면에 대해 근심면과 동등한 taper 각도를 부여했다고 해도 치축이 근심을 향해 있기 때문에 치아 단위로 보면 taper 각도가 극도로 강해지는 경우는 없다. 저자는 taper 각도가 강해지는 것을 회피하기 위해 특히 근심 인접면 삭제 시, 처음부터 치은연하에 마진을 설정하는 경우가 있으므로 그림 ④를 참고했으면 한다. Taper 각도가 강한 지대치 형성은 크라운의 탈락을 초래하기 때문에 최종적으로 인접치 사이의 폭이 어느 정도일지 고려하여 터빈 버의 선택을 하여야 한다.

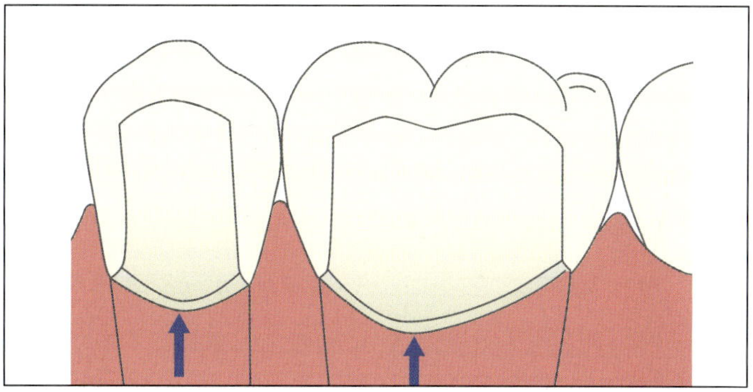

그림 ③ 구치부도 전치부처럼 치은연하에 형성했을 때 변연치은의 커브, 즉 scallop form의 최하점 삭제량이 감소하고 지대치의 마진라인은 커브가 약한 직선이 된다. 전치부에 비해 변연치은의 커브가 약한 구치부조차 치은연하 마진이 직선 경향을 보이므로 치은연하 형성이 얼마나 어려운지 미루어 짐작할 수 있다.

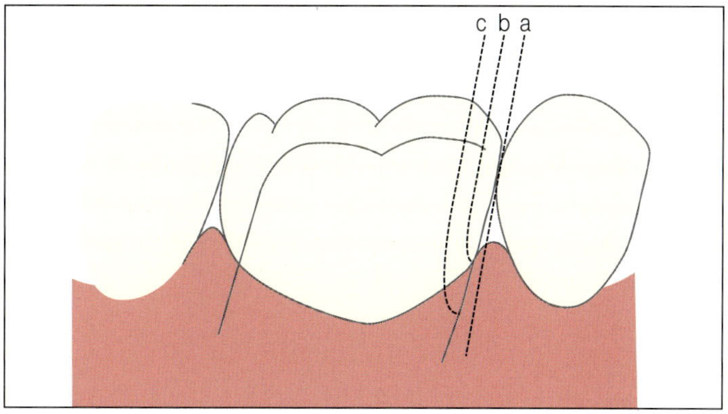

그림 ④ 이 그림에서 알 수 있듯 치은정연의 인접면은 a와 b의 폭 범위에 들어가는 버를 사용해 형성해야 하는데 치은연하에 형성하면 폭이 더 넓은 a~c 범위에서 버의 두께를 선택할 수 있다. 따라서 인접치 손상을 고려하면 정연 마진에서는 taper가 강한 형성이 되기 쉽고 반대로 연하 마진에서는 적절한 taper를 부여하기 쉽다는 것을 알 수 있다.

시멘트 합착 시 주의사항 ①

방습의 중요성

이번에는 특히 레진계 시멘트 이외에 글래스아이오노머, 인산아연시멘트, 카복실레이트시멘트 등을 응용했을 때 공통된 주의사항을 소개하려고 한다. 특히 저자는 치은연하 마진을 임상에 적극적으로 활용하므로 시멘트 제거가 곤란한 레진계 시멘트는 사용빈도가 낮다.

방습(그림 ①~③)

기본적으로 모든 합착용 시멘트는 어느 정도 건조 상태에서 사용할 필요가 있다. 보통 초기 경화할 때 다량의 수분에 접촉하는 것은 바람직하지 않다. 구강 내 수분이라고 하면 주로 타액과 치은구 내 침출액인데 완벽하게 조절하기 어렵다. 특히 치은구에서 나오는, 호중구를 주체로 하는 침출액을 완전히 조절하는 것은 불가능하다. 러버댐 방습도 치은연하 마진 보철물에 거의 효과가 없다. 저자는 방습에 관해 아래 세 가지를 주의한다.

① 시멘트 합착 직전까지 지대치에 보스민 면사를 감아 출혈을 방지한다.

② 구강 내에 보철물을 운반할 때를 제외하고 구강 내 흡입기로 타액을 흡입한다. 장착할 때도 흡입기를 넣고 합착하는 순간에만 흡입을 멈춘다.

③ 구강 내에 보철물을 장착하자마자 과잉 시멘트에 바세린 등의 분리재를 도포하고(이때 흡입기를 뗀다) 수분이 시멘트에 침투하지 않도록 한다. 또한 시멘트 합착할 때 방습은 전치에서 구치 순으로 진행하고, 하악으로 갈수록 곤란하므로 특히 하악 구치부 방습에 주의한다. 또한 치과위생사의 흡입기 조작도 중요하다. 반드시 지켜야 할 원칙이라면 시멘트가 타액에 접촉했을 때 작업을 중지하고 처음부터 합착을 다시 진행하는 것이다.

그래도 출혈과 침출액이 있다면(그림 ④~⑧)

최종보철물을 장착할 때 침출액과 출혈의 문제는 장착한 provisional restoration의 적합정밀도에 기인하는 경우가 많다. 즉 부적합한 provisional restoration을 장착했거나 표면성이 매우 불량한 provisional restoration을 장착했을 때 그것을 제거한 시점에서 자연출혈이 관찰되기 때문이다. 이런 증례는 최종보철물을 가착한 후에 며칠 지나 최종합착에 들어간다. 적합이 좋은 최종보철물을 가착하면 침출액의 감소 또는 출혈이 없는 상태에서 합착을 진행할 수 있다. 또한 provisional restoration의 마진부 시멘트가 wash out(유출되거나 누락되는 것)되어 마진과 지대치의 좁은 틈새에 상피가 침입한 경우에도 전기메스나 레이저로 상피를 제거한 후 가착 조작하고 나서 최종합착에 들어간다.

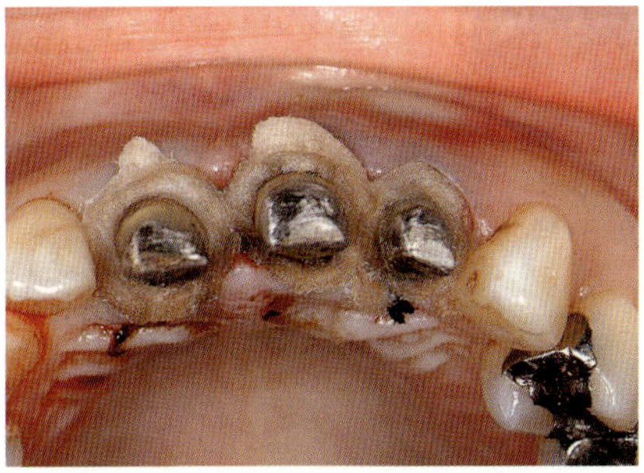

그림 ① 최종보철물 장착 직전에 출혈, 침출액을 저지하기 위해 지대치 주위에 보스민 면사(앞의 면사를 저자는 이렇게 부른다)를 감은 상태. 2~3분이면 충분한 지혈효과를 얻을 수 있다.

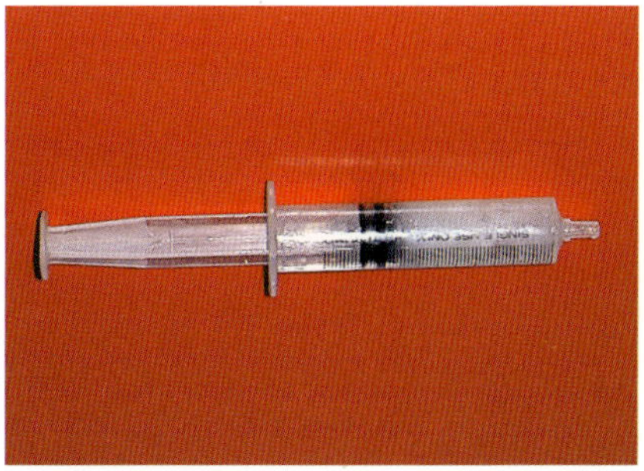

그림 ② 시멘트 합착 직후 구강 내 타액을 격리하기 위해 바세린을 사용하는데 이때 50mL의 일회용 시린지에 바세린을 주입해 두면 편리하다.

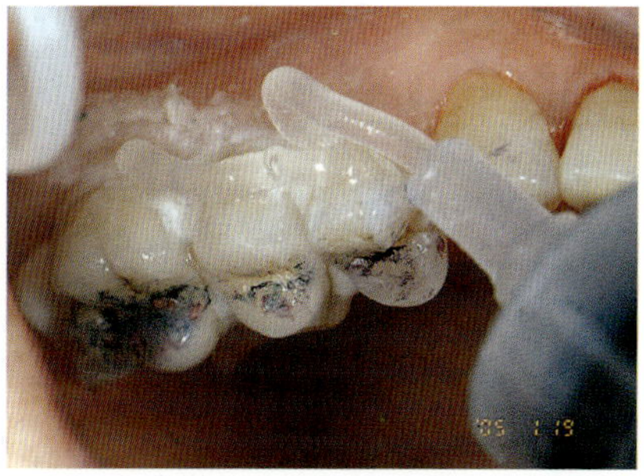

그림 ③ 시멘트 합착 직후 과잉 시멘트를 제거하지 않고 그림 ③에 소개한 시린지로 합착한 보철물 주위에 바세린을 충분히 도포한다(유동 파라핀도 사용 가능).

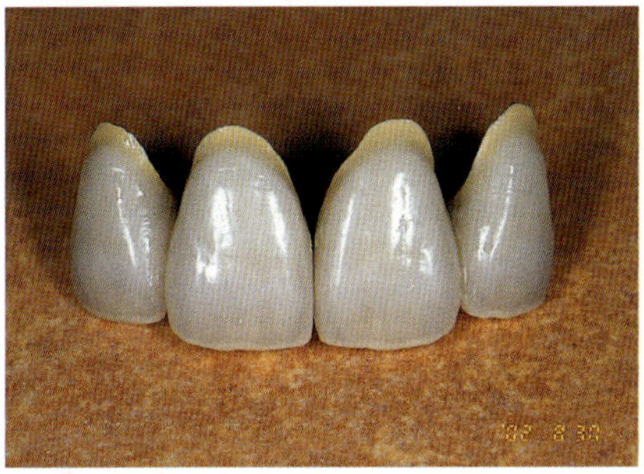

그림 ④

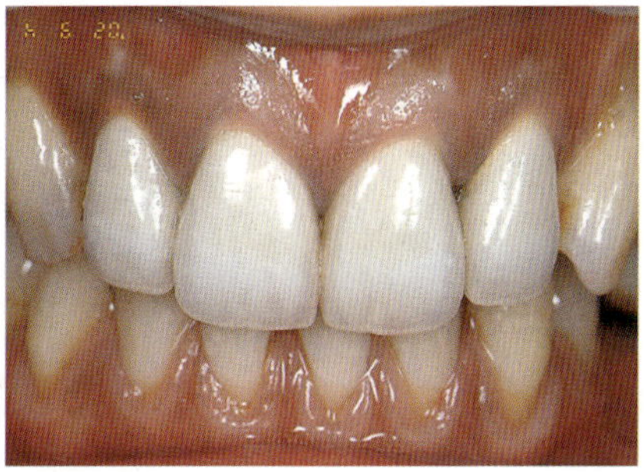

그림 ⑤

그림 ⑤⑥ 완성한 보철물을 5일간 가착하고 재내원한 상태. 보철물 형태를 보면 치근색을 부여한 root effect 부분이 치은 속에 완전히 들어가 있다. 이 보철물은 약 1.5mm 치은연하에 마진이 설정되어 있기 때문에 출혈, 침출액 조절이 어렵다는 것을 알 수 있다.

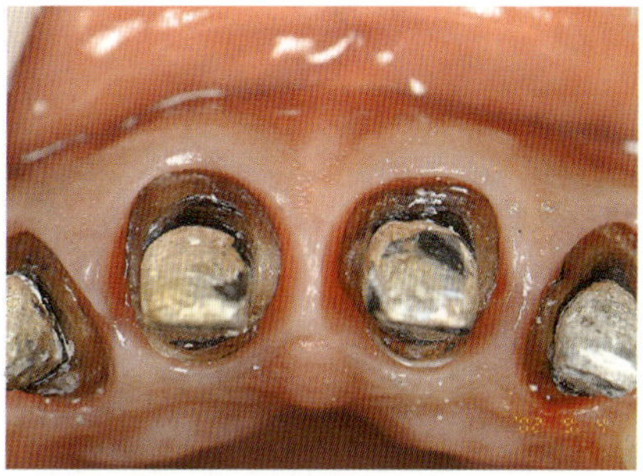

그림 ⑥ 5일간 가착을 종료한 내연상피 상태인데, 보철물이 정확했기 때문에 1.5mm 치은연하인데도 불구하고 출혈이 없고 침출액도 거의 보이지 않는다. 이 상태에서 최종합착을 진행하면 최종 시멘트의 특성을 충분히 살릴 수 있다.

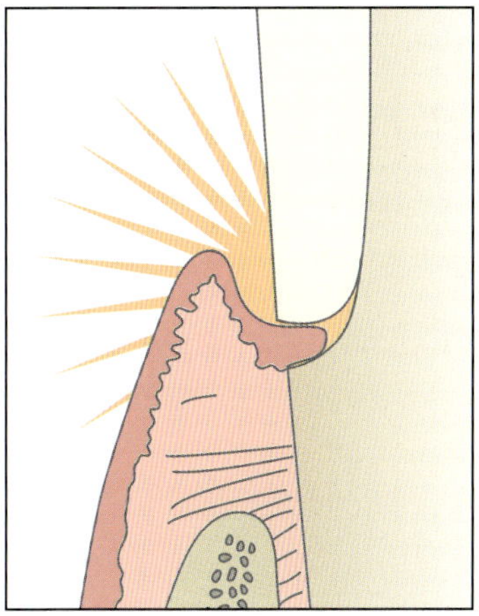

그림 ⑦ 가착 중에 시멘트가 치은연하 마진에서 누락되면 그 공간에 상피가 들어간다. 또한 ovate pontic이 강하게 접촉해 브릿지가 들뜬 경우에도 이런 현상을 관찰할 수 있다(그림 ⑧ 참고).

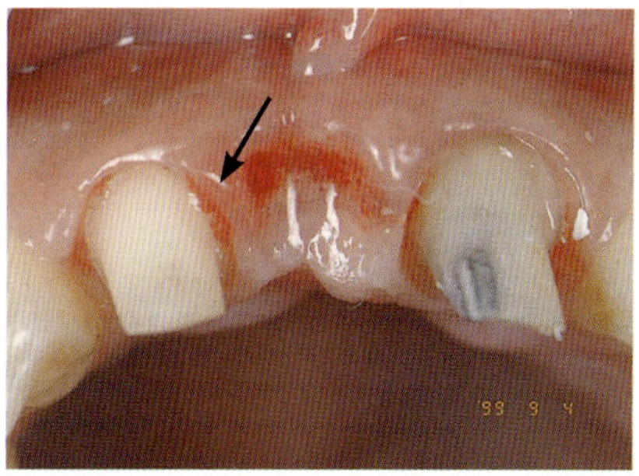

그림 ⑧ Ovate pontic과 인접하는 #12의 근심에 상피의 침입이 관찰된다.

*이 증례는 p113의 임상기법 50-25에 소개한다.

임상 기법 50-37

시멘트 합착 시 주의사항 ②

생활치 합착 시 주의사항

생활치를 합착할 때는 시멘트 페이스트를 연화하거나 크라운 내면에 시멘트를 도포하는 중에 기포가 들어갈 수 있으므로 주의한다. 기포가 발생하면 상아질 표면에 공기층이 형성돼 위해작용을 일으킨다. 이 층은 외부에서 오는 압력을 펌핑하듯이 상아세관에 전달하고 치수에 자극을 가해 치수작용과 치수염을 일으키며, 사강이 되어 세균의 온상이 된다. 시멘트 합착 시 들뜸을 방지하기 위해 마진부에만 시멘트를 도포하는 방법이 있는데 장기적으로 보면 특히 생활치의 경우 기포 발생을 절대 피해야 한다.

기포방지의 주의사항

인산아연시멘트를 연화할 때 시멘트를 유리판에 넓게 펴면 기포를 제거할 수 있는데 지금은 사용빈도가 낮다. 글래스아이오노머시멘트처럼 혼화형은 연화 시 기포가 들어가지 않도록 해야 한다. 최근 흔히 볼 수 있는 페이스트 타입의 시멘트는 기포가 적어 추천한다. 또한 기포는 크라운 내면에 시멘트 페이스트를 주입할 때도 발생되므로 주의가 필요하다. 처음부터 많은 양의 시멘트를 사용하지 말고 소량의 시멘트를 크라운 내면에 문지르듯 주입하고 서서히 시멘트를 추가한다. 이 과정은 신속하게 진행해야 하므로 치과위생사에게 조작의 중요성을 잘 설명한다. 또한 붓이나 충전용 시린지를 사용해 크라운 내면에 시멘트를 채우거나 방습이 가능한 경우 먼저 지대치에 시멘트를 도포하는 것도 효과적이다. 장착할 때 상하로 움직임을 주어 기포를 제거하는 것도 가능하다. 하악 전치처럼 좁고 긴 지대치는 기포가 잘 들어가므로 지대치 형상을 고려해 치과위생사에게 주의를 환기시킬 필요가 있다.

연결부에 남긴 시멘트

결손부를 브릿지로 보철하거나 강도를 높이기 위해 연결할 때 크라운 사이에 연결부가 생긴다. 심미적 요구가 높은 전치부는 연결부, 즉 embrasure(특히 순측면 embrasure)는 개개 치아의 고립감을 표현하기 위해 확실하게 완성한다. 그러나 연결부 embrasure를 확실하게 마무리하면 합착 후 그 곳에 시멘트가 남을 수 있다. 그래서 작업할 때는 기공사에게 마무리 연마를 꼼꼼하게 해 달라고 부탁하는데 진료진도 합착할 때 연결부 인접면에 왁스를 축성하거나 미리 치실을 감아 시멘트를 제거하기 쉽게 한다. 또한 보철물과 같은 색 계열의 시멘트가 남았을 때 요오드팅크를 도포하면 확인하기 쉽다.

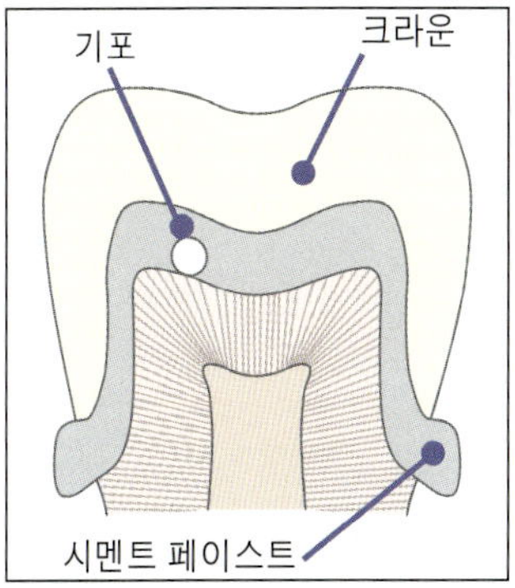

그림 ① 시멘트 페이스트에 기포가 들어가면 상아세관을 매개로 하여 치수에 자극을 가한다.

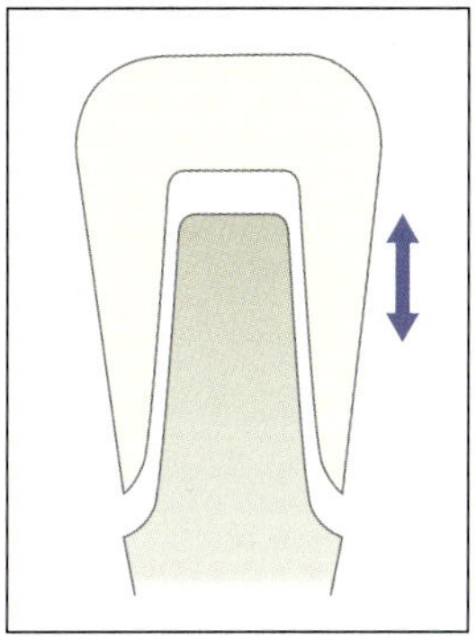

그림 ② 하악 전치처럼 가늘고 taper가 없는 지대치는 시멘트를 합착할 때 상하운동을 주면 기포를 제거하면서 크라운을 장착할 수 있다. 치은출혈이 있고 침출액이 많은 경우는 시멘트에 혈액이나 침출액이 들어갈 수 있으므로 주의한다.

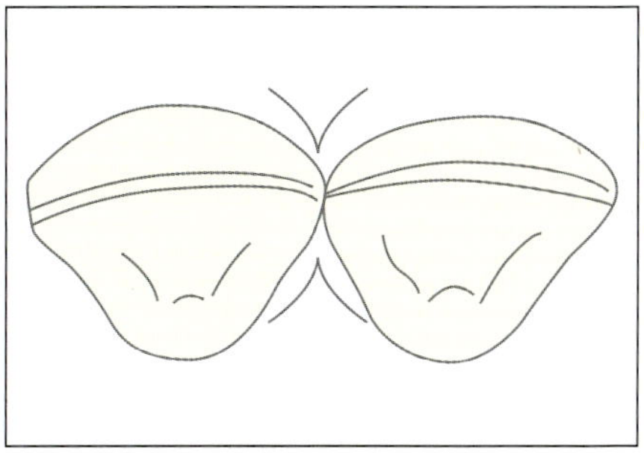

그림 ③ 연결할 때 협측, 설측 embrasure를 확실하게 마무리하면 연결하지 않은 것처럼 독립된 이미지를 연출할 수 있는데, 확실하게 마무리할수록 이 부분에 들어간 시멘트는 제거하기가 어렵다. 레진시멘트는 특히 어렵다.

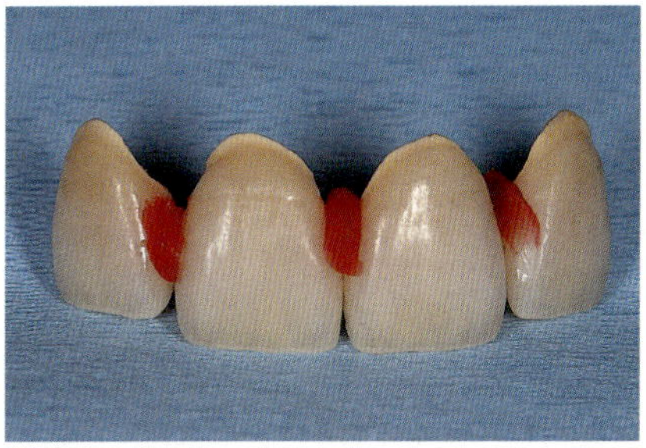

그림 ④ Anterior guidance의 안정을 위해 #12~22를 연결한 PFM crown의 협측 embrasure에 시멘트가 들어가지 않도록 유틸리티왁스를 사용했다.

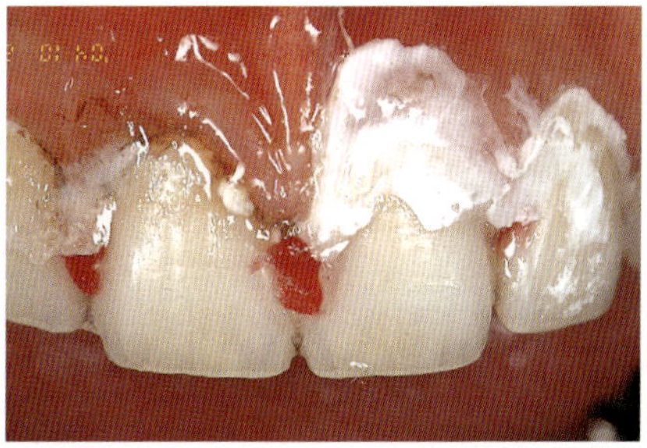

그림 ⑤ 시멘트 합착 후 구강 내 상태. 완전 경화될 때까지 시멘트를 제거해서는 안 된다. #12, 11만 시멘트를 제거했는데 인접부에 시멘트가 들어가지 않았다.

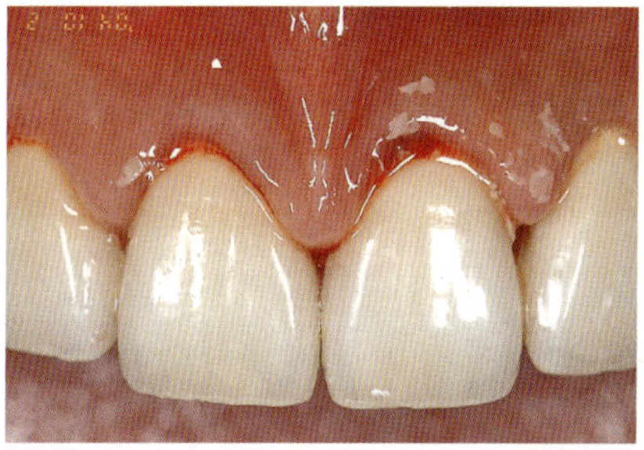

그림 ⑥ 시멘트 합착 당일, 약 20분 후에 시멘트를 제거한 상태. 주위조직이 크라운에 적응하지 않았지만 며칠 지나면 안정된다.

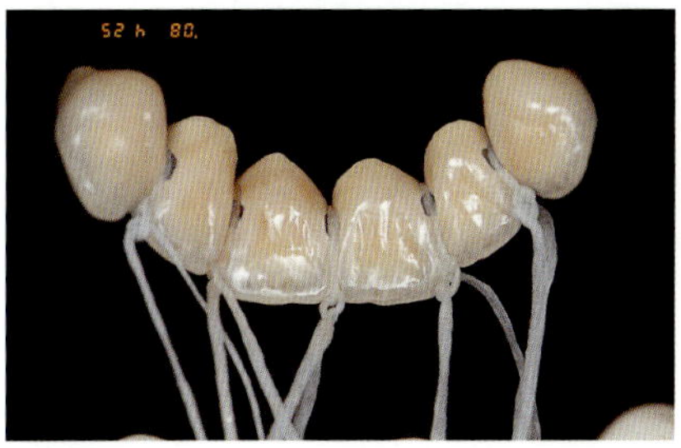

그림 ⑦

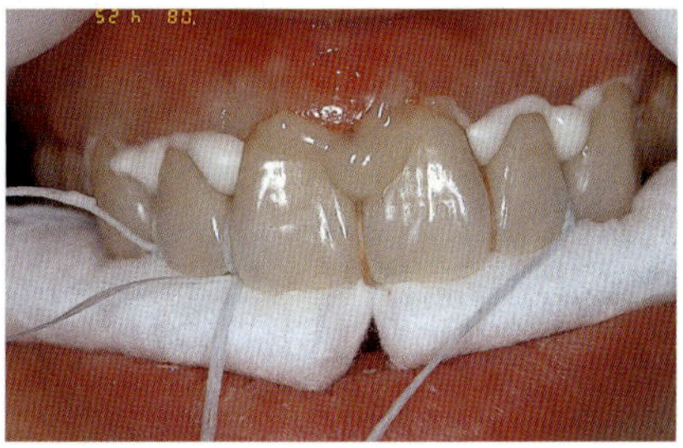

그림 ⑧

그림 ⑦⑧ 연결부가 깊은 곳에 미리 치실을 감고 시멘트를 합착하면 좁은 부위에 시멘트가 남지 않는다.

＊임상 힌트＊

생활치에 크라운을 시적할 때 크라운 온도가 체온에 가까울수록 환자가 느끼는 불쾌감이 적다. 따라서 시적할 때 따뜻한 물을 준비해 물에 적신 후에 시적하는 방법을 권하고 싶다. 마취할 때 마취제를 체온 정도로 따뜻하게 하는 것도 같은 이유이다.

시멘트 합착 시 주의사항 ③

시멘트 제거 타이밍(그림 ①~④)

앞서 설명하듯 시멘트 합착한 경우 완전 경화되기 전에 시멘트를 제거하지 않는 것이 좋다. 즉 완전 경화 전에 제거하면 그 아래 있는 불완전 경화부분에 수분이 들어가 시멘트 성상을 떨어뜨릴 뿐 아니라 남아있어야 할 마진부 시멘트까지 제거할 수 있기 때문이다. 따라서 경화 후에는 제거가 힘들다고 시멘트를 급하게 분리시키면 안 된다. 제거하기 힘들수록 내부에 있는 시멘트 강도를 기대할 수 있어 좋은 결과를 얻을 수 있다. 단 완전 경화라고 말하지만 이공학적 100% 경화와 제조사가 제시하는 경화 시간에는 차이가 크므로 제조사가 권장하는 시간보다 더 여유를 갖고 시멘트를 제거해야 한다. 저자는 시멘트 종류에 관계없이 구강 내 장착 후 10~15분이 지나면 시멘트를 제거하는데 (어림잡아) 시간적 여유가 있다면 30분 정도 기다리면 좋다. 눈에 잘 들어오지 않는 구치부나 일부 인접면은 장착 당일 시멘트를 제거하지 말고 다음날 시멘트를 제거한다. 이렇게 하면 시멘트에 응집파괴가 일어나 시멘트를 남기지 않고 제거할 수 있다. 중요한 것은 시멘트를 서둘러 제거하지 않고 가급적 한 덩어리로 제거하는 것이다.

치은연하 시멘트 제거

치은연하 시멘트를 제거할 때 완벽하게 제거하지 못하는 것이 문제다. 앞에 소개한 술식대로 진행하면 시멘트가 거의 남지 않는다. 다음 내원할 때 탐침이나 끝이 가는 초음파스켈러로 마취하지 않은 상태에서 시멘트의 잔류를 확인하면 치은연하까지 거의 완벽하게 제거할 수 있다. 페이스트 타입의 소수성 가착재는 응집파괴가 일어나지 않고 가착재를 남기지만 가착이라는 성격상 임상에서 큰 문제가 되지 않는다. 또한 저자의 의원에서는 발치한 치아의 크라운 마진부에 잉여 시멘트를 본 적이 없고 오히려 오랫동안 치은연하에 시멘트를 남기기가 더 어려운 거 같다. 그러나 레진시멘트를 사용해 크라운을 접착하거나 임플란트 상부구조에서는 시멘트의 잔류를 부정할 수 없다. 따라서 저자는 응집파괴가 일어나지 않는 레진시멘트를 사용하지 않고, 탐침의 치은연하 침입에 저항하는 명확한 치조상 섬유군이나 망처럼 생긴 섬유성결합조직이 없는 임플란트 상부구조에는 넓은 퇴로를 만들거나 나사로 고정하는 등 자연치와 다른 발상과 대책이 필요하다.

*1992년 증례. 당시 인산아연시멘트로 합착했다.

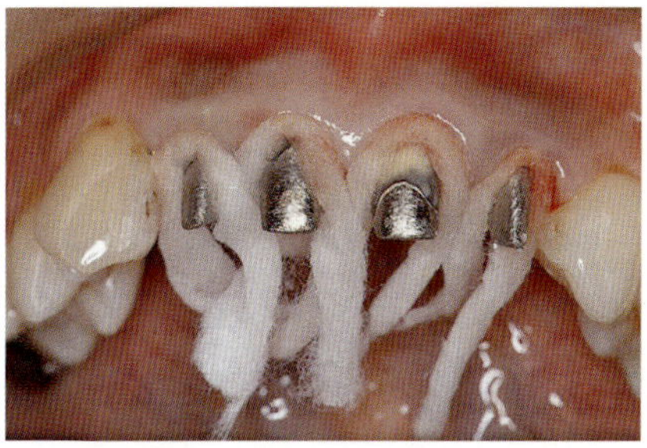

그림 ① 시멘트 합착 전 지대치에 보스민 면사를 감아 확실하게 지혈한다.

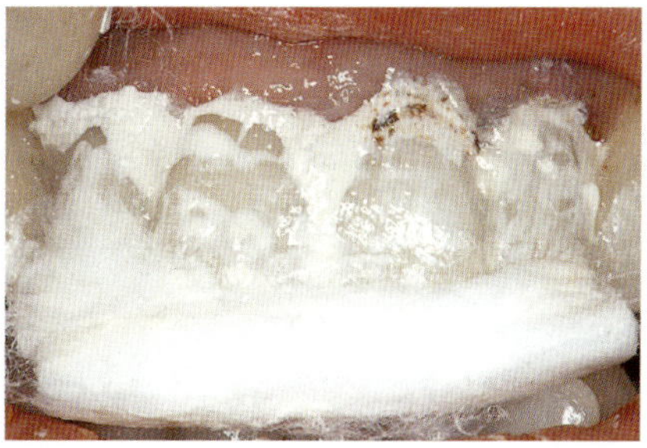

그림 ② #12~22 PFM crown을 시멘트를 합착한 후 바세린을 도포해 방습한 상태. 저자는 상악 전치를 시멘트 합착할 때 손가락으로 크라운을 누른 후 시멘트가 경화될 때까지 절단면으로 cotton roll을 물게 해 치축방향으로 힘이 작용하는 상태를 유지하게 한다.

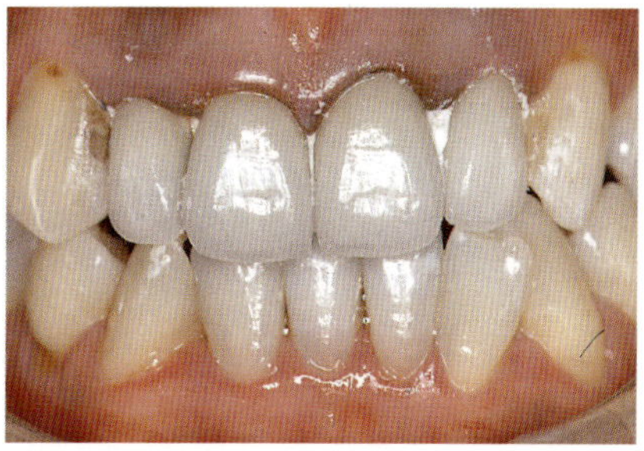

그림 ③ 시멘트 합착 당일, 약 20분 후에 시멘트를 제거한 상태. 주위조직은 크라운에 적응하지 않았지만 며칠 후면 안정된다.

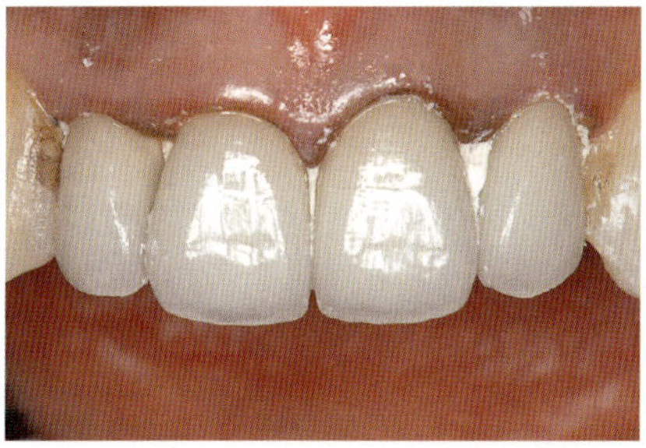

그림 ④ 20분 경과 후에 시멘트를 대충 제거한 상태. 환자에게 미안하지만 그냥 귀가시키고 마진 부근의 시멘트가 서서히 떨어지게 한다.

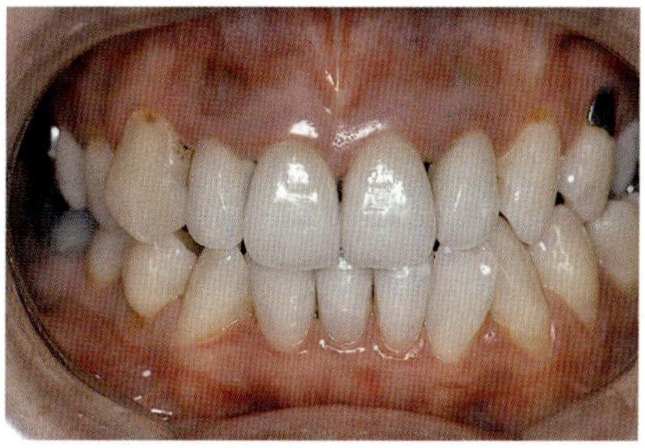

그림 ⑤ 시멘트 합착 후 1개월 경과. 치주조직이 안정되었다.

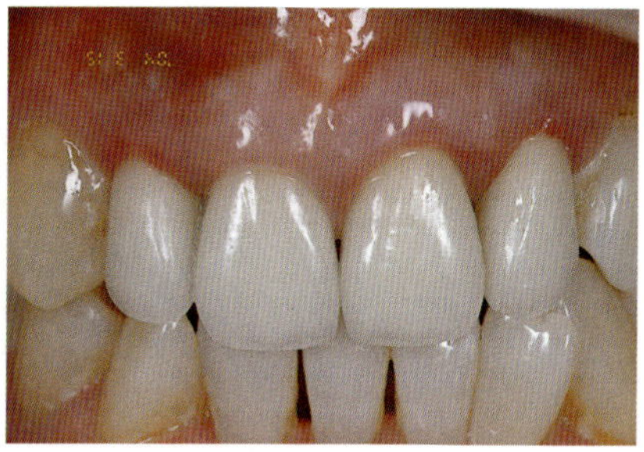

그림 ⑥ 12년 후(2004년). Black triangle이 없고 치주조직도 안정적이다.

임상 힌트

① '크라운 마진의 시멘트는 최고의 충전물이어야 한다.' 그러기 위해서 무엇을 할지 고민한다.

② '무균상태에 가까운 시멘트 덩어리의 단기 잔류와, 세균이 있는 치석의 존재 중에 골흡수를 일으키는 주요 원인은?

③ 보철 전에 치은을 건강한 상태로 만들고 최종보철물을 합착하면 치은연하 심부에 시멘트가 들어갈 리가 없는데……

*참고자료는 p114에 소개한다.

수복물의 연결 ①

◘ 보철물 연결

결손이 있는 경우를 제외하고 보철물의 연결 여부는 치과의사가 치아 동요도, 치관치근비, 청소성을 고려해 결정한다. 자연치와 동일선상에서 생각해 처음부터 고정을 부정하는 의견도 있는데 이 생각이 옳을까? 보철물은 장착한 시점에 이미 법랑질을 상실했고 이 시점에 자연치와 다른 움직임을 보인다. 따라서 자연치처럼 설계했지만 보철재료와 법랑질은 마모속도가 다르다는 인식이 필요하다. 단 치근막 움직임에 관해서는 연결하지 않는 편이 자연치처럼 생각할 수 있다. 아무튼 구강 내에서 장기적으로 안정되는 방법을 선택하고 증례를 고려해 연결의 유무를 판단하는 유연함이 필요하다. 임상에서 최종 연결위치는 provisional restoration을 관찰하고 시행착오를 거쳐 결정하는 경우가 많다.

◘ 상악 전치부에서 정중 연결

상악 정중부는 구치부 교합붕괴나 소대의 발달 또는 정중구개봉합의 영향을 받아 잘 이개된다. 술후에 정중이개를 피하기 위해 교합관계를 정밀검사하고 치료해도 10년이 지나면 보상할 수 없다. 따라서 저자는 다음의 기준으로 정중부를 연결하고 술후에 출현하는 정중이개를 피해 술직후 상태를 오랫동안 유지한다.

① 치주질환 기왕이 없고 교합관계가 안정적인 20~30대 환자는 연결하지 않는 경우도 있다(증례 1).

② 나이에 상관없이 초진 시 구치의 교합관계가 불안정하거나 치주질환이 있는 증례는 연결한다(증례 2).

③ 교정치료 후 전치부 보철은 연결을 선택한다(증례 3).

◘ Anterior Guidance의 안정

이밖에도 저자는 정중에서 연결을 선택하는 경우가 많은데, 보철치료를 전제로 생각했을 때 기준이 명확하면 장점이 많기 때문이다. 또한 심미성이나 청소성의 단점이 지적되기도 하지만 청소성, 심미성에 문제가 있었던 예는 연결부 설계에 문제가 있었던 경우가 대부분이고, 장기적 관점에서 이것들에 영향을 미치지 않는다고 생각하기 때문이다. 또한 교합이라는 관점에서 저자가 항상 의문스럽게 생각하는 것은 최종보철물을 설계할 때 과로각을 구해 anterior guidance를 결정했다면 가급적 그 상태를 유지하고 싶어하는 것은 당연하며, 전치부를 연결해 주어진 anterior guidance가 변하지 않았으면 하는 것도 교합이라는 관점에서 타당성이 있지 않을까 하는 것이다.

* **증례 1** (①~③)

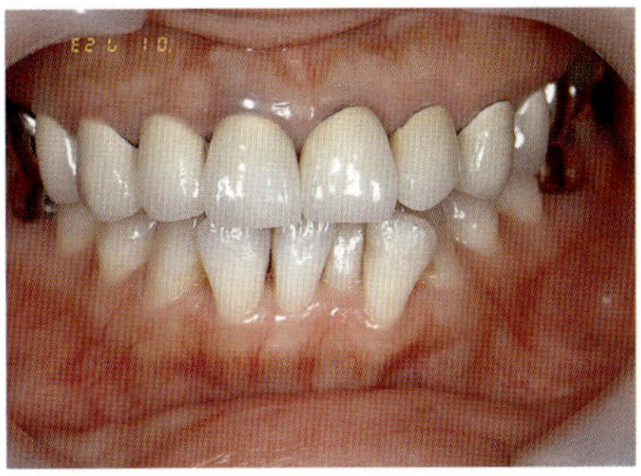

그림 ①

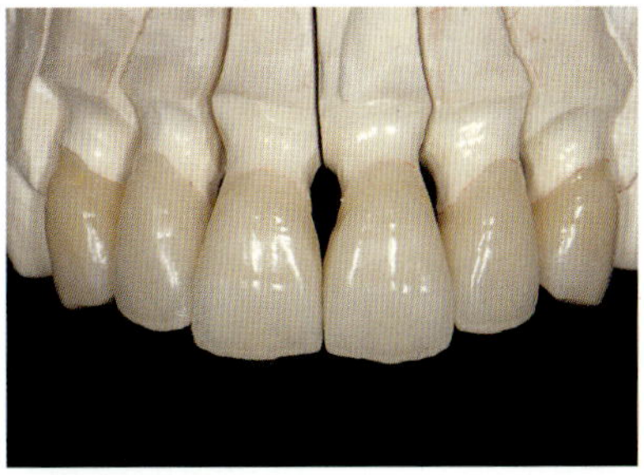

그림 ②

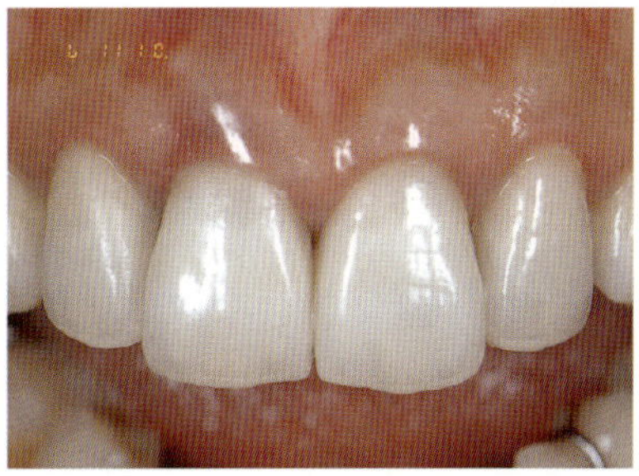

그림 ③

그림 ①~③ #13~23의 심미개선을 호소하며 내원한 증례. 그림 ①이 초진상태. PFM이 들어있다. 30대 여성이고 올세라믹을 희망했다. 치주조직상태도 양호해 Procera crown을 제작(그림 ②). 장착한 상태(그림 ③).

* **증례 2** (④~⑧)

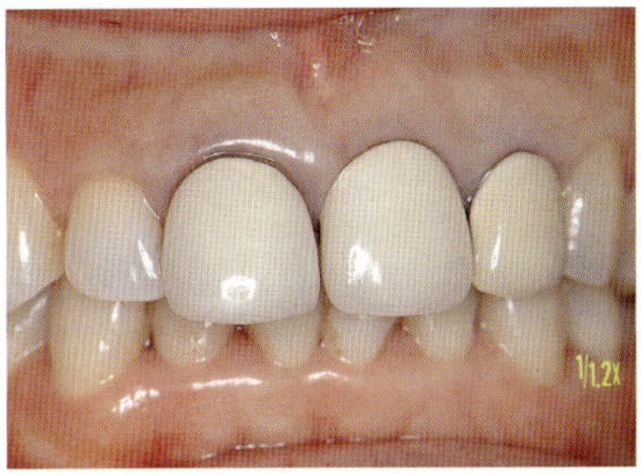

그림 ④ 초진 시.

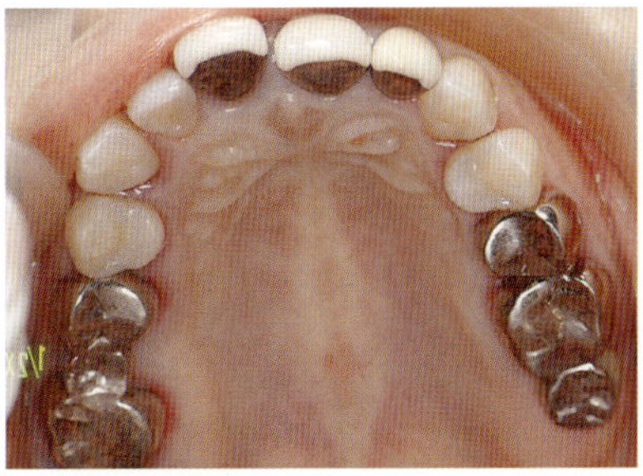

그림 ⑤ 초진 시.

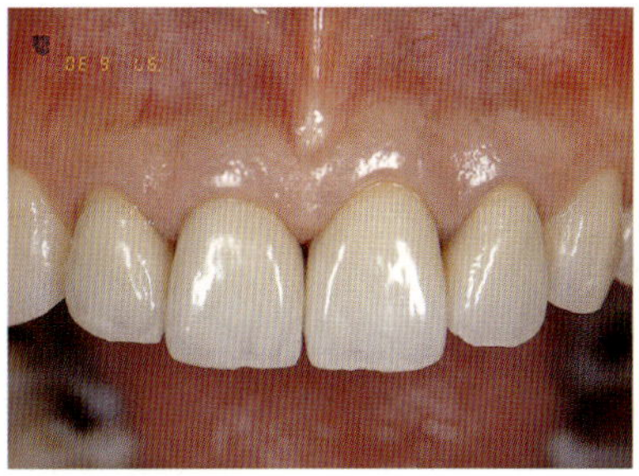

그림 ⑥ 술후 1년.

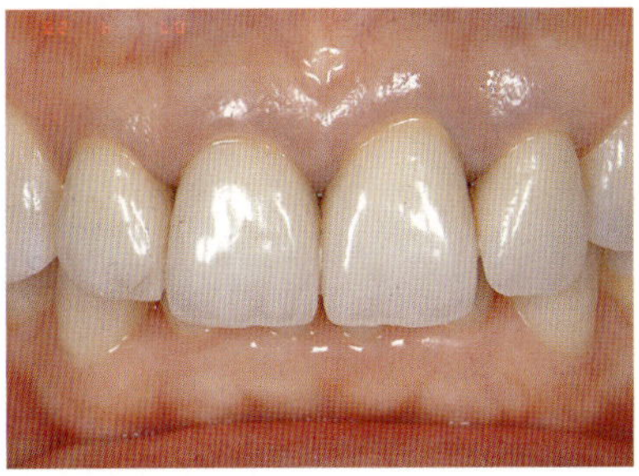

그림 ⑦ 술후 11년.

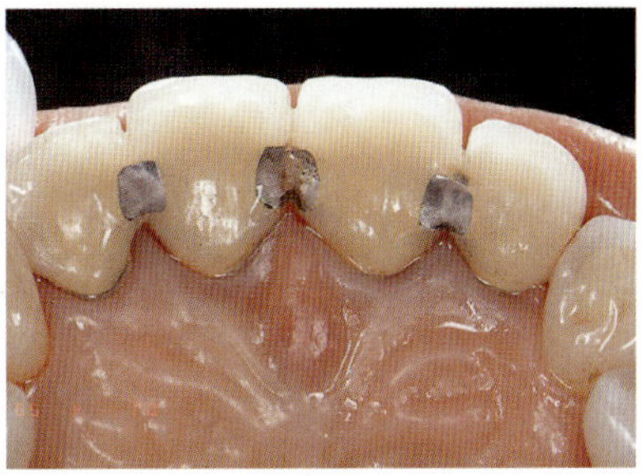

그림 ⑧ 술후 11년 설측면.

그림 ④~⑧ 전치부 동요와 심미개선을 호소하며 내원한 증례. 초진 시 구치부 교합에 문제가 있고, 하악 전치가 상악 전치를 밀어올리고 #12~22에 공간이 있었다. Hawley retainer를 사용해 교합을 조정하고 시상과로각에서 약 7° 더한 anterior guidance를 부여해 연결한 PFM crown을 1996년에 장착했다. 술후 11년이 경과했는데 치주조직과 연결부가 안정적이다.

* **증례 3** (⑨⑩)

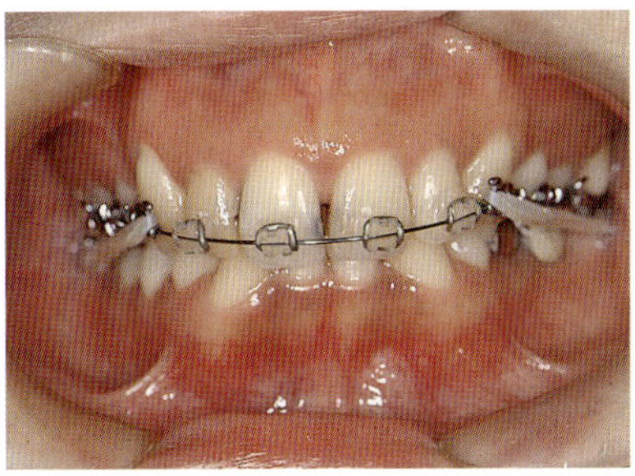

그림 ⑨

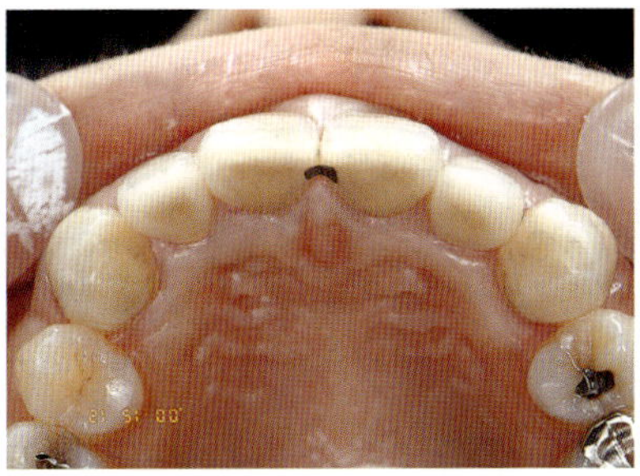

그림 ⑩

그림 ⑨⑩ 보철 전에 교정치료를 진행한 증례. #12~22는 초진 시부터 실활되었다. 교정 후 #13~23을 보철처치했다. 환자는 20대 후반이고 치주조직에 문제가 없었지만 교정 후 재발의 위험을 피하고 anterior guidance를 안정시키기 위해 #11, 21만 연결했다.

수복물의 연결 ②

◘ 청소성에서 살펴본 연결부 마무리

① 심미성을 위한 정중(인접면) 마무리

정중을 연결하는 경우 심미성이 중요하다. 특히 치아 1개 1개에 독립감을 연출해 연결된 것처럼 위장해야 한다. 먼저 독립감을 표현하기 좋은 방법은 정중을 후납착해 연결하는 방법이다. 그러나 전납착이나 원피스 캐스트했어도 도재를 확실하게 컷백하면 독립감을 표현할 수 있다. 어떤 방법이든 독립감을 표현하면 강도부족이라는 문제가 뒤따른다는 것을 치과의사, 치과기공사 쌍방이 이해하고, 기본적으로 연결부는 장축방향으로 길게 확보하듯 설계한다 (p90 참고).

② 청소성에서 살펴본 연결부 마무리

수복물을 연결할 때 치아의 독립감을 표현하기 위해 연결부를 확실하게 마무리해야 한다고 앞에서 설명했다. 그러나 확실하게 즉 연결부를 좁게 완성하면 연결한 부위에 칫솔이 잘 들어가지 않는다. 더 정확하게 말하면 칫솔은 치관부의 치간유두에 들어가면 되고 연결부까지 들어갈 필요는 없다. 그러나 연결부가 지나치게 뚜렷하면 청소가 힘들고, 인접면이 어둡게 보이고, 오물이 쌓인다. 따라서 인접면을 납착법으로 마무리했다면 빈 공간이 생기지 않도록 하고 도재면이 되는 경우에는 기포가 들어가지 않도록 주의한다. 이곳의 오염을 신경쓰는 환자도 있으므로 기공사가 꼼꼼하게 마무리하는 것이 중요하다.

③ Black Triangle을 방지하는 연결 테크닉

Embrasure를 치간유두로 채워 black triangle이 없는 상태가 이상적인데, 연조직 상태에 따라 곤란한 경우도 있다. 접촉점을 치아 장축방향으로 연장하고 접촉점을 확대해 black triangle을 이차적으로 메울 수 있다. 저자는 이것을 long contact이라 부르는데 표준 예는 correct contact, 짧게 설정한 short contact로 분류했다(p50 참고). 보철물을 연결할 때도 이 원리를 따르고 접촉영역을 치아 장축방향으로 연장하면 black triangle를 해결할 수 있다. 그러나 협설측 embrasure의 개방에 주의하고 인접면부 crown contour와 치은연하 마진의 설정위치 관계를 모형상에 잘 관찰하고 최종형태를 결정한다.

(주) 연결은 좌우 대칭으로: 전치부 연결을 선택한다면 좌우가 대칭을 이루도록 한다. 자연정출이나 교합, 재료의 차이 때문에 좌우 치아운동에 부조화가 발생되고 장차 좌우비대칭이 되기 때문이다. 보통 연결된 쪽이 낮은 위치에 온다.

*증례 1 (①~⑤)

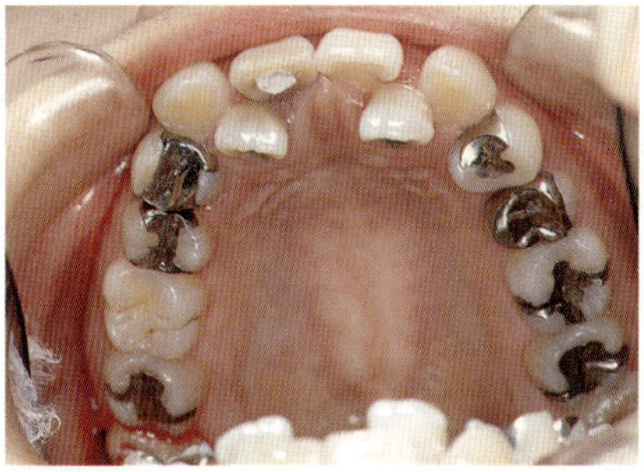

그림 ①

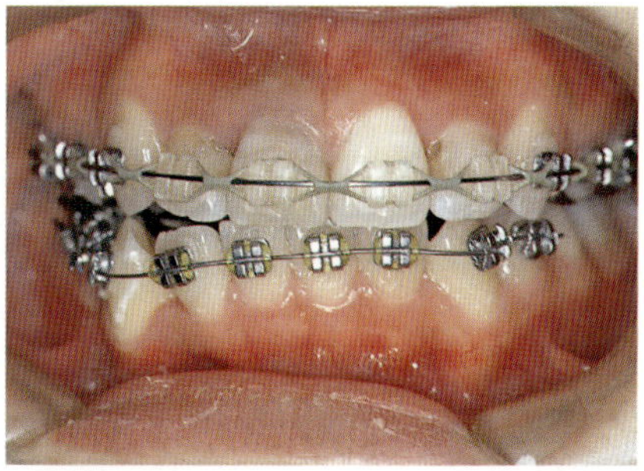

그림 ②

그림 ① #12, 22의 설측전이에 대해 교정치료를 진행한 예. #12, 11은 초진 시 이미 실활치였고 교정 후에 보철치료를 계획했다.

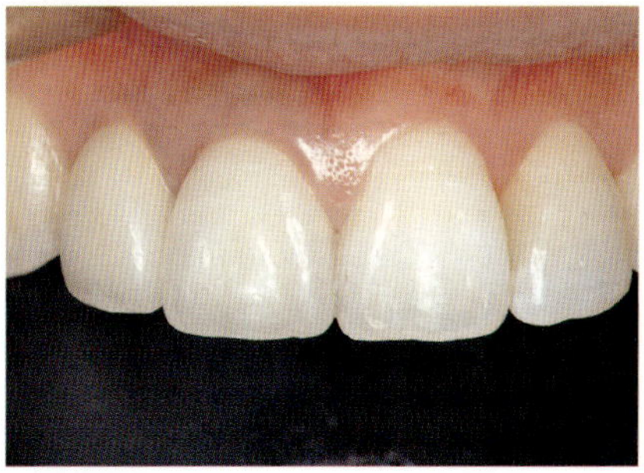

그림 ③

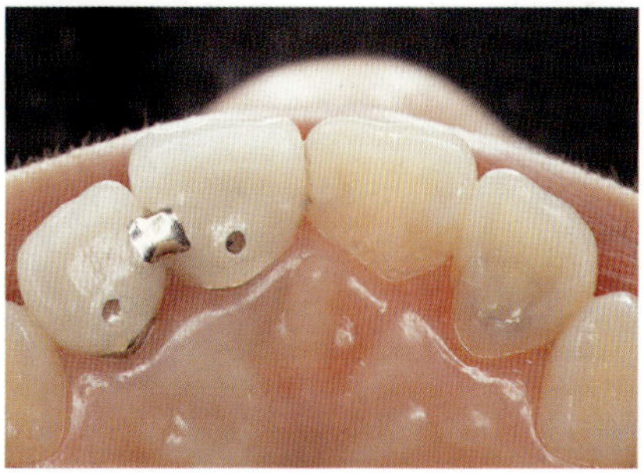

그림 ④

그림 ③④ 1994년 7월 11일. 교정치료 종료 후 #12, 11에 PFM crown을 장착했는데 교정 후 재발을 막기 위해 크라운을 연결했다.

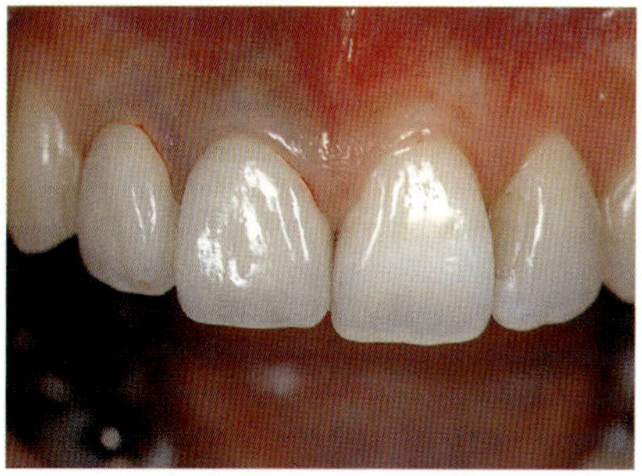

그림 ⑤ 약 12년 후(2006년 4월 23일). Hawley retainer를 사용해 보정하는데, 영구고정된 #12, 11과 #21의 좌우 절연이 대칭성을 잃었다. 자연정출을 유도하기 위해 이 시점에 #12, 11 연결부를 구강 내에서 절단하고 영구고정을 해제했다.

*증례 2 (⑥~⑨)

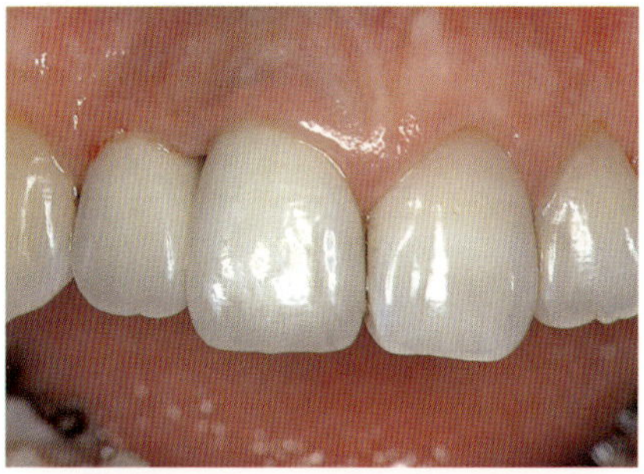

그림 ⑥ 보철 후(1993년 9월 13일) #12, 11의 실활치를 연결한 PFM crown으로 보철한 상태.

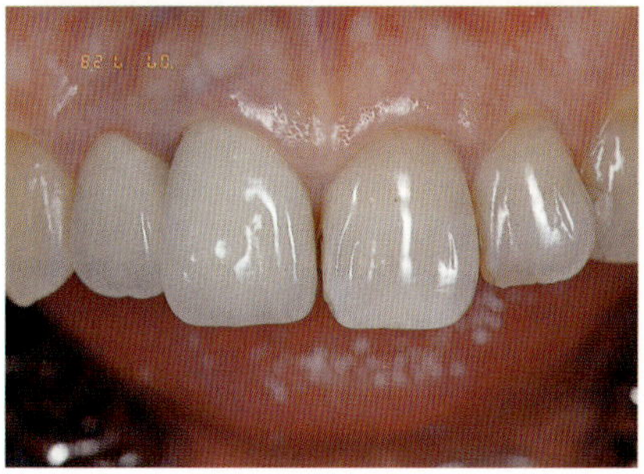

그림 ⑦

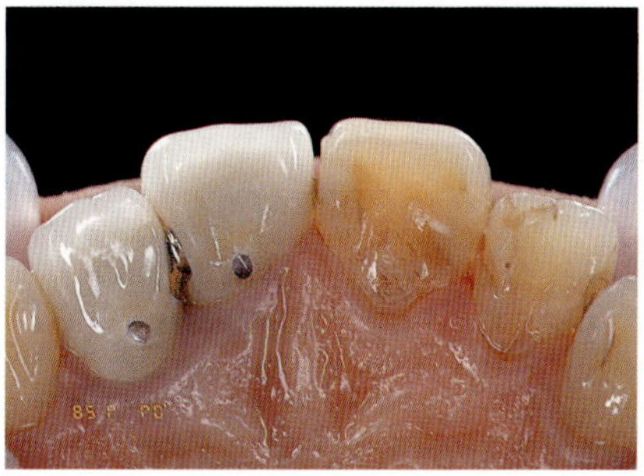

그림 ⑧

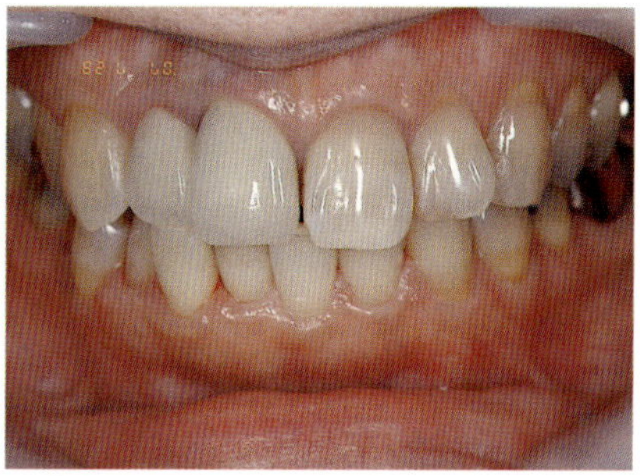

그림 ⑨

그림 ⑦~⑨ 약 14년 후(2007년 7월 28). 그림 ①~⑤의 증례처럼 #12, 11과 #21 절연의 위치에 변화가 보인다. 정중에 공간이 생겼다. 치아고정은 교모에 의한 정출처럼 자연스러운 움직임을 막을 수 있고 좌우 대칭의 중요성을 시사한다. 그러나 청소성에 문제가 없다.

임상 기법 50-41

연결부에 치간칫솔이 필요할까?

치주학적 관점에서 보면 크라운 간 연결은 동요를 막는 효과가 있다. 보철처치도 결손부에 대해 브릿지를 사용하는 것이 일반적이다. 이렇게 인접면에서 연결은 효과가 있고 임상에서 피할 수 없는 처치라고 말할 수 있다. 반면 연결 후에는 embrasure의 청소성 저하를 수반해 예방 차원에서 치간칫솔을 사용하는 경우가 많다. 그런데 치간칫솔이 embrasure에 정말로 필요할까? 독자 여러분께 묻고 싶다.

Embrasure의 이상형(그림 ①)

Embrasure의 구성요소 중에 가장 중요한 것은 치간유두다. 치간유두는 embrasure에 음식이 쌓이고 발음할 때 공기가 새는 것을 막고 동시에 플라그의 정체, 침입도 막는다. 따라서 치간유두가 없으면 플라그가 잘 끼기 때문에 꼭 필요한 존재다.

치간칫솔의 사용은 어떤 결과를 가져올까? 치간칫솔을 사용하면 치간유두를 수축시켜 embrasure에 공간을 만든다. 적절하게 사용하면 심한 수축은 없겠지만 치간유두는 embrasure를 채우는 방향으로 성장하지 않는다. 즉 치간칫솔을 사용하면 사용하지 않았을 때보다 플라그가 더 잘 끼는 환경이 만들어진다(그림 ①). 자연치에서도 플라그 제거가 힘든 이 embrasure는 부전각화라고 해 호중구를 잘 침출하는 환경이 되어 결과적으로 보철 후 치간칫솔을 사용해 embrasure에 공간을 만드는 것보다 치간유두로 채워진 상태가 장기적인 관리가 더 수월하다고 생각한다.

과거의 잘못에서 배우다(그림 ②③)

치주보철에 크로스아치 스플린트(치열 전체를 연결)나 부분 연결을 응용한 경우 연결부에 치간칫솔이 통과하기 쉬운 형태를 부여하기 위해 원래 공간보다 극도로 넓게 제작하는 경향이 있었다. 기공사에게 치간칫솔을 제공하고 그것이 저항하면서 통과하듯 embrasure를 만드는 것도 이 풍조를 시사한다. 이렇게 만든 대부분의 기공물은 less contour가 강한 크라운이었다. 결과적으로 이들 크라운의 연결강도를 과보상하기 위해 협측과 설(구개)측 연결면적(거리)을 확대해 embrasure가 협설적으로 길어지고 embrasure에 인위적인 터널을 만들었다(그림 ②). 환자에게 치간칫솔 등 특수한 형태의 칫솔 사용을 유도해 결과적으로 관리가 복잡해졌다. 보철물 형상은 자연치에 가까운 것이 기능성, 청소성을 생각했을 때 우위에 있음이 틀림없는데도 이런 보철물은 여전히 존재한다.

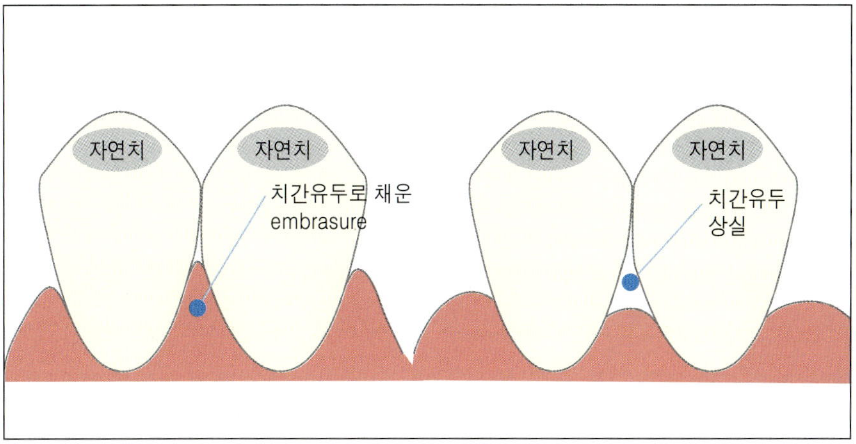

그림 ① 치간유두가 embrasure를 채우면 플라그가 잘 정체(retention)되지 않지만 치간유두를 상실하면 plaque retention을 위한 공간이 새롭게 만들어진다. 부주의한 치간칫솔의 사용은 이런 공간을 만들 가능성이 있다. 원래 건강한 치은에는 이 공간이 없다.

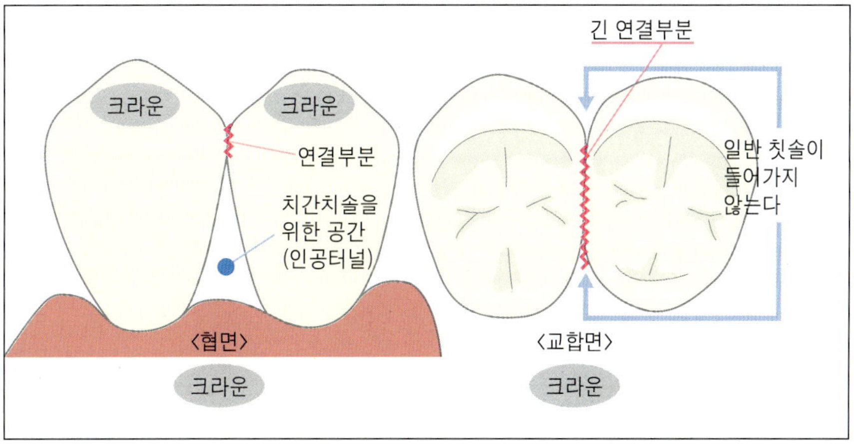

그림 ② 치주보철의 문제점: 연결 크라운을 제작할 때 청소성과 치간칫솔의 사용을 위해 embrasure를 크게 개방하면 연결강도를 위한 장축방향의 보강이 불가능하므로 우측 그림처럼 협설방향으로 긴 연결부분을 확보해야 한다. 그러나 이 연결부분 아래에 자연치에 없는 터널이 만들어져(인공터널) 치간칫솔을 사용할 수밖에 없다.

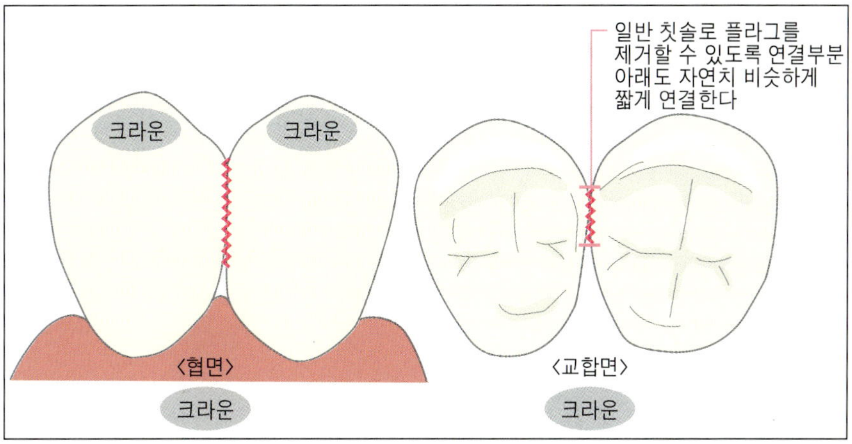

그림 ③ 연결강도를 올리기 위해 연결부를 장축(치축)방향으로 확대하면 치간유두가 embrasure를 채우고 동시에 교합면에서 보이는 연결 폭을 감소시켜, 협설적 embrasure를 넓게 개방하면 치간칫솔을 사용하지 않아도 칫솔이 잘 들어가는 embrasure 환경이 된다. 즉 자연치처럼 관리할 수 있다. 연결하면 청소성이 떨어지는 것이 아니라 청소성이 떨어지지 않도록 연결해야 한다.

임상 기법 50-42

치간유두가 들어가는 인접면 형태를 재현하려면?

◘ 치은연하 마진에서 접근한다

심미적 관점에서 black triangle은 피하고 싶고 인접면 형태는 치간유두와 함께 고려해야 한다. Black triangle을 피하려면 인접부 마진이 깊을수록 좋지만 임상에서 인상이 가능한 범위에 설정해야 한다. 인접면은 순측면에 비해 상피성 부착 영역이 길고 넓기 때문에(치은두께가 있고 임상적 치은구도 깊다) 치은연하에 마진을 설정하기 쉽다. 그러나 과도한 설정은 그 후 인상조작에 영향을 미치므로 충분한 진단이 필요하다. 치은연하에 마진을 설정하면 치관 형태도 역삼각형이 되지 않아 형태적으로 유리하다고 말할 수 있다(p50 참고).

◘ 모형으로 추측한다

보철물의 인접면 형태는 주로 모형상에 최종적으로 결정하는데, 비록 실리콘으로 gum 모형을 제작했어도 치은압배된 인상은 불완전해질 수 있기 때문에 주의가 필요하다. 저자는 아래 내용에 주의하고 치과기공사와 상의해 인접면 형태를 결정한다.

① 치조제 폭에서 추측한다

인상면만 보면 인상조작으로 치간유두가 눌려있는 경우가 많다. 특히 치근 간 거리가 짧은 증례는 그런 경향이 강하다. 그래서 모형 전체의 폭, 즉 치조제 폭을 참고한다. 예비모형을 제작하거나 마진을 트리밍하기 전에 모형을 협설적으로 자르고 그 치조제 단면에서 연장되는 방사선을 생각하면서 장차 재생될 치간유두의 높이를 결정한다. 이런 관점에서 전치부 영역을 관찰하면 치조제 폭이 좁은 하악보다 넓은 상악에서 치간유두 높이가 더 높게 설정되고 임상 경향과 일치하는 것을 이해할 수 있다. 또한 구치부의 경우 치조정부는 평탄한 경향을 보이므로 자제하듯 결정한다. 그러나 구치부 영역은 원래부터 치조골에 폭이 있고 혈액공급이 유리하므로 치간유두 재생에 있어 고민되는 증례는 제한된다고 생각해도 좋다.

② 좌우 대칭성을 추측한다

또한 보철하지 않은 반대측 동명치가 있다면 치간유두 형태를 참고한다. 근심의 치간유두보다 원심의 치간유두가 낮은 예가 더 많다. 즉 구치부로 갈수록 치간유두가 낮아지는 경향을 보인다.

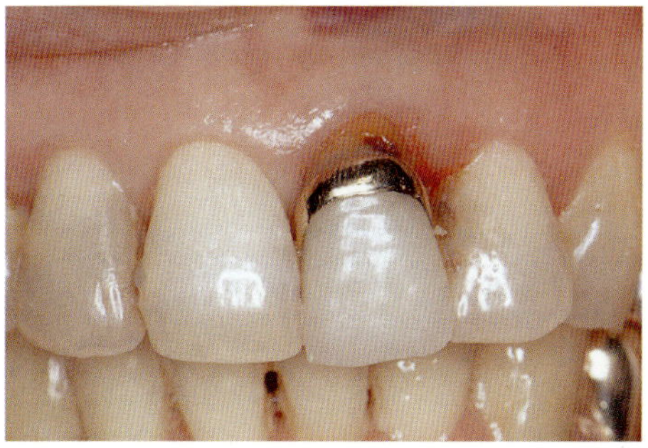

그림 ① #21에 계속치를 장착한 환자의 초진모습. 보철처치에 앞서 치근활택술을 진행했는데 그 결과 치간유두의 풍융을 상실했다.

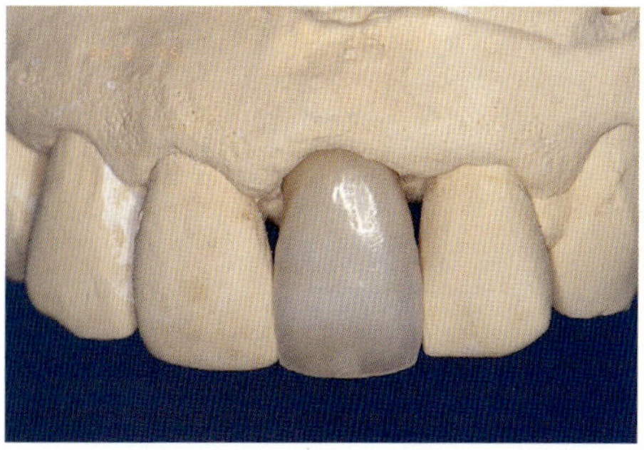

그림 ② 치간유두가 재생되기를 기다리지 않고 최종보철물을 제작해 모형상에 black triangle이 확인되는데 인접면 형태를 아래의 순서로 결정했다.

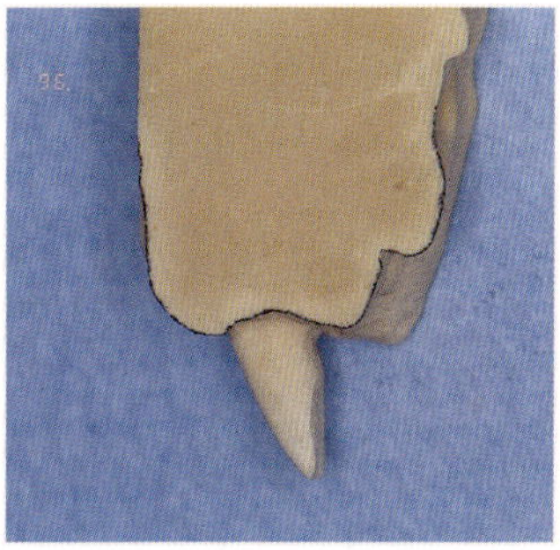

그림 ③ 지대치 원심에서 관찰하면 치근활택술의 영향으로 col 부분이 넓다.

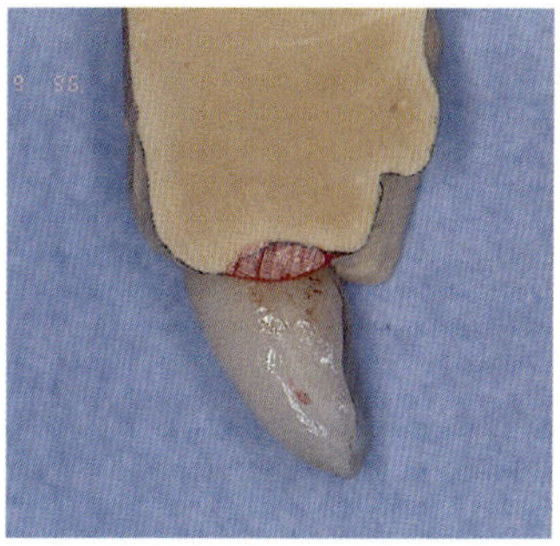

그림 ④a Col 부분에 왁스를 축성하고 장차 재생을 기대할 수 있는 치간유두의 형태를 모형상에 그려가며 최종 형태를 결정한다.

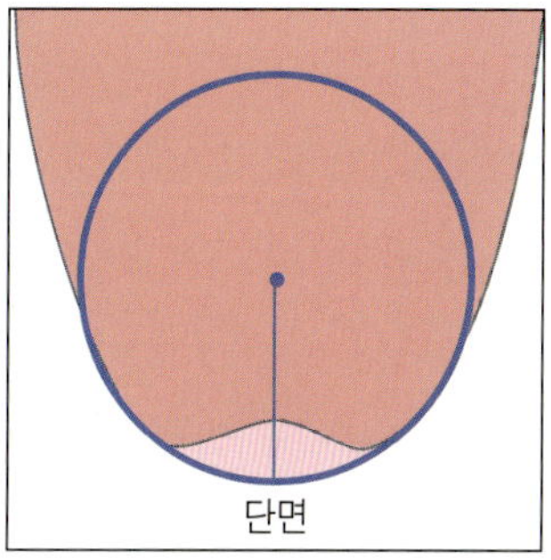

그림 ④b 치조정 부근을 원이라고 가정하고 장차 치간유두의 재생 가능성을 예상한다.

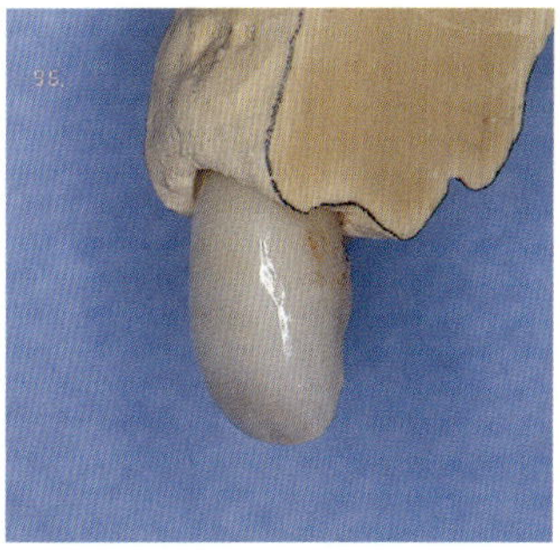

그림 ⑤ 왁스를 제거한 상태.

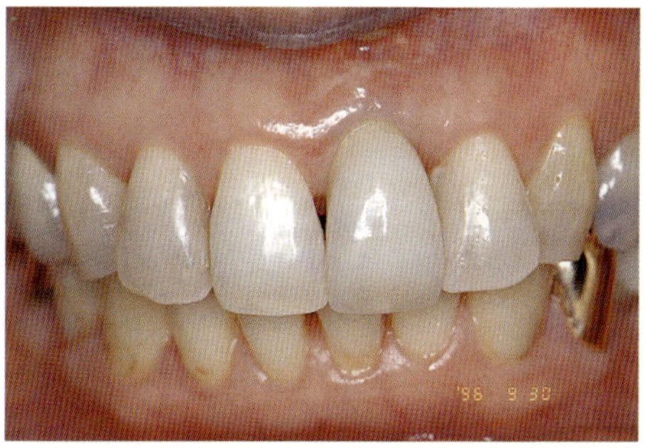

그림 ⑥ 1년 후(1996년 9월 30일).

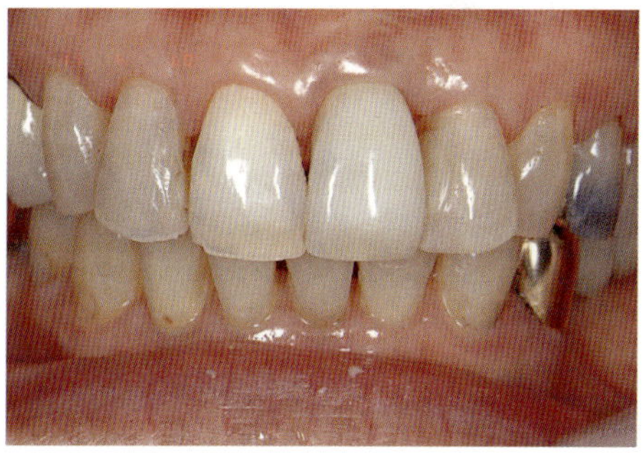

그림 ⑦ 12년 후(2007년 10월 11일).

임상 기법 50-43

지대치 치관 길이가 짧은 경우는?

치관 길이가 짧은 지대치에 크라운을 장착하면 유지력 확보가 곤란하고 크라운이 잘 탈락한다. 그래서 유지력을 높이는 방법이 필요하다.

보조 유지형태

일반적으로 사용하는 테크닉은 보조 유지형태다. Groove, hole, box, dove tail 등의 형태인데, 특히 지대치를 형성할 때 groove와 hole은 효과적이다(그림 ①). Groove는 전치부, 소구치부에서는 지대치 근원심에 부여하고, 대구치부는 치질 두께 확보가 용이하므로 협설적으로 부여하는 것도 효과적이다. 그러나 groove는 크라운의 탈착방향과 일치해야 하므로 형성할 때 방향을 충분히 확인한다. 또한 groove는 치질을 향해 깊어지는 것이 효과적인데, 지나치게 깊어져 첨와가 생기지 않도록 하고 생활치는 특히 치수 노출에 주의한다.

일반적으로 taper가 과하면 유지력이 감소하므로 마진을 중심으로 크라운의 회전력과 축면의 높이 관계를 이해한다(그림 ②).

치은연하에 연장한다

당연한 내용이지만 치은연하에 형성하면 치관 길이가 길어지므로 유지력이 향상된다. 특히 저자가 치은연하 연장이 효과가 있다고 생각하는 영역은 두 부위이다. 한 부위는 상악 전치부 설측, 다른 한 부위는 최후 구치부 원심인데 적절하게 사용하면 유지력을 크게 높일 수 있다. 상악 전치부에서 기저결절이 낮고 하악 전치부가 깊게 교합되어 연상 마진으로 설측 축면부 높이를 확보하기 힘든 경우가 있다. 그때 마진을 연하에 설계하면 축면의 높이를 새롭게 확보할 수 있어 유지력이 향상된다. 다만 형성할 때 이 축면이 순측 축면과 평행을 이루어야 한다(그림 ③).

다음은 구치부 원심인데, 최후구치부 원심면이 충분히 노출되는 경우는 드물고 대부분 원심면의 노출이 적다. 이에 대해 원심 패드부를 외과적으로 제거한 후 지대치를 형성하는 방법도 생각할 수 있는데 연하에 형성해 유지력을 높이는 방법이 더 간단하다. 이 패드부는 골의 지지를 얻지 못하고 상피성 부착만 있기 때문에 신중하게 형성해 인상채득하면 이 방법이 더 효과적이다(p96 참고). 형성 전 자연치 상태를 잘 관찰하면 어떤 크라운을 장착해야 할지 쉽게 판단할 수 있다.

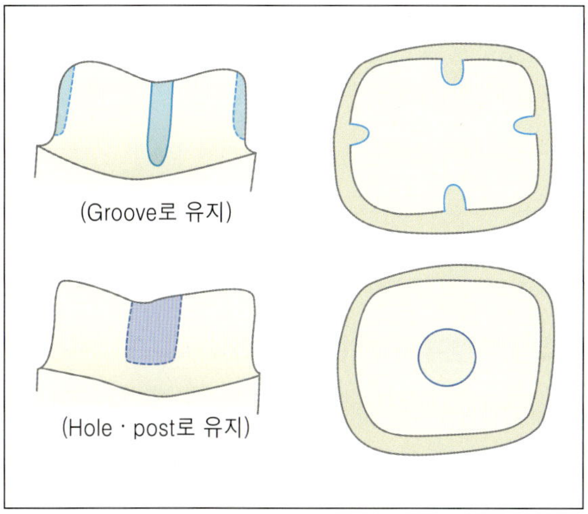

그림 ① Groove로 유지, hole · post로 유지.

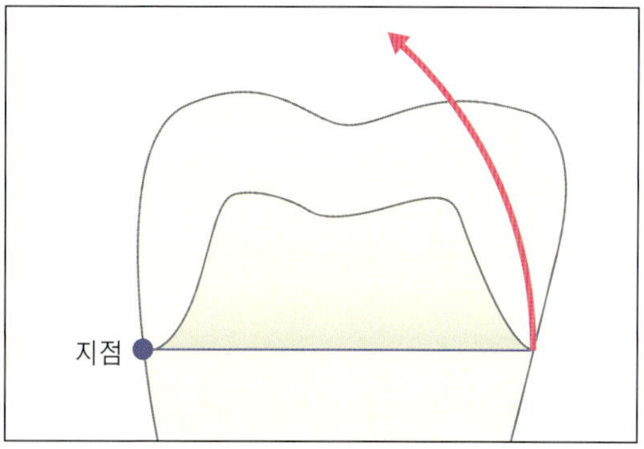

그림 ② 한쪽 마진을 지점으로 크라운이 회전해 이탈하려고 하면 taper 각이 강하다는 증거다.

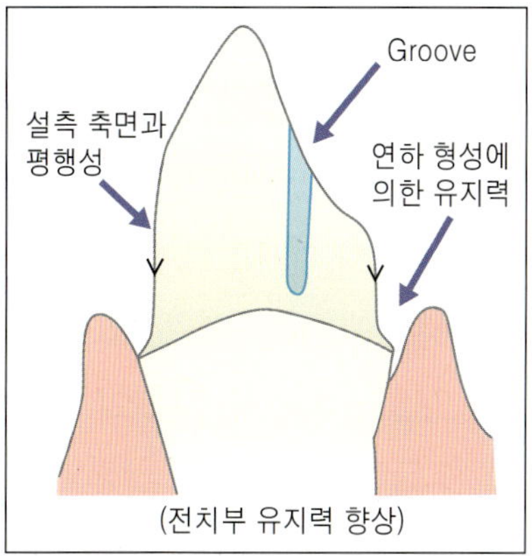

그림 ③ 전치부 유지력 향상.

● Point ●

Groove 형성은 가급적 가는 버로 진행하고 서서히 두께를 늘리면 정확하게 작업할 수 있다.

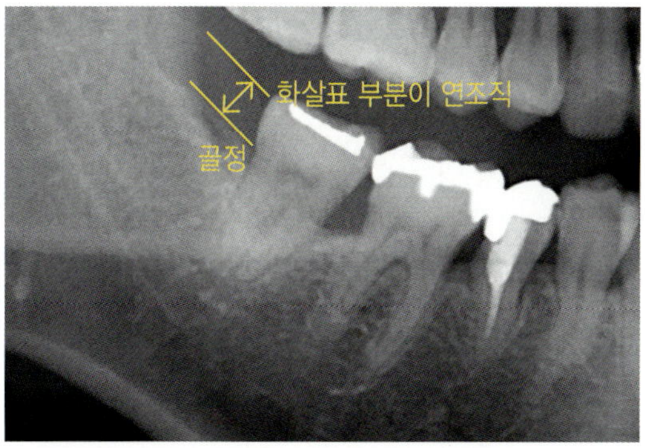

그림 ④ 환자는 근심근의 상행성 치수염 치료가 필요했다. 근심의 골흡수에 비해 원심은 정상을 보이는데 연조직 폭은 약 5mm이다.

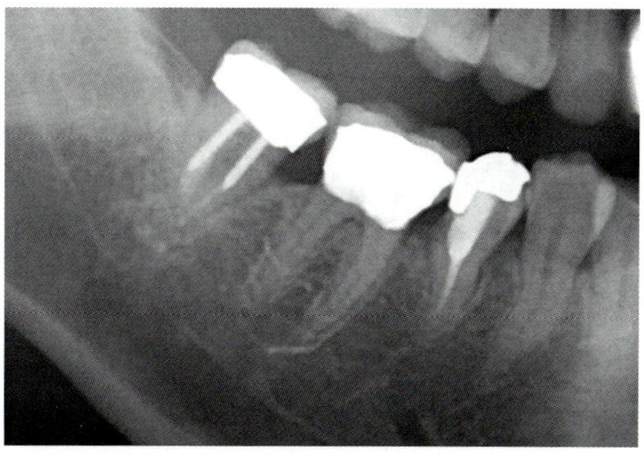

그림 ⑤ 환자가 원해 PFM crown을 장착했는데 치은연하 약 3.5mm에 마진을 설정하고 유지력 향상에 힘썼다. 술후 1년이 경과했지만 골흡수 등 이상소견이 없고 안정적이다.

임상 기법 50-44

상하, 좌우 제2대구치 원심의 마진 위치

상하악을 막론하고 제2대구치 원심영역을 보면 원심 패드가 원심면 절반을 덮듯이 맹출된 경우가 많다. 건강한 치은상태에서 가벼운 치주질환까지라면 이런 경향을 쉽게 볼 수 있다. 이 상태에서 크라운을 씌우는 경우 기본적으로 패드를 제거해 wash operation하라고 교과서에 쓰여 있지만 가끔 접하는 증례에 항상 수술로 접근하는 방법은 비현실적이다. 플라그를 제거하기 힘든 영역의 연조직을 제거하면 원심 치근면의 노출로 이어져 플라그 축적을 조장하고 오히려 관리를 어렵게 만든다고 생각한다.

또한 연하과정에서 구강 내를 음압상태로 만들려면 공간이 있으면 안 되기 때문에 함부로 조직을 제거할 수도 없다(그림 ①). 따라서 저자는 플라그를 피하기 위해 그리고 효율적인 연하를 위해 원심 패드의 취약조직을 제거하지 않고 긴 접합상피가 제2대구치 원심면을 지지하는 해부학적 특징에 주목해 치은연하에 형성하고 필요한 조직을 제거하지 않고 크라운의 유지력을 높여야 한다고 생각한다(그림 ②~④).

연하 형성의 실제

이 부위는 기본적으로 시야확보가 힘들다. 주요 원인은 치축과 다른 방향에서 진행한 지대치 형성에 있다. 즉 치축은 기본적으로 근심을 향해야 하는데 지대치를 형성하면 그 축이 원심을 향한다. 이것은 터빈헤드와 지지하는 손가락의 관계에서, 터빈헤드가 원심방향을 향할수록 헤드가 경사지는 데 기인한다(p22 참고). 따라서 아래 내용에 주의한다.

① 원심 마진이 보이는 방향으로 시야를 확보한다(즉 원래 치축보다 근심으로 기울이듯 축을 설정한다: 그림 ⑤).

② 마취상태에서 치은을 훼손하지 않고 형성하는데 X선 사진을 참고해 마진의 위치를 결정한다.

③ 시야 확보를 위해 전기메스, 레이저를 사용해도 조직에 두께가 있어 술후 손상(치은퇴축 등)이 없거나 적다.

④ 출혈을 동반하고 압배사가 들어갈 공간이 부족할 수 있으므로 인상은 다른 날 진행하는데, 형성 당일에는 provisional restoration의 마진을 확실하게 맞추는 것이 중요하다.

⑤ 경험담인데, 치은연하를 형성하고 provisional restoration의 마진을 맞추면 2주 후에 압배사가 확실하게 들어가 인상채득하기 좋은 환경이 된다(그림 ⑥).

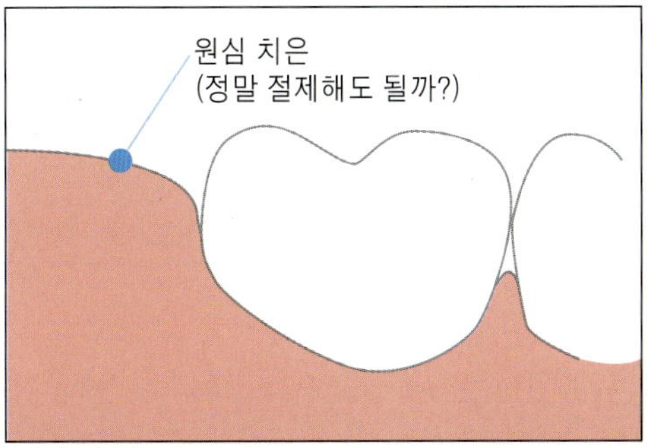

그림 ① 원심 치은을 제거하면 마진부가 선명해지고 청소성이 높어진다고 하지만 사실 플라그가 쌓이는 부위가 된다. 원심 분기부가 생기면 치태조절은 불가능에 가깝다. 원심패드를 제거하면 협점막이 비후해져 공간을 채우는 경향을 볼 수 있다. 즉 필요한 조직이다.

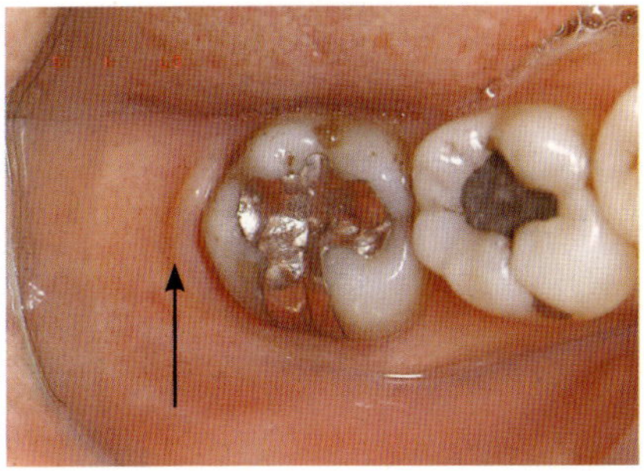

그림 ② 자연치 원심면은 두꺼운 치은과 접촉하고 치은고랑(gingival groove)이 보이기도 한다.

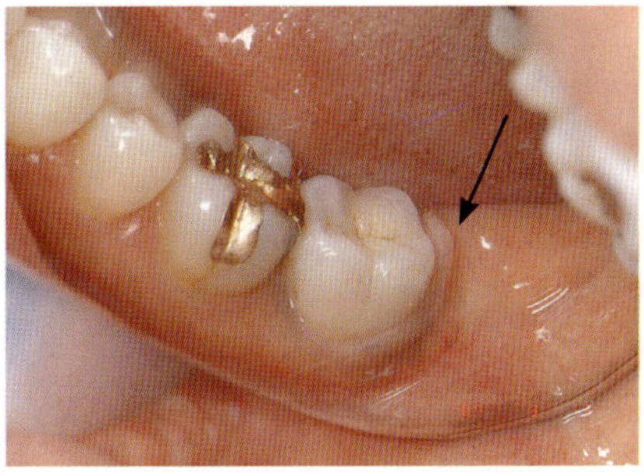

그림 ③ #37에 PFM crown을 장착했는데 원심부에 자연치처럼 치은고랑이 있다.

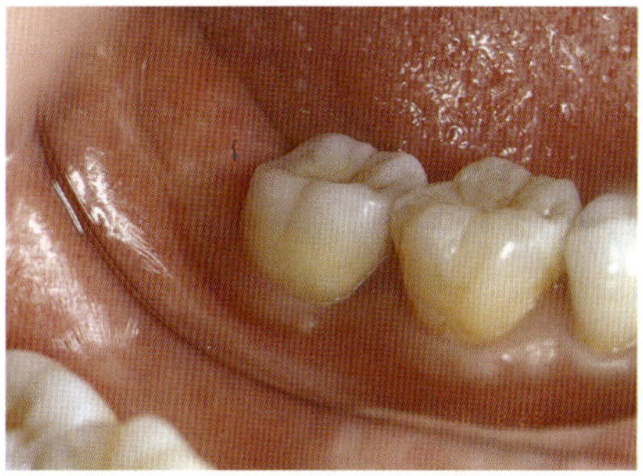

그림 ④ #47에 PFM crown을 장착했는데 원심패드를 남겼더니 치간칫솔을 사용하지 않고 플라그를 간단히 제거할 수 있었다.

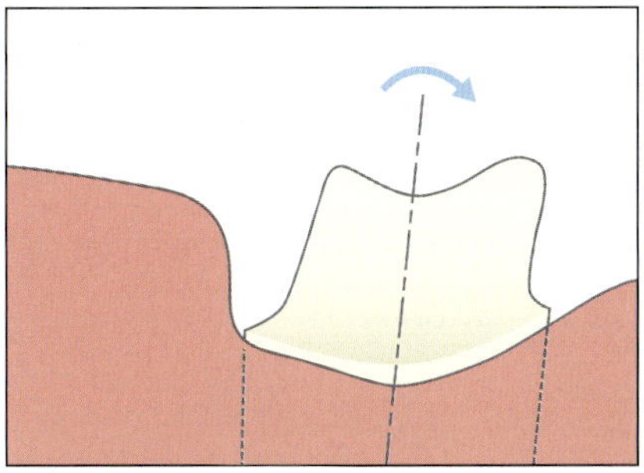

그림 ⑤ 원심 마진을 형성할 때 시야확보를 위해 원래 치관폭보다 근심으로 기울여 지대치 형성한다.

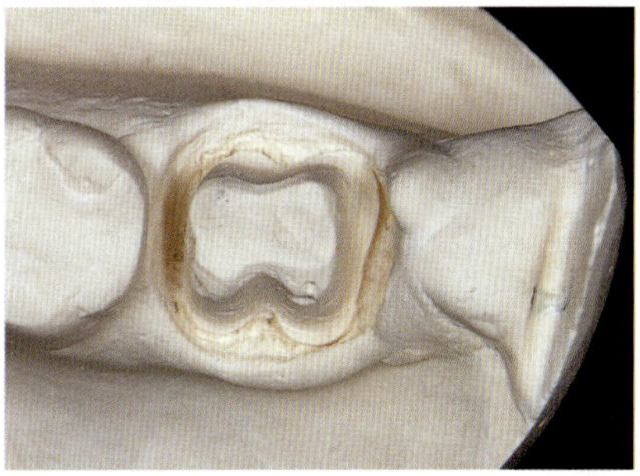

그림 ⑥ 약 3mm 치은연하에 마진을 설정했는데 인상채득이 가능하다.

● Point ●

치관 길이가 짧은 크라운은 쉽게 탈락하기 때문에 임상에서 형성이 어렵고 교합이 집중되는 제2대구치 탈락을 호소하며 내원하는 환자가 많다. 포스트 크라운이나 고랑을 응용하기 전에 치은연하 형성이 필요하다. 또한 제3대구치가 매복해 있다면 발치해 원심면 높이를 확보한 후에 치료를 진행한다.

임상 기법 50-45

설측 치은연하 삭제량과 설측 Gum Bite

설측 치은연하 삭제량

전치부 순측은 마진을 치은연하에 설정하는데 설측은 증례에 따라 마진의 설정위치가 달라진다. 설측 마진을 치은연하에 설정하는 경우는 다음과 같다.

① 유지력 향상을 위해

② 법랑질 내에 마진을 설정할 수 없는 경우

③ 하악 전치부가 치경부 부근 치은에 먹히는 경우

이를 자세히 설명하면 다음과 같다.

① 유지력 향상

유지력을 확보하려면 설측 축면과 순측 치경부 축면에 양측 6°의 taper가 필요하다. 그러나 치은연상만으로는 이런 축면을 확보할 수 없는 경우가 있어 적극적으로 치은연하에 형성해야 한다. 기본적으로 설측 치은은 두께가 있기 때문에 형성 후 치은퇴축이 적지만 반드시 인상채득이 가능한 위치에서 마진을 설정한다.

② 설측 마진부 법랑질(그림 ①)

수복의 기본은 마진이 법랑질상에 오는 것이다. 상아질이나 시멘트질에 마진을 설정할 수밖에 없는 경우 미세누출이라는 관점에서 마진부를 보면 합착용 시멘트에 대해 용해와 같은 위해작용과 그에 따른 세균감염이 우려된다. 그러나 실험을 통해 법랑질에는 미세누출이 잘 발생하지 않는다고 증명되었다. 근면우식이 있어 붕괴되기 쉬운 치질에 장착한 연상마진의 크라운 상황과 법랑질 내에 설정된 인레이의 내구성 정도를 상상하면 쉽게 알 수 있다. 따라서 시멘트질이 설측 치은연에 노출된다면 반드시 치은연하에 마진을 설정해야 한다. 그러나 앞에 설명하듯 설측 치은은 두께가 있어 퇴축이 잘 일어나지 않고 설측면은 치은연하에도 법랑질이 존재하는 등 조건이 좋기 때문에 유지력에 문제가 없다면 연하에 마진을 형성할 필요는 없다.

③ 설측 Gum Bite에 대응하다

Angle Ⅱ급 환자나 전치 순측전위가 심각한 증례는 하악 전치부가 상악 전치 치경부 부근에서 맞물려 gum bite 양상을 띨 때가 있다. 교합의 안정이라는 관점에서도 gum bite는 반갑지 않고 anterior guidance의 시작점을 부여하는 것부터 문제다. 그래서 상악 전치부 치경부 부근에 출현하는 gum bite는 하악 전치절연의 교합조정과 함께 상악 전치부 설측 마진을 치은연상에 설정하고 설측에 over contour의 시작점을 부여하면 교두감합위 또는 중심위와 같은 치료 후 악위에 전치부 교합접촉을 부여할 수 있고 결과적으로 악위가 안정된다(그림 ②~⑥).

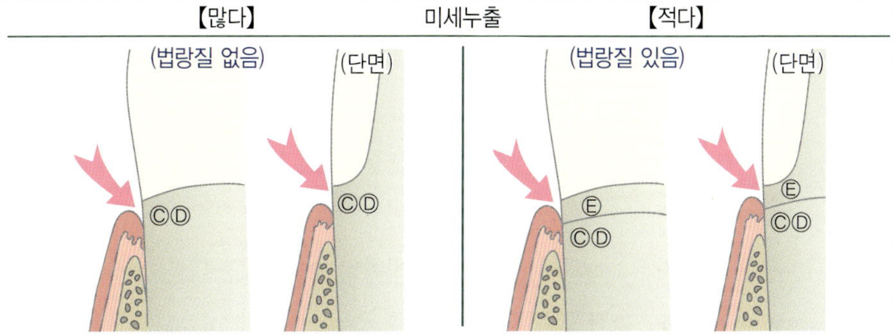

시멘트질(Ⓒ)은 표면에 있고 상아질(Ⓓ)은 그 아래에 있다. Ⓔ는 법랑질. ⬇은 박테리아

그림 ① 연상마진과 치아 구조: 같은 연상마진이라도 미세누출에 의해 세균에 쉽게 감염되는 구조는 산·알카리 등 pH 변화에 약한 시멘트질 표면(시멘트질 바로 아래 상아세관에서 침입)이고, pH 변화에 강한 법랑질에서는 미세누출이 잘 일어나지 않는다. 세균감염이 항상 마진에서 직접 진행되는 것은 아니므로 주의한다.

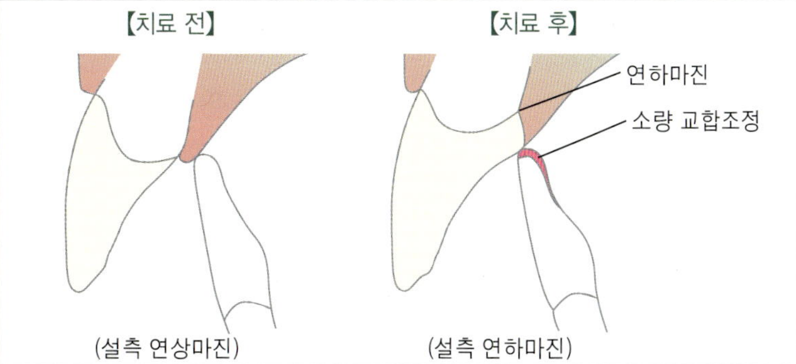

그림 ② 보철치아에 gum bite가 있는 경우 설측에 적극적으로 연하마진을 채용하고 소량이라도 하악 전치 절단이 교두감합상태에서 접촉되면 교합은 더 안정된다.

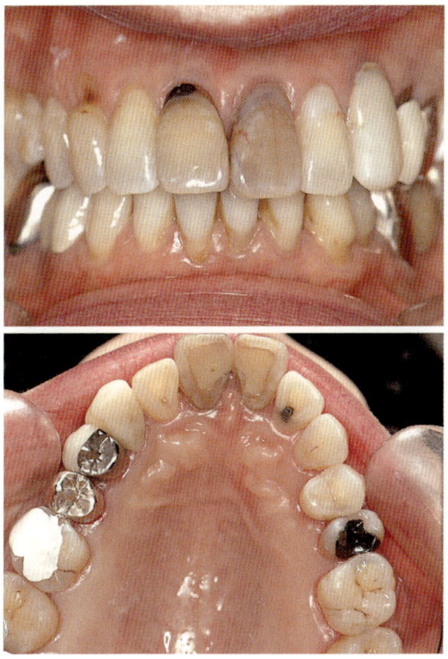

그림 ③ #11, 21의 보철을 희망하며 내원한 환자의 구강 내 사진. 초진 시 #11, 21의 설측은 하악 전치가 교합해 염증이 보인다.

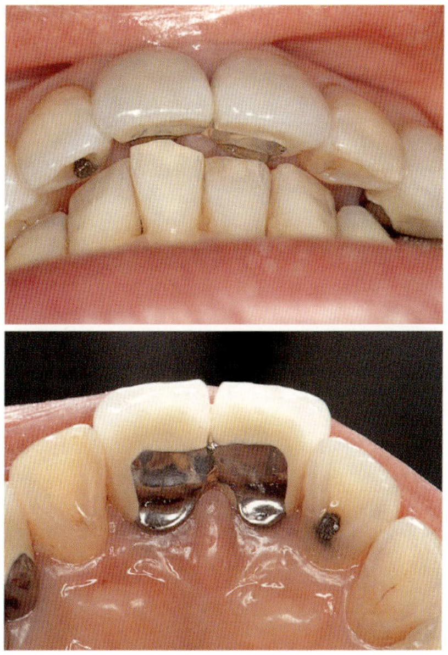

그림 ④ 하악 전치의 anterior stop을 위해 상악 전치 설측은 연하에 마진을 설정하고, 설측은 over contour crown을 장착. anterior stop면은 precious metal을 사용해 cut back 디자인하고 이 위치에서 턱운동을 시작한다.

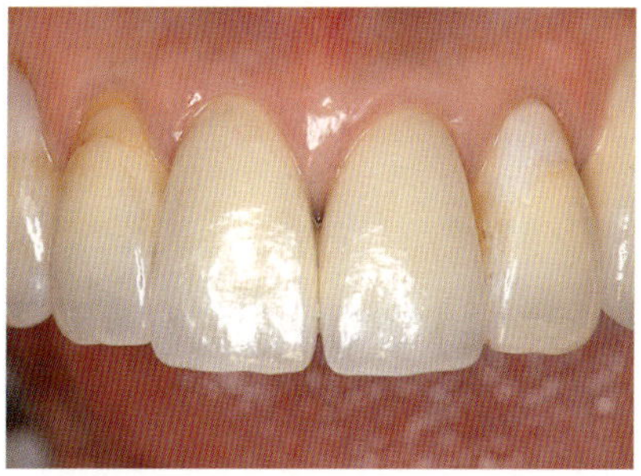

그림 ⑤ 보철물 장착(1993년 5월 17일).

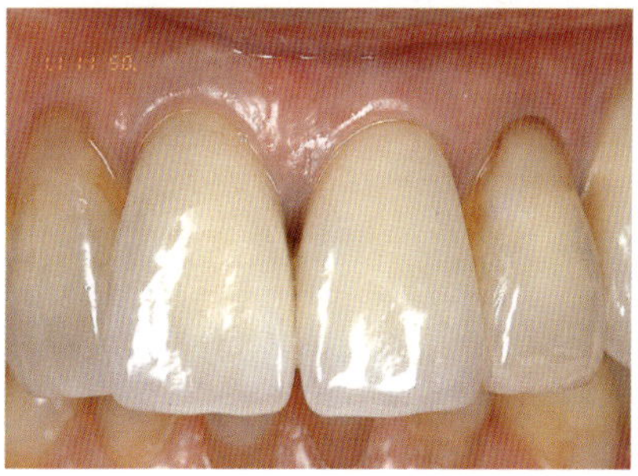

그림 ⑥ 약 13년 경과(2006년 5월 30일). #11에 치은퇴축이 보이지만 블랙마진은 아니다. 교합관계도 그림 ④의 상태를 유지하고 있다.

임상 기법 50-46

설측전위 치아를 보철하려면?

특히 상악 측절치

설측전위된 측절치는 교정치료가 바람직하지만 보철적 해결을 계획할 때는 다음의 내용에 주의한다.

먼저 치관 길이과 치관폭경의 확보

치료에 앞서 진단용 왁스업을 추천하지만, 하지 않더라도 study cast 진단이 필요하다. 다음의 내용에 주목한다.

① 치관 길이을 어디까지 연장할 수 있을까?

② 치관폭경을 확보할 수 있을까?

③ 발수가 필요한가?

①에 대해서는 특히 치관 길이 연장 후 좌우 대칭성이 유지되는지, 외과처치의 유무와 외과처치가 필요한 경우 연조직 범위 내인지 아니면 골에 이르는지 진단이 필요하다. 치관 길이을 연장할 수 있을 만큼 상대적으로 보철물 마진부의 풍융이 감소되므로 위의 진단이 중요하다.

②는 설측전위로 인해 두 인접치 거리가 좁아지지 않은지 진단하고, 좁은 경우에는 인접치 인접면을 삭제할 수 있는지(disking: 인접면을 법랑질 내에서 조정한다, 보통 0.5mm 이내), 또는 청소성을 떨어뜨리지 않고 중첩시켜 해결할 수 있는지 진단한다.

③은 지대치 형성 중 치수노출 가능성을 진단하는 것인데, 설측전위 수복의 경우 치관형태로 치축방향을 변경하면 무리가 있으므로 힘의 집중을 고려하면 유수상태가 유리하다. 설측전위 치아의 수복은 순측전위 증례보다 치수보존이 더 용이하다.

순측 Overhang은 가공치적 발상에서

치열궁보다 안쪽에 있는 치아를 바깥쪽으로 빼기 때문에 당연히 보철물의 치경부가 튀어나온다. 풍융부는 플라그가 쌓이지 않도록 점막에 접촉시켜야 한다. 바꿔 말하면 이 부분의 형태는 S-shape profile의 강조형 또는 ovate pontic 타입과 유사하다. 점막접촉에 한해 플라그의 축적을 예방할 수 있다.

래핑(중첩)은 견치방향으로

상악 측절치를 예로 들면 약 7mm의 치관 폭경이 필요한데, 인접치를 법랑질 범위 내에서 조정해도 폭경을 확보할 수 없는 경우에는 인접하는 견치의 근심과 측절치 원심부를 중첩시키면 좌우 대칭성을 확보할 수 있다. 이 경우 청소성과 전측방운동 시 활주가 조화를 이루어야 한다.

● Point ●

1치 대상으로 진행하는 테크닉이다.

＊증례 1 (①~⑥)

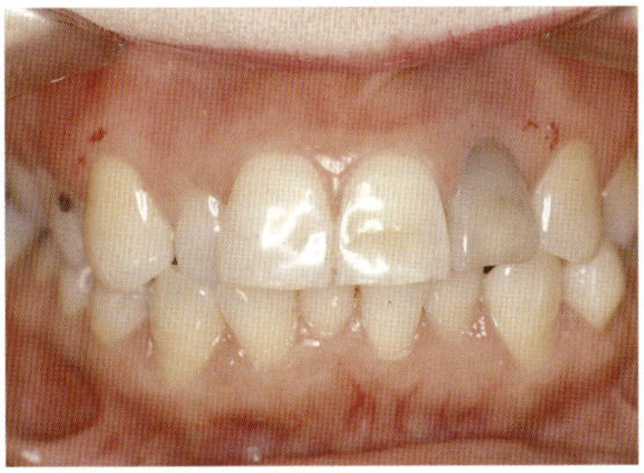

그림 ① 환자는 설측으로 틀어진 #12의 심미 개선을 호소하며 내원하였다.

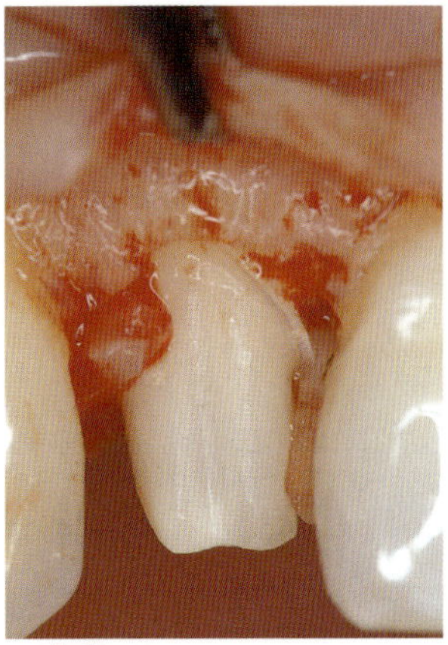

그림 ②

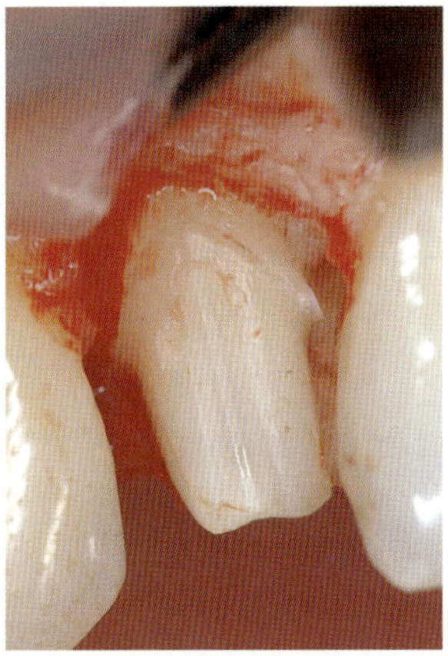

그림 ③

그림 ②③ 치관 길이 확보를 위해 지대치를 형성하면(그림 ②에) 마진과 골연이 가까워지므로, 골을 약 1.5mm 삭제해 결합조직성 부착부와 상피성 부착부가 들어갈 영역을 근면에 제공한다.

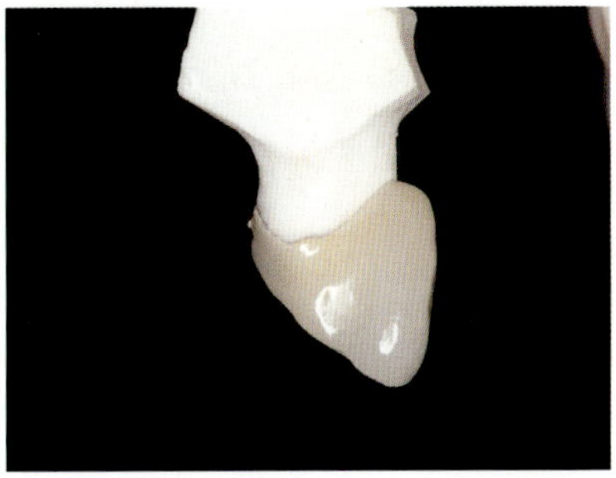

그림 ④ 완성된 PFM crown의 측면. 튀어나온 마진부는 over pontic의 일부처럼 보인다. 그러나 이 풍융은 연조직이 치관측으로 돌아오는 소위 creeping attachment를 막는 역할을 한다.

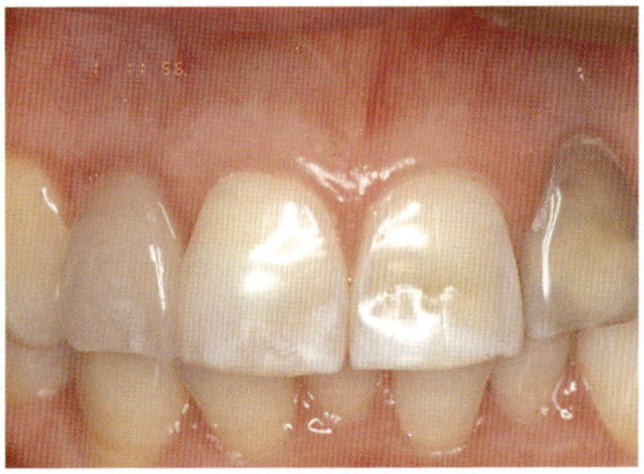

그림 ⑤ #12에 최종보철물을 장착했다. 치관 길이과 폭경이 좌우 대칭을 이룬다.

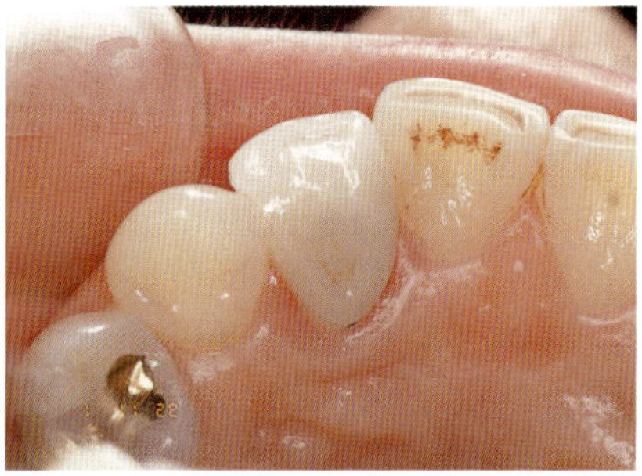

그림 ⑥ 설측에서 관찰. 폭경 확보가 어려울 때는 이렇게 견치방향으로 중첩(래핑)시키면 폭경을 확보할 수 있고 좌우 대칭성도 좋아진다.

＊증례 2 (⑦~⑨)

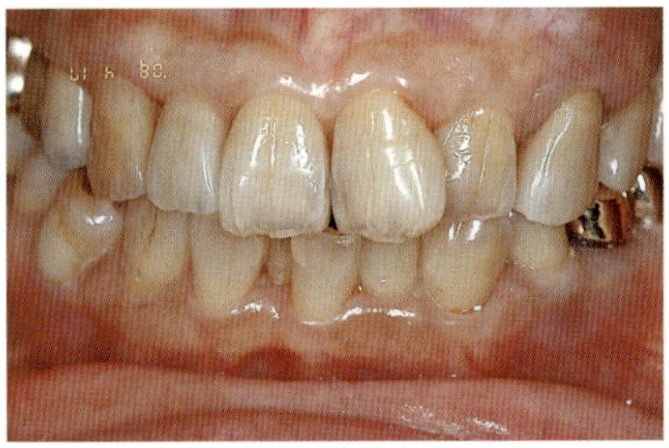

그림 ⑦ #12의 설측전위 치아에 PFM crown을 장착했다.

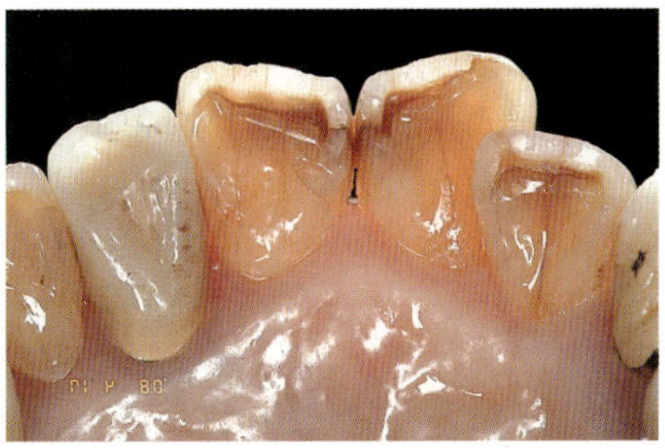

그림 ⑧ 설측 마진은 설측에 위치한다.

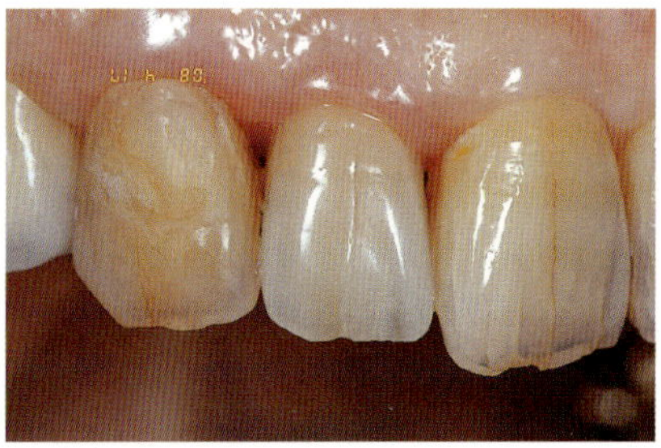

그림 ⑨ 설측전위 치아는 보철 후에 마진이 잘 노출되지 않는다. 치근이 원래부터 설측에 있기 때문에 순측에 골과 연조직의 두께를 충분히 확보할 수 있다.

순측전위 치아를 보철하려면?

◘ 마진의 설정위치

저자는 순측전위 중절치를 보철할 때 구륜근의 압력이 마진부에 작용하지 않을 것, 입술이 자연스럽게 닫힐 것 이 두 가지에 주의한다.

전자는 순측으로 경사진 치아를 치열궁 안쪽으로 넣을 때 입술이 마진부에 닿지 않도록 배려하는 것이다. 마진부에 입술 압력이 작용해 순측치은의 두께를 잃지 않을까 걱정되기 때문이다(그림 ①).

또한 후자의 입술폐쇄는 술전, 극도의 순측경사에 대해 입술폐쇄가 부족한 경우 술후에 같은 증상이 남으면 전치부가 건조해 치은염을 일으키기 때문이다.

위의 이유에서 마진을 치은연하에 설정하는 경우가 많다. 그러나 압배사를 삽입할 수 없을 만큼 결합조직성 부착부까지 마진을 설정해서는 안 된다. 증례에 따라 외과처치가 필요하기도 하다.

◘ Subgingival Contour는 Less로

순측전위 치아는 원래 치축경사가 강한데, 경사가 강하면 치주조직을 치경부 부근에 머무르게 하기가 불리하다. 이것은 순측경사 치아의 치경부 부근에 관찰되는 퇴축경향에서도 추측할 수 있다. 따라서 수복 후에 치축방향을 변경하기 위해 치근에서 시작되는 형태를 최대한 less contour를 부여해야 한다. 치근에 대한 less contour는 안쪽으로의 축 방향의 변환을 의미하고 결과적으로 변연치은의 두께가 증가할 가능성이 있다. 순측전위 치아를 수복하는 것은 본래의 치관 외형을 치열궁 안쪽으로 넣게 되는 것이므로 치은연하 풍융(subgingival contour)도 안쪽으로 들어갈 수 있는 만큼 넣는다.

◘ 치수처치와 지대축조

설측전위 치아보다 순측전위 치아는 편의상 발치가 필요한 경우가 많다. 이것은 치수를 순설단에서 관찰했을 때 순측에 형태적 정점이 오는 것에서 판단할 수 있다. 그 다음에는 근관치료 후 축조처치가 필요한데 축조방향을 근관방향이 아니라 술자가 새로 설정하는 방향으로 변경해야 한다. 따라서 축조재료는 구부릴 수 있는 금속의 기성 포스트나 축조 포스트가 적합하다. 파이버포스트는 유효한 포스트 길이가 감소되므로 사용을 자제한다.

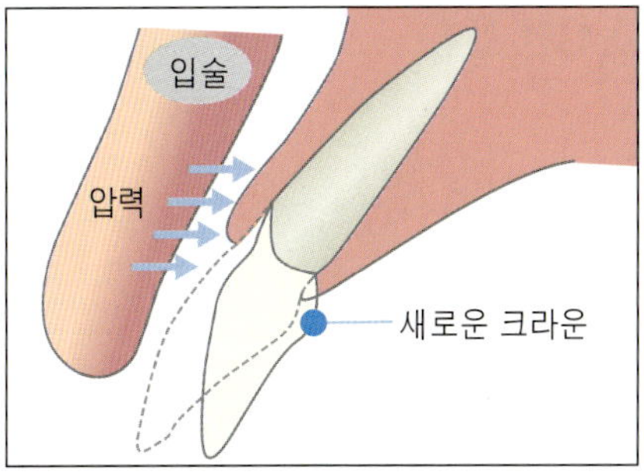

그림 ① 순측전위 치아의 보철은 치은연하에 마진을 설정해 입술압력으로부터 마진을 떨어뜨려 치은퇴축을 방지한다(p76 참고).

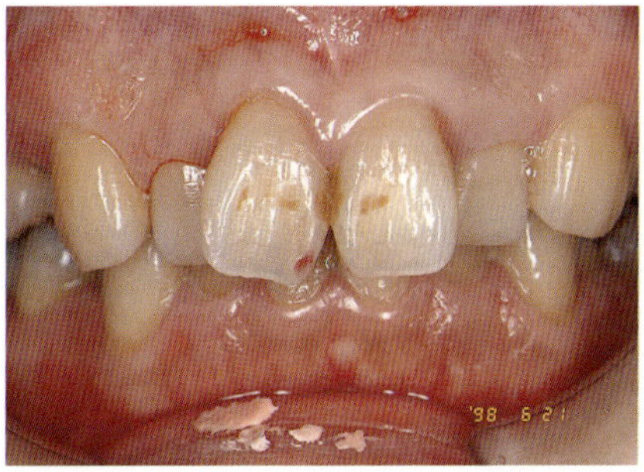

그림 ②

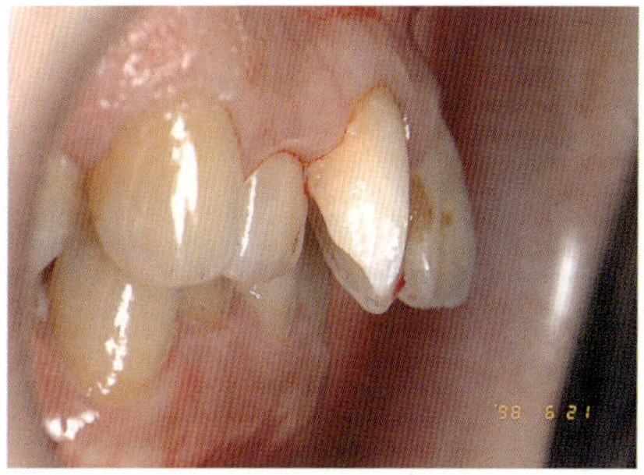

그림 ③

그림 ②③ #11, 21에 익상회전과 순측전위가 있는 환자의 초진 모습(1998년 6월). 환자는 #11, 21의 심미개선을 호소했다.

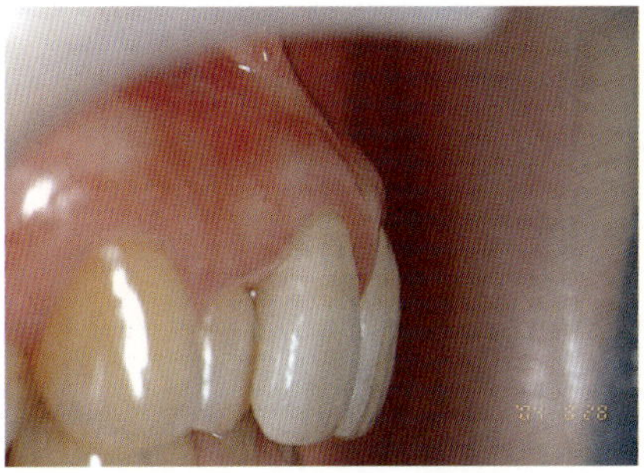

그림 ④ 발치 후 치관부의 치축방향을 변경했는데 치은연하에 마진을 설정해 완료했다. 초진에 비해 절치위치가 설측으로 이동했다.

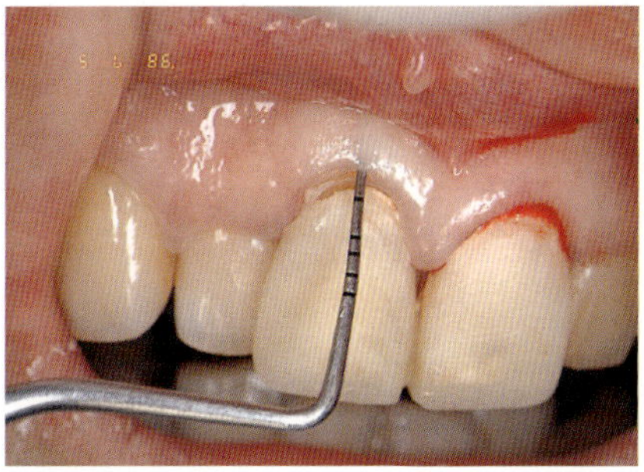

그림 ⑤

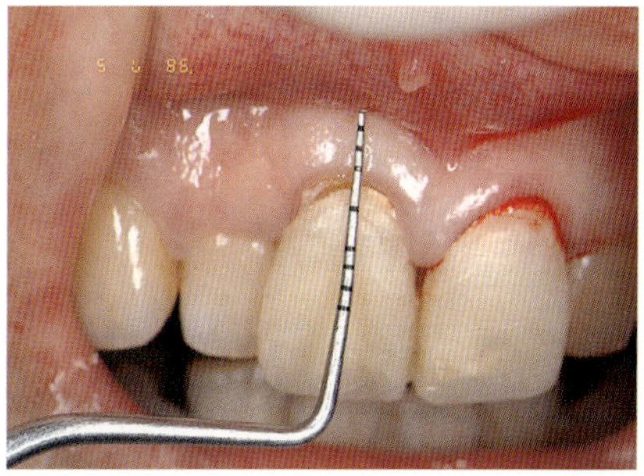

그림 ⑥

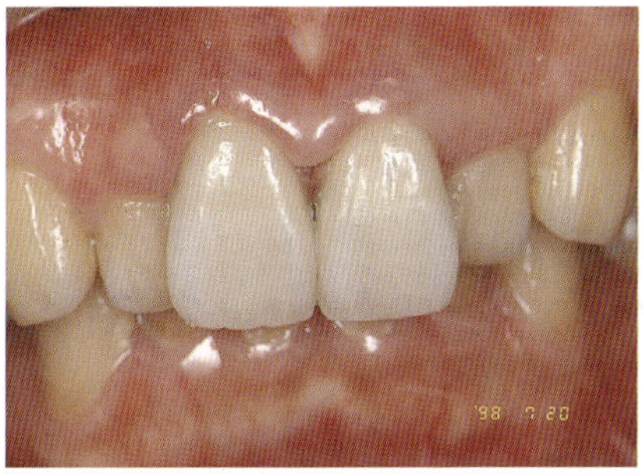

그림 ⑦

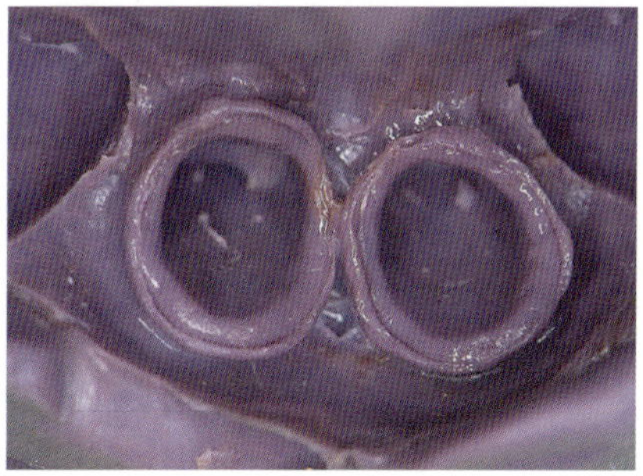

그림 ⑧

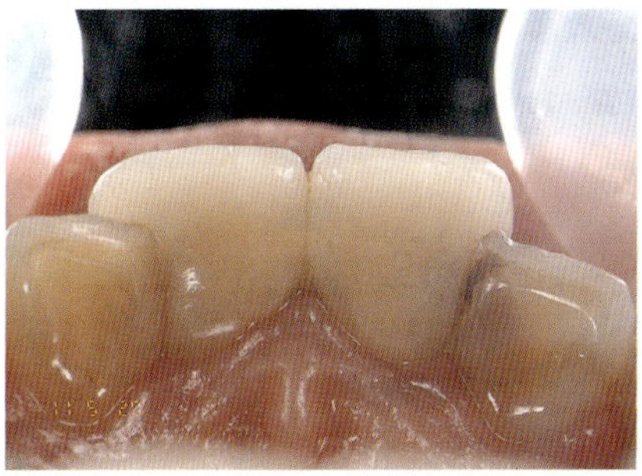

그림 ⑨ 원심부를 중첩시켜 #11, 21의 근원심 폭경을 확보했다. #12, 22 근심에 있던 레진 색이 변했다.

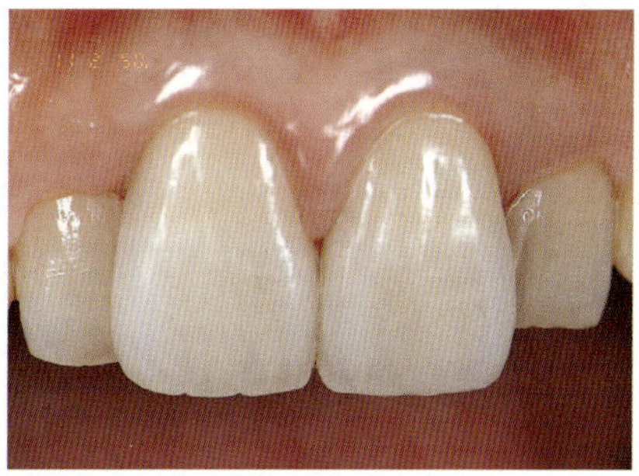

그림 ⑩ 약 10년 후 PFM crown.

임상 기법 50-48

Provisional Restoration에서 가착재를 효율적으로 제거하는 방법

◘ 페이스트 타입인가 분말-용액 타입인가?

가착재를 연화 전 상태로 분류하면 페이스트끼리 섞는 타입(페이스트 타입, 일반적으로 소수성이 강하다)과 분말과 용액을 섞는 타입(분말-용액 타입, 보통 친수성이 높다)이 있다. Provisional restoration에 부착상태를 비교하면 전자는 후자보다 강하게 부착하고 재가착 시 제거가 어렵다. 즉 레진 부착은 페이스트 타입이 더 강하고 제거하기 어렵다. 가착재는 치과위생사가 제거하는데 시간단축은 작업효율을 높이는 데 반드시 필요하다.

◘ 표면 제거-페이스트·분말—용액 타입 공통

가착재를 provisional restoration에 사용하기 전에 마진부, 인접면에 분리제를 도포하면 경화 후 가착재를 한 덩어리로 제거할 수 있다. 분리제는 바세린, 코코아버터가 일반적인데, 내부 침입에 주의하면서 저자는 유동 파라핀을 사용한다. 분리제를 표면에 도포하면 가착재를 제거하기 쉬운데 내부 침입과 조수가 전달할 때 떨어뜨리지 않도록 주의한다. 또한 분말-용액 타입은 분리제를 도포하지 않아도 제거가 가능한 제품이 많다.

◘ 내면 제거—페이스트 타입

페이스트 타입은 소수성이 많고 가착 후 가착재의 용출이 적다는 장점이 있다. 따라서 페이스트 타입의 비유지놀계 가착재를 사용하면 provisional restoration의 마진 주위 치은 조절이 용이하다. 그러나 앞서 기술하듯이 페이스트 타입의 가착재는 다공성 레진 표면에 잘 달라붙고 provisional restoration을 재가착하거나 리마징할 때 완전히 제거하는 데 시간이 걸린다. 그래서 저자는 다공성을 평활하게 함으로써 페이스트 타입의 가착재를 레진에서의 제거를 비약적으로 빨리 할 수 있다는 특징을 고려해, 페이스트 타입을 사용할 때 provisional restoration 내면에 표면경화재를 도포한다. 그러면 가착재를 간단히 제거할 수 있고 진료시간을 단축할 수 있다. 표면경화제는 provisional restoration용 스테인 키트에 들어있는 투명한 락카나 광경화형 본딩재를 사용한다. 최근 저자는 피막이 얇은 G Coat(GC)를 즐겨 사용한다. 또한 표면경화제를 사용해 provisional restoration의 들뜨는 것을 막는 대책이 필요하므로 저자는 미리 provisional restoration 내면을 얇게 삭제해 가착재 공간을 확보하고 가착 시 들뜨지 않도록 한다.

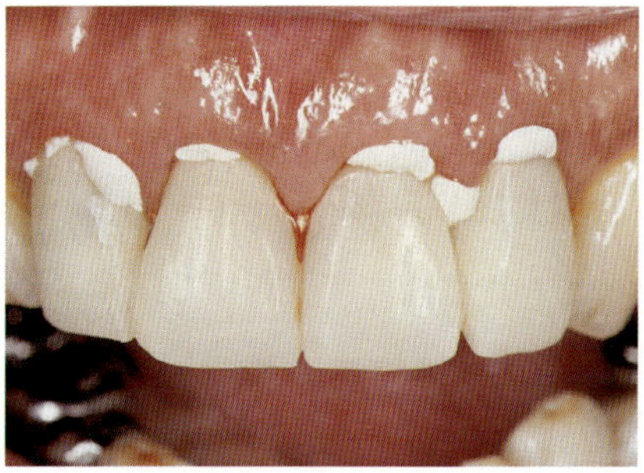

그림 ① 최종 시멘트처럼 가착재를 한 덩어리로 제거하면 치은연하에 남지 않는다.

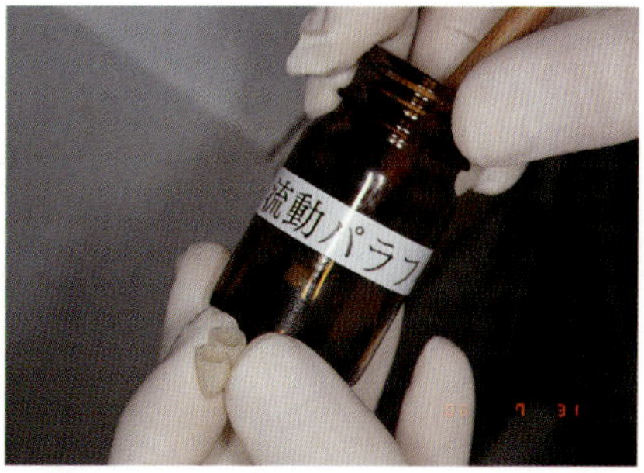

그림 ②

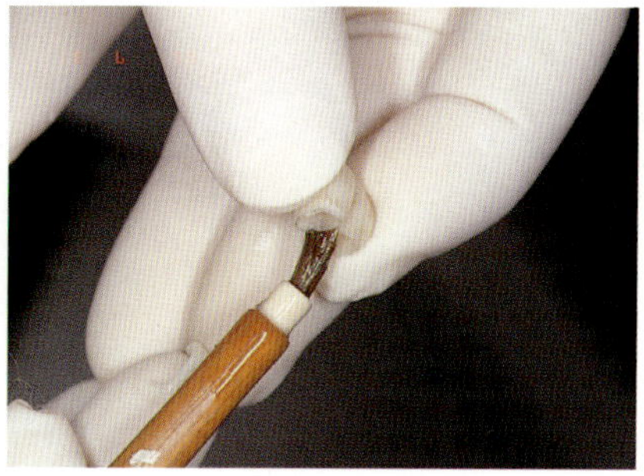

그림 ③

그림 ②③ Provisional crown 내면에 가착재를 주입하기 전에 표면에 유동 파라핀을 도포하면 가착재의 분리능력이 높아진다.

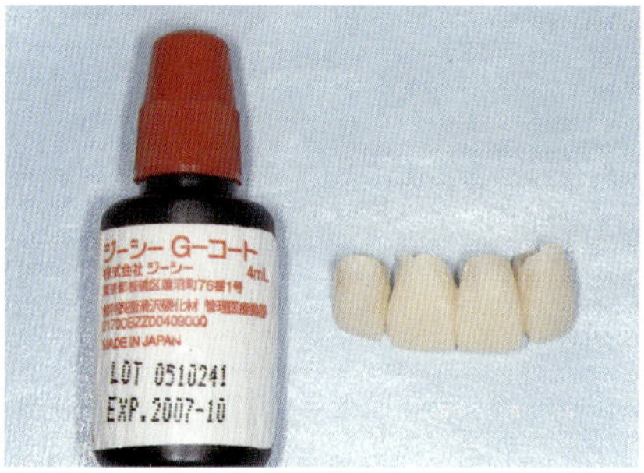

그림 ④ 페이스트 타입의 가착재가 provisional restoration 내면에 부착되면 기본적으로 제거가 어렵다. 표면경화제(G Coat: GC)를 사용하면 쉽게 제거할 수 있다.

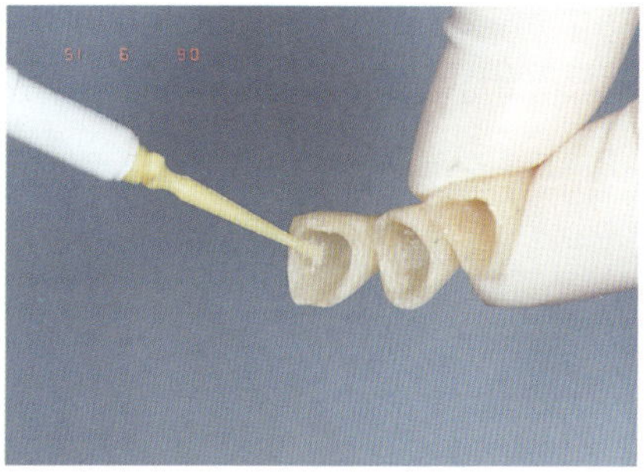

그림 ⑤

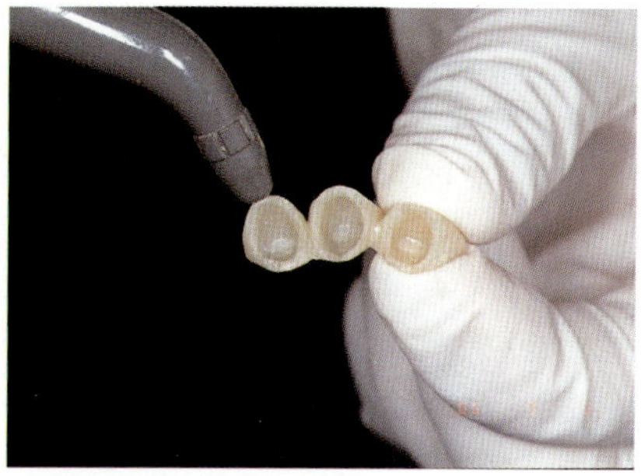

그림 ⑥

그림 ⑤⑥ G Coat를 provisional restoration 내면에 얇게 도포하고 바람을 쏘여 층을 얇게 만든 후 중합하면 표면이 단단해진다. 이 처리로 표면의 요철이 제거되면 가착재와 provisional restoration의 감합력이 감소한다.

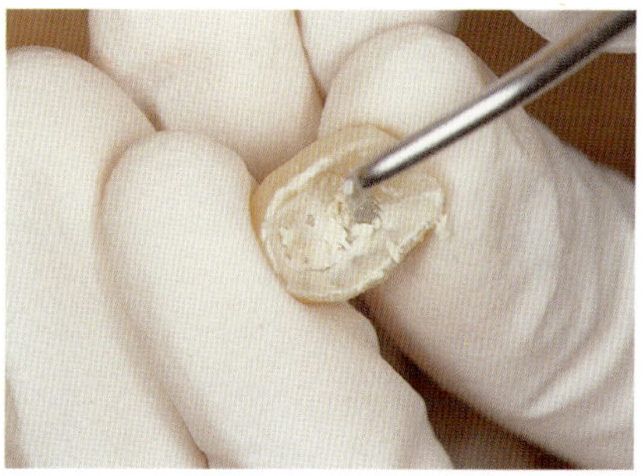

그림 ⑦ G Coat로 얇은 층을 만들면 provisional restoration을 다시 사용할 때 가착재를 쉽게 제거할 수 있다.

임상 기법 50-49

포셀린 면에 사용하는 교합지

포셀린 면의 특징

치과용 포셀린은 글래스상 물질이다. 글래스는 일반적으로 비정질 고체이고 결정구조를 갖지 않는다고 한다. 따라서 표면이 활택해 세균이 잘 부착되지 않고 외래성 색소도 잘 침착되지 않는다. 반면 이 특징은 교합조정 시 교합지에 잘 기록되지 않는 단점이 된다. 강도를 고려해 구치부에 포셀린의 응용을 부정하는 의견도 있는데 이번에는 구치부에서 포셀린의 교합을 조정할 때 사용하는 재료에 대해 설명한다.

실리콘을 사용해 교합접촉점을 확인한다

교합접촉점 관찰에는 블랙 실리콘이 탁월하다. 특히 조정 후나 시간경과에 따른 변화를 관찰하는 데 편리하다. 그러나 실리콘을 사용해 확인하려면 절차가 복잡해 임상적이지 않다. 교합채득용 건 타입의 실리콘이 있는데 이것을 사용해 교합접촉점을 조사하는 것이 더 간편하다. 상하 치열에 교합검사용 왁스를 끼워 교합접촉점을 조사하는 방법도 있는데, 전문가 시선에서 보면 실리콘이 악위 변위가 적고 더 정확하다.

교합지를 사용해 교합접촉점을 확인한다

교합지를 사용해 포셀린 면의 교합접촉점을 관찰할 때 교합지가 얇으면 기록성이 떨어지므로 교합지 2장을 겹쳐 사용하면 좋다. 또한 포셀린 표면에 코펄라이트(송진의 일종)를 발라 교합지의 기록성을 높이는 방법도 있고, 타자기용 리본테이프를 사용해 효과를 높이는 방법도 있다. 최근 포셀린 표면도 기록할 수 있다고 광고하는 Bausch사 제품은 기록성이 뛰어나 저자도 즐겨 사용한다. 이 교합지에 기름 성분의 마이크로캡슐이 들어있는데 교합하면 캡슐이 터지며 유성잉크가 교합면으로 퍼져 기록성이 높아진다고 한다. 저자의 사용법을 소개하면 먼저 두께 200μ의 Bausch사의 남색 교합지를 사용해 교합접촉점을 표시하고 그 후 손에 익은 두께 20~40μ의 빨간 교합지를 사용한다. 평소 사용하는 교합지 전에 Bausch 교합지를 사용하면 포셀린 면의 수분제거와 동시에 유성 캡슐이 포셀린 표면을 소수성으로 변화시켜 결과적으로 포셀린 위에 자연치 또는 메탈과 비슷한 기록성을 확보할 수 있다.

이렇게 하면 포셀린 면 특유의 불명확한 포인트 대신 높은 부위를 명확한 붉은색으로 표시할 수 있다.

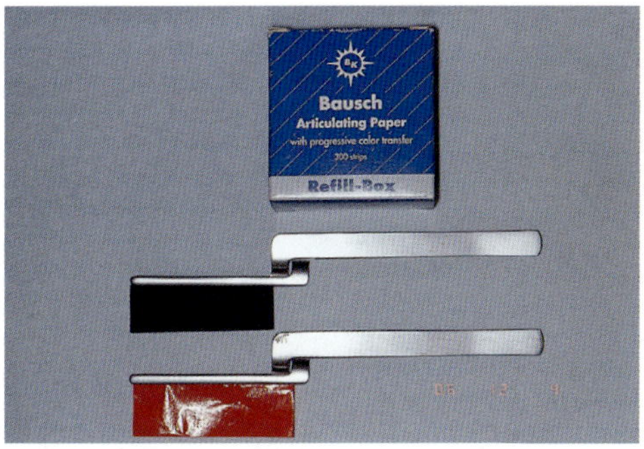

그림 ① 파란색 Bausch사 교합지와 붉은색 GC사 교합지. 저자는 이 조합을 즐겨 사용한다.

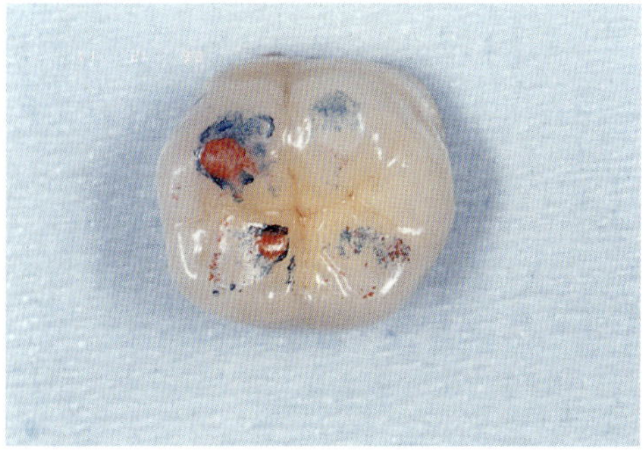

그림 ② #46의 1차 교합조정 상태. 파란 교합지 다음에 붉은색 교합지를 사용해 하이스팟이 선명하게 보인다.

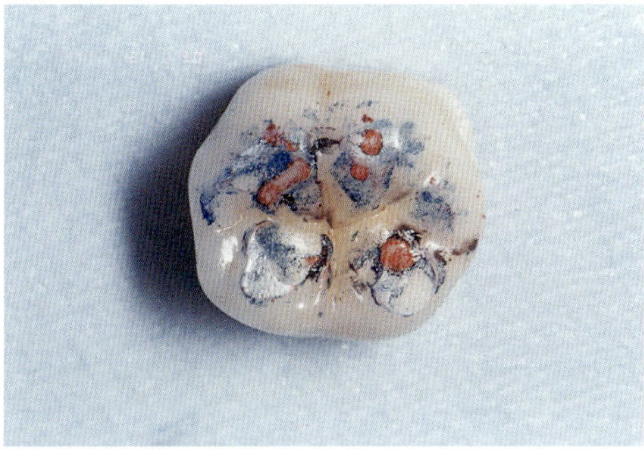

그림 ③ 2차 조정상태. 교합접촉점이 6개로 증가했다.

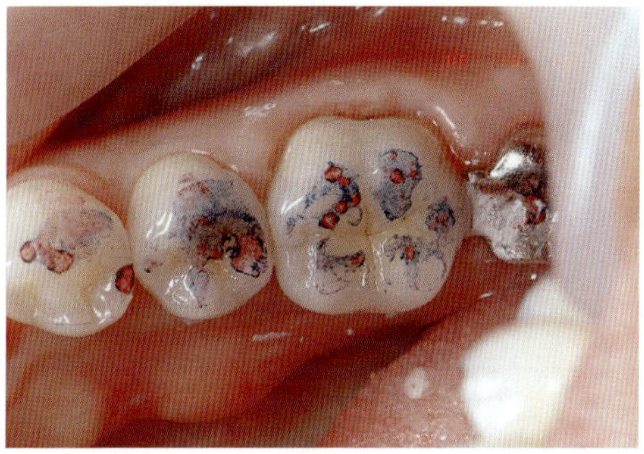

그림 ④ 그러나 구강 내에 다른 치아의 접촉점보다 halo point(중간이 비어있다)가 보이므로 약간의 조정이 필요하다.

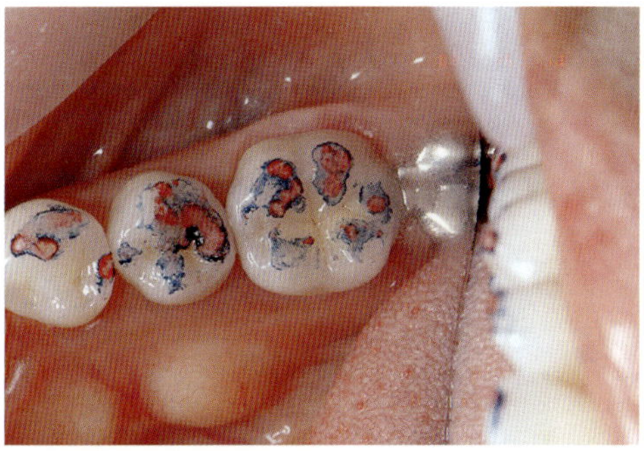

그림 ⑤ 3차 조정 후 다른 치아와 동일한 접촉상태가 되었다. 협측교두 내사면의 B equalizer는 근심사면에 부여된 것처럼 보이지만 사면이 평평하므로 stop contact가 아니다.

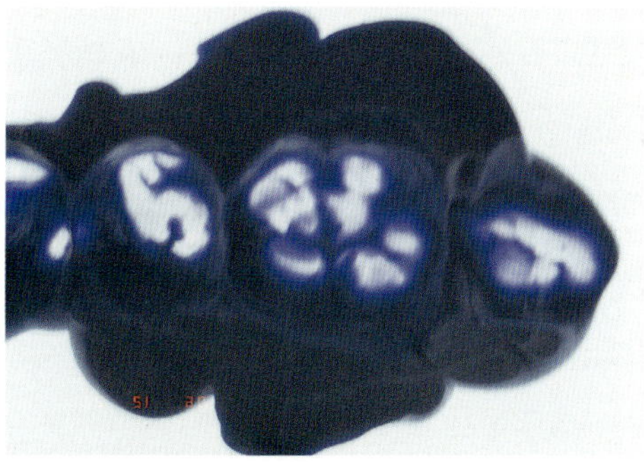

그림 ⑥ 실리콘바이트에 약 7~8개의 contact point가 보인다. 최종 확인에 실리콘을 사용하면 좋다.

임상 기법 50-50

치태 침입에서 재료와 형태를 평가한다

치은연하 마진의 문제점은 세균이 많은 치은연하 영역에 마진을 설정하는 것인데 정말로 많은 세균이 치은연하 보철물에 부착할까? 치주조직이 저항성이 없는 상태라면 세균은 치은연하에 플라그를 형성하고 결과적으로 치석형성, 치주조직의 파괴로 파급될 것이다. 저항성이 없는 상태는 전신질환 환자를 제외하고 치태관리가 잘 되지 않는 환자에게서 관찰된다. 그러나 최종보철물을 장착할 때 술자는 당연히 보철 전에 양치지도를 하고 치태관리가 되는 상태에서 들어가야 한다. 치태를 잘 관리하면 치은구에서 백혈구가 유주해 세균이 잘 부착하지 않는다. 이것이 건강한 치주조직에서 볼 수 있는 모습이다. 그렇다면 보다 적절한 장착상태, 즉 세균침입이나 축적상태는 어떻게 조사하면 좋을까?

플라그는 획득피막에서

플라그의 형성에는 획득피막이 관여한다는 의견이 있다. 즉 획득피막을 발판으로 플라그가 축적된다는 것이다. 건강한 치은연하에는 획득피막이 존재하지 않기 때문에(획득피막은 임상 치관에 존재한다) 플라그가 잘 부착하지 않는다. 즉 백혈구에 의한 치은구의 자정작용으로 유출되는 세균수와 새롭게 생식하는 세균수 사이에 불균형이 발생해 치주조직이 파괴된다고 생각한다. 건강하고 치태가 잘 조절된 치은연하에는 수많은 세균이 생식해도 백혈구(특히 호중구)가 유주해 동일한 세균이 같은 장소에 머무르기 힘들다.

연하마진을 관찰하자

Provisional restoration이나 가착한 최종보철물의 치은연하부를 관찰하면 세균이 어느 정도 침입해 플라그를 형성했는지 알 수 있다. 구강 내에 염색약을 사용하는 요령으로 제거한 크라운 마진 부근을 염색하면 플라그의 유무를 쉽게 관찰할 수 있다. 저자는 이것을 staining test라고 부르고 10여 년 전부터 크라운 평가에 사용해 왔다.

평가

치태관리가 잘 되는데도 치은연하가 염색되는 가장 큰 이유는 재료의 표면성에 기인하는 부분이 크다. 표면이 거칠면 플라그가 쌓이는 발판이 되어 세균수의 증가를 조장하기 때문이다. 최종보철물이 아니더라도 표면거칠기는 중요하고 같은 레진을 사용한 provisional restoration도 기포가 많은 경우 염색률이 높아지고 염증의 원인이 된다. 이렇게 치은연하는 활택한 표면이 중요하다는 것을 잊어서는 안 된다.

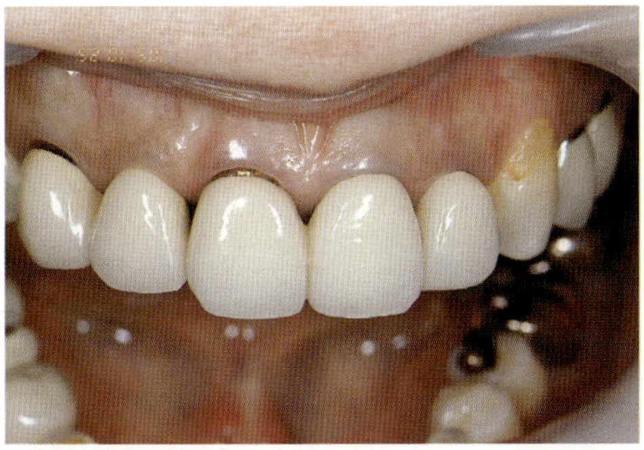

그림 ① 주소는 블랙마진의 심미개선. #13~23의 보철치료를 희망했다.

- 해부학적 치은구(anatomical gingival sulcus): 치은구와 동의어지만 임상적 치은구와 구별하기 위해 사용하는 용어
- 임상적 치은구(clinical gingival sulcus): 건강한 또는 가벼운 염증성 치은과 치은표면 사이에 치주 탐침을 사용해 발생한 인공결손. 이것은 접합상피 내에 있는데 결합조직 중에 확대되기도 한다. 깊이는 해부학적 치은구보다 항상 깊다.

(Schroeder에서 인용)

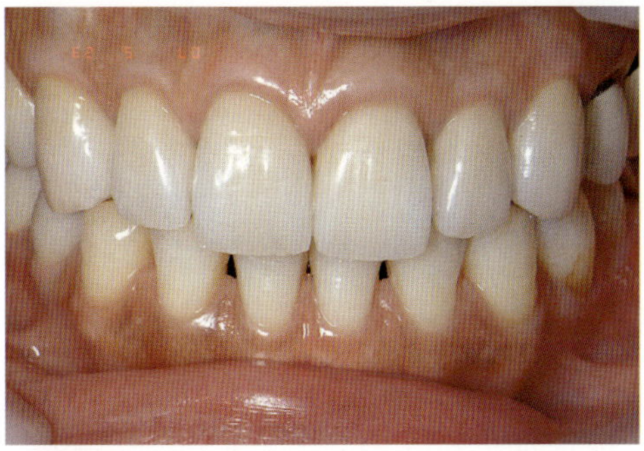

그림 ②

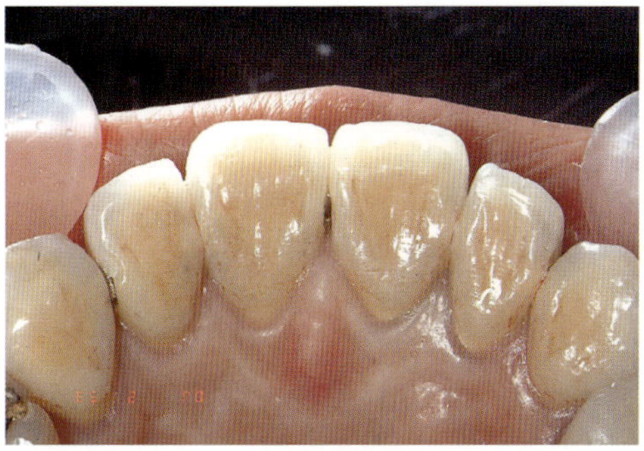

그림 ③

그림 ②③ 최종합착 1년 후 모습(2007년 5월). PFM crown의 순측면과 설측면.

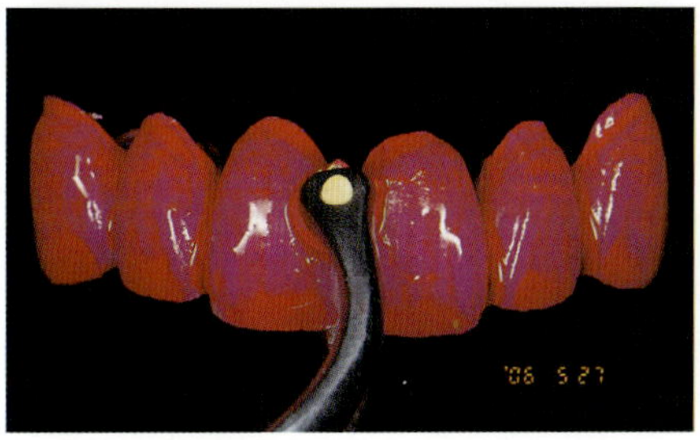

그림 ④ 최종합착에 앞서 치은연하 플라그 상태를 확인했다(2006년 5월). 가착기간은 3개월, 염기성 푹신(소위 염색액)으로 플라그를 판정했다.

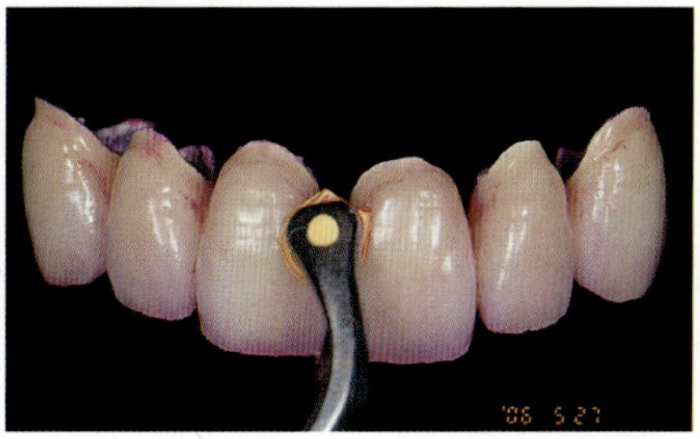

그림 ⑤ #12를 제외하고 모든 연하부분에서 플라그가 보이지 않았다. 마진은 임상적 치은구, 즉 상피성 부착까지 들어가 있다. 플라그가 확인된 #12에 가착재가 남아있었다.

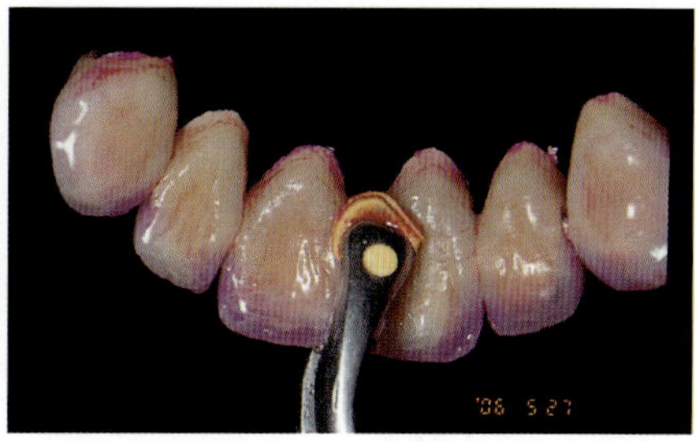

그림 ⑥ 설측은 마진을 얕게 설정하고 해부학적 치은구라고 생각되는 범위로 정해 마진부에 플라그가 보인다.

＊임상 힌트＊

왜 깊은 마진에 플라그가 없고 얕은 마진에 플라그가 있을까?
해부학적 치은구에는 세균의 턴오버가 적고 임상적 치은구는 턴오버가 빈번하게 일어나기 때문이다.
물론 임상적 치은구는 접합상피 내에 있으므로 호중구가 세균을 흘러 보내는 것도 여기에 관여한다.
Schroeder의 정의를 읽어보자. Schroeder와 Listgarten이 현재 상피성 부착 기구를 해명했다.

50-3: 치주낭과 치은구

*Glossary of Current Terminology for the Healthy Periodontium

The American Academy of Periodontology(AAP-1977) defined the term “gingival crevice” as “the relatively long(1.5-2.5mm) fissure between the marginal gingiva and the enamel” but failed th add that this crevice normally is produced artificially by the insertion of a periodontal probe into the gingival tissues. Thus, “gingival crevice” was recommended(instead of “clinical gingival sulcus”) for describing the artificial defect a probe would create when inserted into the junctional and/or pocket epithelia and the deeper soft tissues. On the other hand, the AAP glossary listed “gingival sulcus” and explained it as “the shallow furrow formed where the gingival tip (margin) meets the enamel,” i.e.,in accord with the glossary presented above.

*번역『シュレーダー歯周組織』(医歯薬出版)

미국치주학회(AAP, 1977)는 “gingival crevice”를 “변연치은과 법랑질 사이의 비교적 긴(1.5~2.5mm) 틈새”라고 정의했는데, 보통 치주 탐침을 치은조직에 삽입했기 때문에 인공적으로 발생한다는 문장을 덧붙이지 않았다. 따라서 “gingival crevice”는 탐침을 접합상피나 낭상피, 더 심부의 연조직 내에 삽입해 발생하는 인공결손을 표현할 때 “clinical gingival sulcus” 대신 사용해야 한다. 한편 AAP 용어사전에 “gingival sulcus”를 예로 들어 “치은연이 법랑질과 접촉하는 부위에 형성되는 얕은 틈새”라고 설명하고 있으며, 이 정의는 위의 사전과 동일하다.

*저자의 견해

Schroeder는 AAP에서 해부학적 치은구(조직절편에서 관찰한 치은구)와 임상적 치은구(탐침을 사용한 치은구)를 함께 사용하므로 개선해야 한다는 취지로 이것을 작성하였다. 그러나 이 혼동이 학문상 장벽이 된 것을 유감스럽게 생각한다 (해부학적 치은구·임상적 치은구는 p109 참고).

50-21: Black Triangle 대책 ②에서

***접촉이 긴 예**

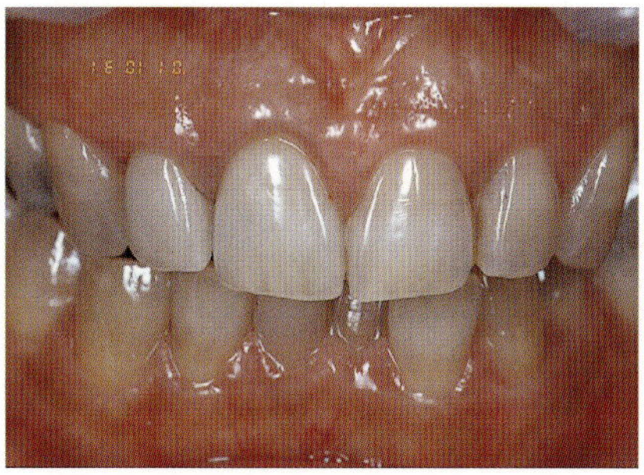

그림 ① 접촉이 짧은 #12, 11 PFM crown 증례. 접선은 약 70°이고 강하다.

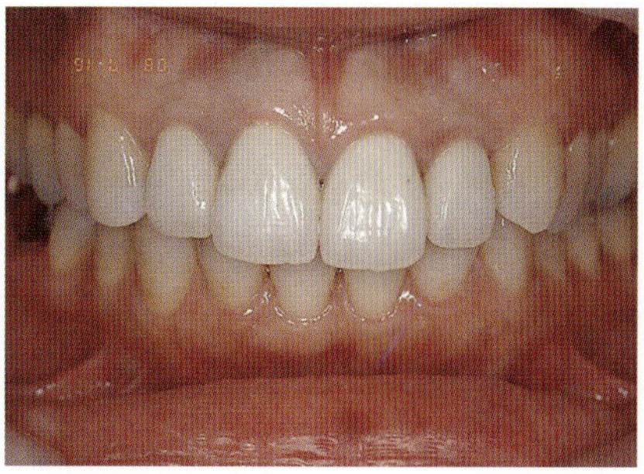

그림 ② 접촉이 중간인 #12~22 PFM crown 증례. 접선이 약 45°.

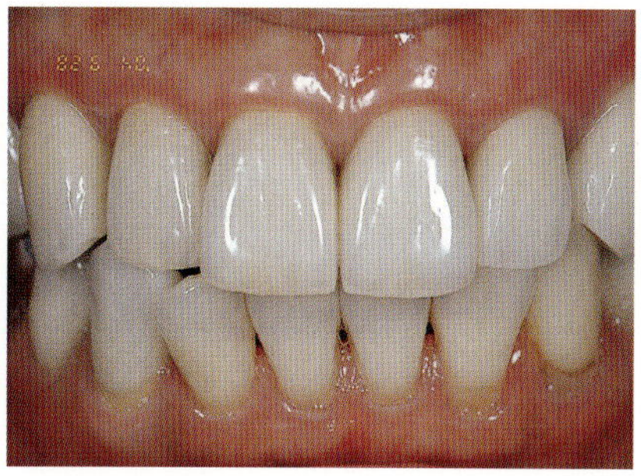

그림 ③ 접촉이 긴 #13~23 PFM crown 증례. 접선이 약 30°.

***임상 예**

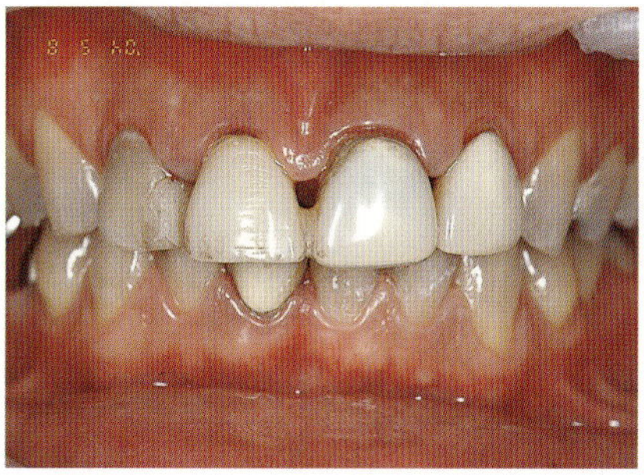

그림 ④ Black triangle이 넓은 환자이고, 다른 의원에서 치은염증을 제거하기 위해 치간칫솔의 사용을 권유받고 내원했다. 치은통증의 제거와 심미적 크라운으로 교체를 희망했다.

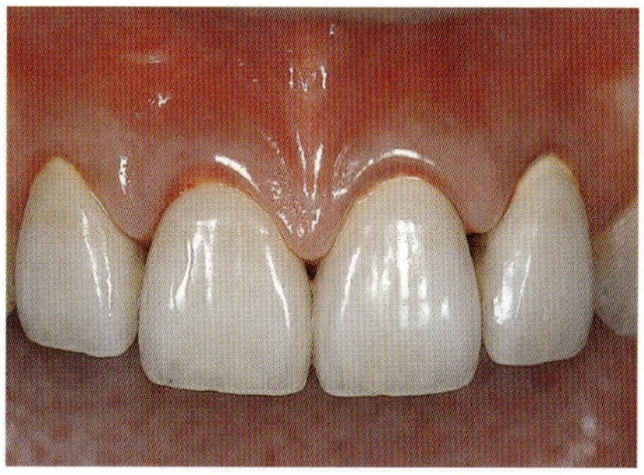

그림 ⑤ 치간칫솔의 사용을 중단시키고 치과기공사가 study cast 상에 진단용 왁스업해 black triangle의 폐쇄를 검토했다. 치관연장과 치은연하마진을 병용하면 embrasure를 폐쇄할 수 있다고 진단해 #12~22에 PFM crown을 장착했다. Black triangle이 보인다.

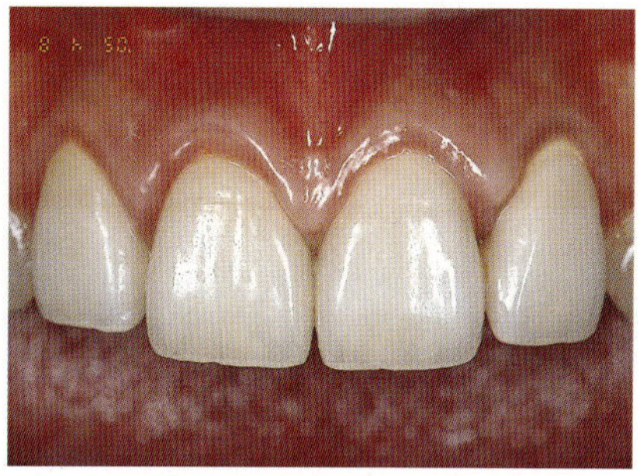

그림 ⑥ 장착 후 6개월 경과. Black triangle이 보이지 않는다. 치간칫솔의 사용을 중단시켰다. 치은이 치유되는 중이다.

50-10: Full Mouth Reconstruction에서 Transfer Coping

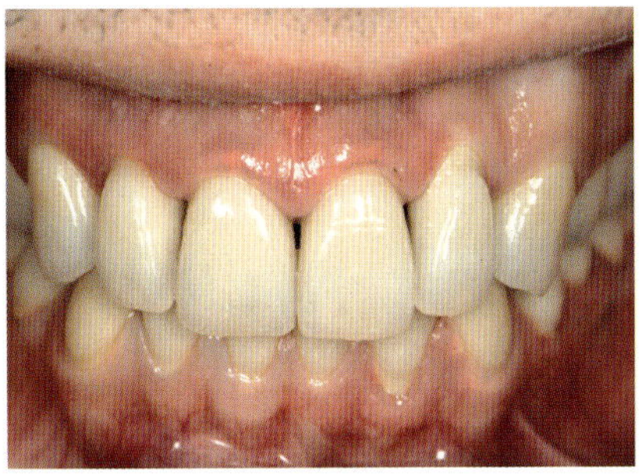

그림 ①

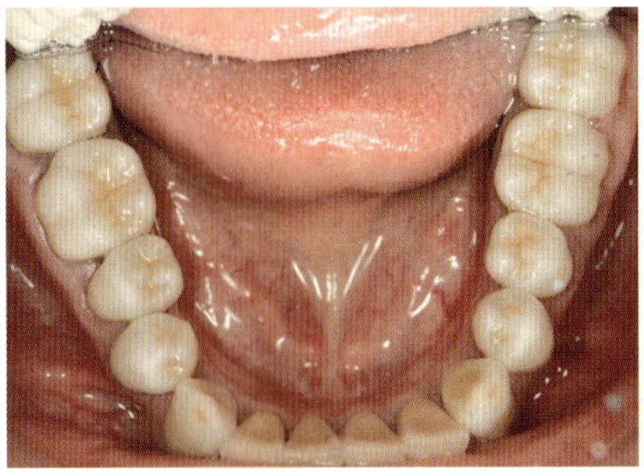

그림 ②

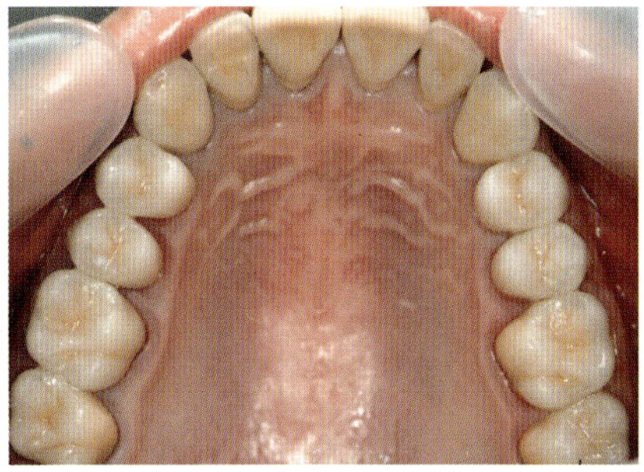

그림 ③

#17~27, #47~37 모든 치아를 PFM crown으로 제작했다.

50-22: Black Triangle 대책 ③

표 ① 치간유두 형태에 영향을 미치는 인자

① 양치질 압력
② 보철물 형태
③ 접촉영역의 위치
④ 치근 간 거리
⑤ 바이오타입(scallop, flat)
⑥ 치조골정의 위치와 골의 재생상태
⑦ 소대 및 여기에 부수하는 점막의 가동성
⑧ 치조상 섬유장치(소위 치주인대)
⑨ 치조골 기저부의 두께

표 ② 저자가 생각하는 치간유두 재생의 가로 조건

① 치근 간 거리 0.5mm 전후는 곤란
② 1~2mm는 재생이 용이
③ 3mm 이상은 곤란
④ 2.5~3mm는 조건에 따라 재생

표 ③ 크레머가 주장하는 치근 간 거리와 치간유두의 관계

① 치근 간 거리가 짧으면 근간중격이 좁고 혈액을 공급하는 골수강도 좁아진다
② 치근 간 거리가 짧으면 치간유두 재생이 어렵다
③ 치간유두가 클수록 치료와 건강유지가 용이하다

50-23: Black Triangle 대책 ④

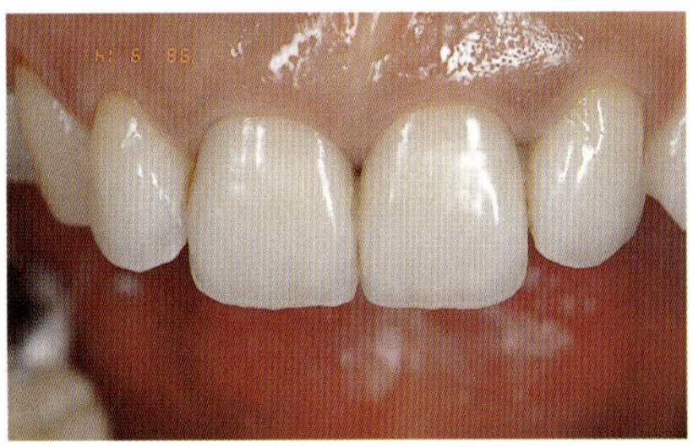

그림 ① Flat-thick 환자는 치경선이 평평하고 치간유두가 낮다. 그리고 협측 치조골이 두껍다(#11, 21, 22가 PFM crown).

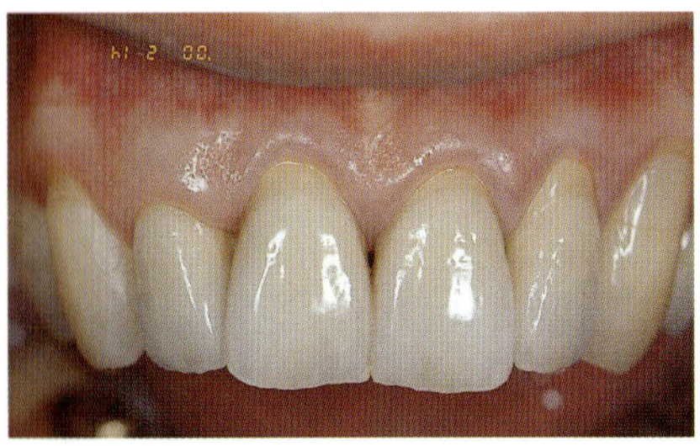

그림 ② Scalloped-thin 환자는 치경선이 강한 커브를 그리고 치간유두가 높다. 치조골이 얇고 치근형태를 상상할 수 있는 치경선이다(#12~22가 PFM crown).

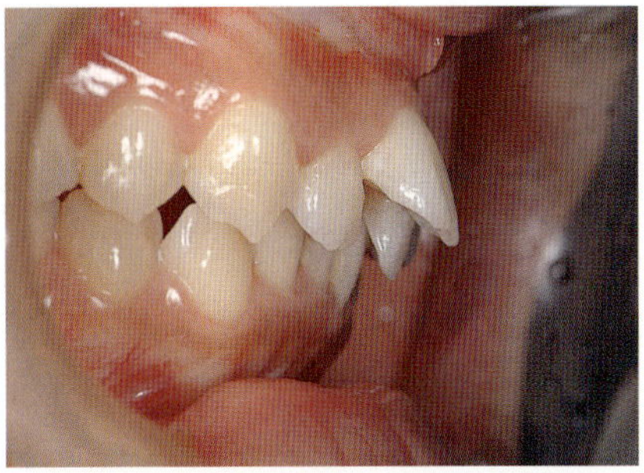

그림 ① #11의 순측전위에 불만이 있어 내원한 환자. Overjet(horizontal overlap)은 약 12mm였다. 환자는 교정치료 대신 보철치료를 희망했다.

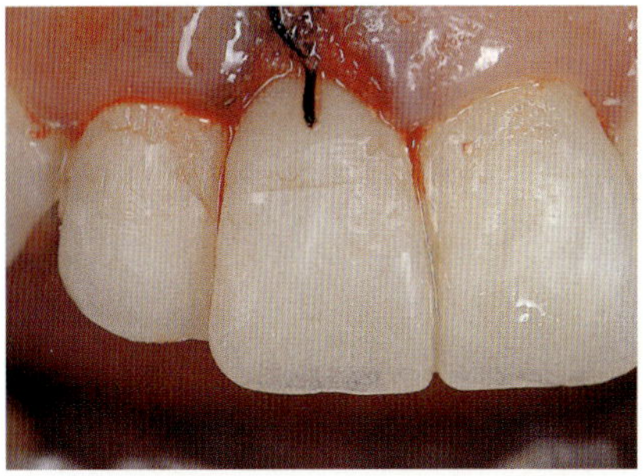

그림 ② 진단용 왁스업 결과. #11을 발치했다. 그림은 발치 후에 apatite granule을 넣고 봉합 후에 provisional restoration으로 형태를 재현한 상태다.

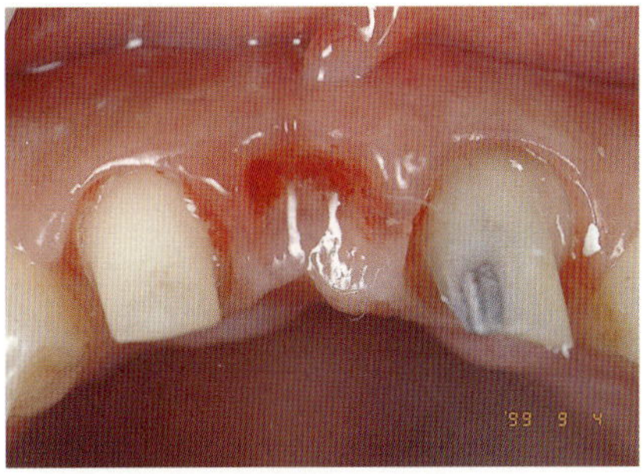

그림 ③ 그림 ② 이후 5주 경과. 발치와가 완전히 상피화되고 ovate 형태가 보인다. 이 시점에 이식재가 나오지 않았다.

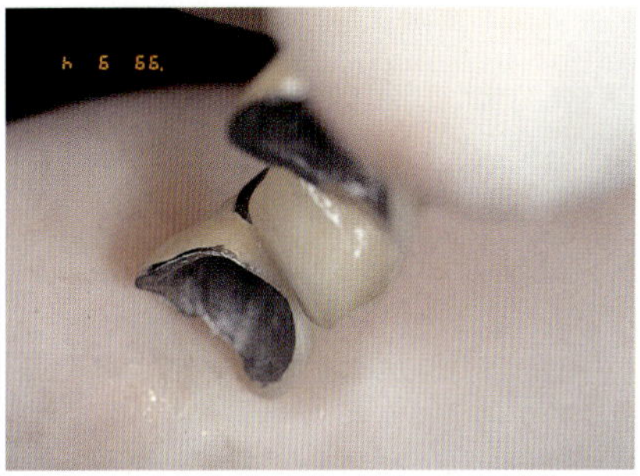

그림 ④ 최종보철물은 그림 ③과 같은 상태인데, 모형상에 압박하듯이 모형을 조정해도 좋다. Ovate 형태가 보인다.

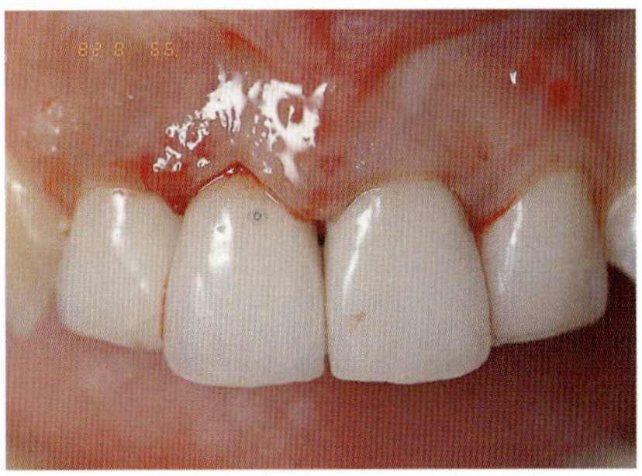

그림 ⑤ 최종보철물 시적.

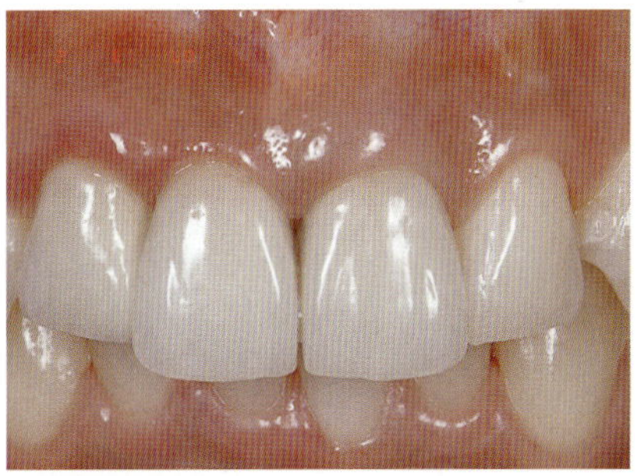

그림 ⑥ 술후 6년 6개월. 특기사항이 없고 심미성을 달성했다.

50-29: Provisional Restoration의 조정 ②

p63에 소개한 provisional restoration 증례의 시술 직후와 10년 후

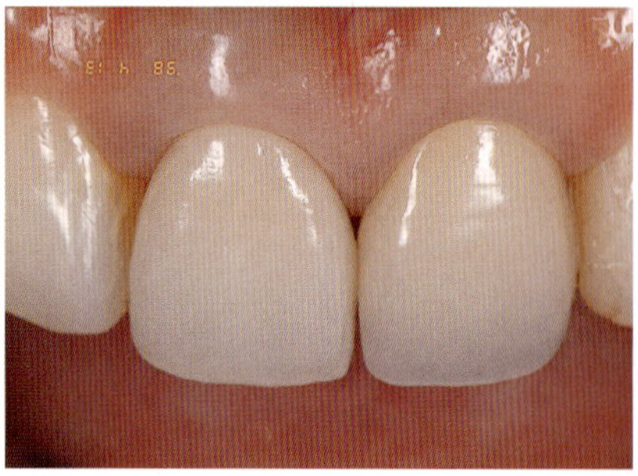

그림 ① 시술 직후.

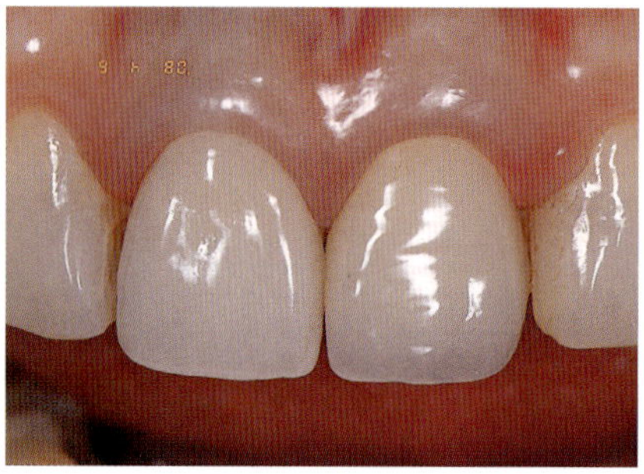

그림 ② 10년 후.

50-38: 시멘트 합착 시 주의사항 ③

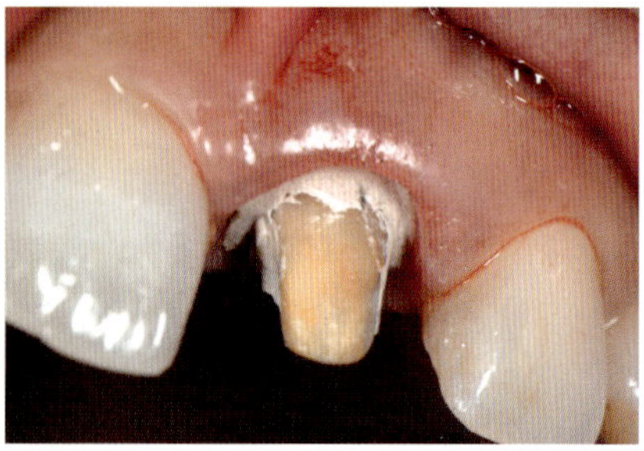

그림 ①

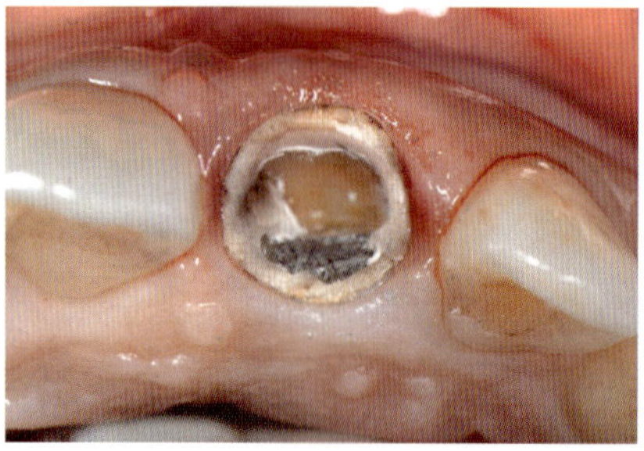

그림 ②

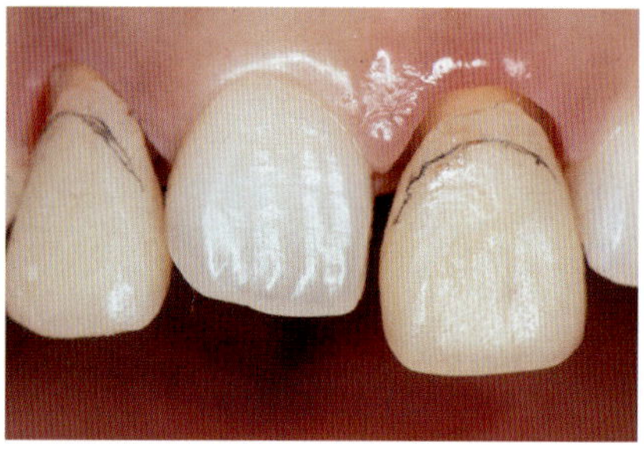

그림 ③

그림 ①~③ 1989년 증례. 9년 후 #21의 PFM crown의 절단이 파절되어 수리하기 위해 크라운을 제거했다. 크라운을 제거해 시멘트 라인을 관찰하는 기회를 얻었다. 그림 ③의 provisional restoration에서 추측할 수 있듯 이 증례는 치은연하 약 1.5mm에 마진을 설정했는데도 치은연하 마진에 인산아연시멘트가 남아 있었다. 이것은 침출액이 많은 치은연하에 시멘트를 정확하게 합착했다는 증거다. 또한 축면의 시멘트층이 두꺼운데 당시 시멘트 공간을 확보하기 위해 합착 직전에 축면을 한층 삭제한 영향이라고 생각한다.

마치는 글

이 책의 집필을 의뢰받은 것이 약 5년 전이다. 이렇게 생각해보면 저자는 칠칠치 못한 사람이다. 미안한 말이지만 집필을 의뢰받았을 때 "입문서인데 금방 쓰겠지"라고 생각했는데 큰 오산이었다. 강연 다니느라 바쁘지만 빨리 쓸 수 있겠지 생각했는데 집필을 시작하자 내 속에 50여 개 정도의 아이디어도 없다는 것을 깨달았다. 50여 개 정도의 테크닉은 있다고 자부했던 나 자신에 대한 경고이기도 했다. 덴탈다이아몬드사의 많은 분들께 용서를 구하고 싶다. 그러나 독자 입장에서 긍정적으로 생각하면 시간이 걸린 만큼 좋은 책이 완성되었는지도 모른다. 편집을 담당해 주신 後藤 씨께서 작년에 탈고했을 때보다 마지막으로 수정한 내용이 확실히 더 충실하다고 칭찬해 주셨다. 그리고 독자에게 경과 연수가 플러스 5년 경과한 증례를 제시할 수 있어 자화자찬이지만 정말 기쁘게 생각한다. 또한 본문에 인용한 '치은구', '생물학적 폭경'에 대한 해석이 역사적으로 볼 때 큰 문제를 안고 있지만 그 부분에 대해서도 검증할 수 있어 만족스럽다.

치은연하 마진이 치주적으로 문제가 있다는 것을 저자도 모르지는 않는다. 그러나 상식을 뒤집어 왜 치은연하에 대해 고찰했는지 굳이 짚고 가자면 다음의 세 가지 이유가 있었다. 첫째, 현재 널리 행해지는 임플란트 보철의 마진이 치은연하라는 것, 둘째, 동물실험을 통해 치은연하 마진이 염증을 일으키지 않는다고 많은 논문이 증명한 것, 셋째, 저자의 치과의원에서 담당했던 대부분의 증례에서 염증이 없었다는 것이다. 그러나 앞의 이유는 체계화된 이론이 없고, 지금도 증명해야 할 몇 가지 내용을 고찰하고 있다. 이것은 저자 평생의 연구주제이고 언젠가는 증명할 날이 오리라 기대한다.

평소 아날로그 카메라로 날짜가 적힌 슬라이드 사진을 찍고 치은연하의 동향을 밤낮으로 관찰한다. 사실 이런 임상사진이 evidence이고 연구보다 임상결과가 진실을 말해준다고 생각한다.

감사의 글

원고를 마치며 대학원 시절 큰 도움을 주신 일본대학치학부 크라운·브릿지학 강좌의 (故) Igarashi Takayoshi(五十嵐孝義) 교수님, 당시 조교수였던 Sato Tomohiko(佐藤友彦) 선생님께 감사드립니다.

Nameta Yoshinori (行田克則)

저자 약력

Nameta Yoshinori (行田克則)

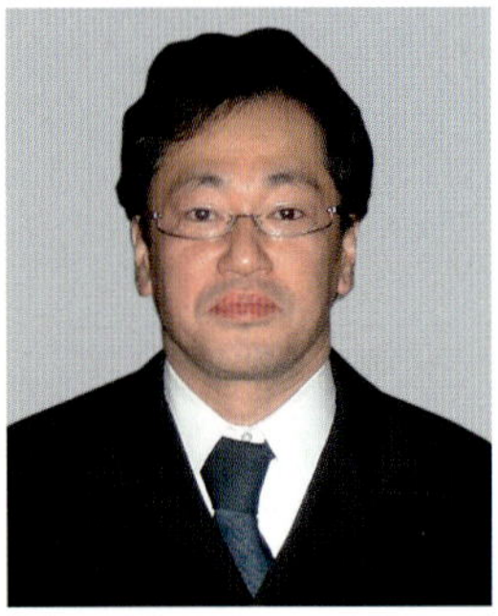

1957년 도쿄 출생
1982년 일본대학 치학부 졸업
1986년 일본대학 치학부대학원 졸업
1986년 일본대학 치학부 비상근강사 일본악교합학회 편집위원
1988년 카미기타자와(上北沢)치과 개원

카미기타자와(上北沢)치과
〒156-0057 東京都世田谷区上北沢3-17-6

[학회 회원]

- 일본악교합학회
- 일본보철치과학회
- 일본치과심미학회
- 일본구강임플란트학회
- The Academy of Osseointegration

[저서]

- 『심미보철과 Tissue Management』 덴탈포럼, 도쿄, 1996.
- 『치주질환진단의 Strategy』(공동 집필) 의치약출판, 도쿄, 1999.
- 『심미적·생물학적으로 살펴본 치은연하의 Preparation』 덴탈다이아몬드, 25(6) 27~51, 2000.
- 『심미보철에서 임플란트 간 치간유두의 재건』 퀸테센스, 20(9) 45~60, 2001.
- 『생물학적 폭경의 진위』 퀸테센스 별책, 48~56, 2002.
- 『메탈세라믹스의 연결고정』 퀸테센스 별책, 230~241, 2002.
- 『인상채득을 위한 마진 조절』 덴탈다이아몬드, 27(7) 27~47, 2002.
- 『심미수복의 신소재와 진단』 일본치과평론 별책 치관색 수복과 기법: 47~61, 2003.
- 『치은연하 마진 10년 후 마진의 노출비율』 퀸테센스 23(1): 93~100, 2004.

  기타 다수

【역자 약력】

정 찬 권 연세대학교 치과대학교 졸업, 치의학 박사
Member of NAG
(현) 에이블치과 원장

조 경 안 조선대학교 치과대학 졸업, 치의학 박사
Member of NAG
(현) 용인 오케이라인치과 원장

이 정 삼 전남대학교 치과대학 졸업, 의학 박사
Member of NAG
저서: Passion & Esthetics in Implant Dentistry
(현) 웃는하루치과 원장

노 관 태 경희대학교 치과대학 졸업, 치의학 박사
Tokyo Dental College Visiting Professor, Member of NAG
(현) 경희대학교 치과대학 보철과 부교수

이 일 기 Registered Dental Technician in Australia, Odanaka Yasuhiro 선생님께 사사
(현) 시드니대학 Extended Fixed Prosthodontics 코스 강사
(현) Ricky Lee Dental Atelier 소장

이 준 석 홋카이도 의료대학 치학부 졸업
(현) 경희대학교 치과병원 보철과 전공의

치과의사를 위한 임상기법 필수 50 크라운·브릿지 편

발행일 2018년 8월 10일
저 자 Nameta Yoshinori
역 자 정 찬 권·조 경 안·이 정 삼·노 관 태·이 일 기·이 준 석
발행인 최 용 원
편 집 김 지 현
표 지 김 지 현
교 정 황 자 애
발행처 **대한나래출판사**
등 록 제2012-000051호(1994.6.10)

주 소 서울특별시 성동구 성수이로 147 (성수동2가 289-319번지)
아이에스비즈타워 903호
전 화 (02) 922-7080
팩 스 (02) 922-0841
이메일 nrpub@naver.com

ISBN 978-89-5741-599-3 **정가 50,000원**